차례

○

뭐라고요?

01

Pardon?

게 어떤 작용을 하지만, 그에 대해 말로 정확히 표현할 수 없다. 여러분은 여러분이 보고 있다는 것을 어떻게 장담할 수 있는가? 듣는 것 역시 적어도 보는 것만큼 이해하기 쉽지 않다. 이전 책을 쓸 때 나는 제록스의 복사기 개발에 참여했던 엔지니어와 과학자 들과 인터뷰를 했다. 그중 회사에 재직하는 동안 1952년부터 무려 155개의 특허를 낸 물리학자가 있었는데, 그가 이런 말을 했다. "복사기술을 알면 알수록 그것이 동작하는 방식에 더 놀라게 되죠." 청각을 연구하는 과학자들 역시 자주 이러한 경험을 한다. 그들 중 한 명은 이렇게 말했다. "가만히 멈춰서 청각이 어떻게 동작하는지 생각해 보면 정말 말도 안 되는 것 같아요." 청각 체계를 이루는 주요 구성 요소가 유체로 채워진 완두콩만 한 나선형 공간 안에 돌돌 감겨 있긴 하지만, 귀가 온전히 기능하는 사람이라면 귓구멍 속에 있는 공기 분자를 1조 분의 1미터 이동시키는 아주 희미한 진동도 감지할 수 있다. 나는 한 저명한 청각 연구원과 두어 번 긴 대화를 나누었는데, 언젠가 그가 사무실 벽에 걸린 그림을 이용해 두 가지 청각신경섬유의 아직 다소 난해한 기능을 설명하던 중, 나는 별안간 이 모든 것들이 너무나 괴상하게 느껴졌다. 만약 귀에 대해 더 알게 된다면 이제 더는 듣지 못할지도 모른다는 걱정까지 하게 되었다. 마치 아래를 내려다보는 순간 추락하고 마는 줄타기 곡예사처럼 말이다.

그러나 이 놀라운 재능을 가진 우리는 놀라울 정도로 자주 귀를 함부로 다룬다. 오늘날 우리의 귀를 가장 크게 위협하는 것은 지나치게 시끄러운 소리다. 귀는 지금 우리가 사는 환경과 전혀 다른 소리 환경에서 진화했다. 천둥 번개를 동반한 폭우, 돌풍, 폭포, 파도, 폭발하는 화산, 울부짖는 짐승들, 소리치는 적 등 세상의 모든 소음 중 인류 역사에서 영구적인 청력 문제를 일으킬 만큼 크거나 계속된 소음은 거의 없었다. 하지만 큰 소음이 없던 시대는 항생제가 없던 시대이기도 해서, 다양한 종류의 감염으로 고막에 염증이 생기거나, 중이가 고름으로 가득 차거나, 내이 깊은 곳에 있는 섬세한 센서가 파괴되기도 했으므로, 청각 장애가 아예 없지는 않았다. 게다가 귀는 늘 장난, 사고, 싸움, 전투, 유전적 결함에 취약했다. 하지만 일상적인 평범한 행동을 통해 스스로 귀를 망가뜨리는 우리의 능력은 지금보다 더 좋았던 적이 없다. 어른들은 가장 위험한 인구층이 이어폰으로 크게 음악을 듣는 10대라고 생각하지만, 사실 대부분 사람이 청력을 떨어뜨릴 수 있는 수준의 소리에 일상적으로 자신을 노출하고 있다. 대체로 우리는 과거에 살던 사람들보다 소음의 위험성을 잘 알기 때문에 자신을 보호하기 위한 대책을 더 잘 마련할 수 있긴 하지만, 세상 역시 그때보다 더 시끄러워졌다. 정말이지 너무나 시끄러워서 사실상 모든 사람이 귀를 완전히 다치지 않기란 불가능하다. 그래서 은퇴할 나이에 원래 상태와 같은 귀를 가진 사람은 거의 찾아보기가 어렵다.

우리가 귀를 함부로 다루는 또 다른 이유는 대부분이 행복에서 청각의 중요성을 과소평가하기 때문이다. 어릴 때 친구들과 나는 가끔 얼어 죽느냐 타 죽느냐, 교수형이냐 참수형이냐, 총살이냐 익사냐를 두고 어떤 것이 더 나을까 고민(밤새우며 놀 때 하던 전형적인 고민)했다. 우리는 또 귀를 먹는 게 나을지 앞을 못 보는 게 나을지를 두고도 논쟁을 벌였는데, 그 논쟁은 거의 오래가는 법이 없었다. 왜냐하면, 시각과 청각이 온전한 대부분 사람과 마찬가지로 우리는 듣지 못하는 것이 보지 못하는 것보다 가벼운 병이라 생각했기 때문이다. 나의 할머니는 점점 더 청력을 잃어 갔지만, 내게는 여전히 대부분 평범한 할머니로 보이는 삶을 사셨다(시력도 결국은 할머니에게 문제가 되었다. 80대 후반에 운전면허를 갱신하던 중 '면허시험장의 친절한 남자'가 시력 검사에서 할머니가 기호를 알아보도록 돕긴 했지만 말이다. 할머니 혼자서는 해낼 수 없었다). 하지만 사실 그때 내 친구들과 나는 현명한 선택을 할 수 있을 만큼 시각 장애와 청각 장애에 대해 잘 알지 못했다.

1882년 헬렌 켈러는 생후 19개월에 '급성 위장 및 뇌 충혈'이라는 병(세균성 수막염이나 성홍열로 추정되는 병)에 걸렸고 이로 인해 시력과 청력을 모두 잃었다. 두 장애를 지닌 채 거의 20년을 살고 스무살이 되자 그녀는 선택에 주저함이 없었다. 그녀는 청각 장애를 연구하던 스코틀랜드의 선구적 의사이자 친구인 제임스 커 러브James Kerr Love에게 보내는 편지에서 "청각 장애의 문제가 시각 장애의 문제보다 더 중요한 것까진 아니지만, 더 심각하고 복잡하다."라고 썼다. "청각 장애는 훨씬 큰 불행이다. 그것은 가장 필수적인 자극, 다시 말해 언어를 불러오고, 생각에 활기를 불어 넣어주고, 우리를 인간이라는 지적 동반자 틈에 있게 하는 소리의 상실을 의미하기 때문이다." 헬렌 켈러가 한 말로 자주 언급되는 인용구("시각 장애는 사물에게서 사람을 떼어 놓고, 청각 장애는 사람에게서 사람을 떼어 놓는다.")는 그녀가 결코 한 적이 없던 말로 생각된다. 적어도 그런 단어로는 말이다(자주 인용되지만, 출처가 확인된 적은 없다). 하지만 그녀는 분명히 이를 근본적으로 믿었다. 1955년, 70대의 헬렌 켈러는 그때까지 백만 번은 들었을 질문에 이렇게 답했다. "침묵과 어둠 속에서 평생을 보낸 후, 듣지 못하는 것이 보지 못하는 것보다 더 큰 고통이란 것을 알았습니다. 듣는 것은 수준 높은 지식과 정보를 얻는 데 필수입니다. 듣기에서 배제되면 실제로 고립되는 것과 마찬가지죠."

얼마 전 어느 날 저녁, 아내와 나는 십여 명의 친구와 함께 저녁을 먹으러 근처 호수에 나들이를 갔다. 그때 나는 이 책을 작업하며 마침 귀에 대해 집요하게 생각하던 참이라 예전에 친구들과 밤새며 했던 그 고민을 떠올리게 되었다. 나는 내가 만약 앞을 보지 못한다면 물속에서 첨벙거리는 아이들이나 호수 끝으로 저무는 해, 기다란 소풍 테이블에 앉아 있는 사람들, 몰래 테이블 밑에서 확인하던 이메일과 문자를 볼 수 없을 거란 사실을 깨달았다. 하지만 이를 잠시 생각해 본 후, 만약 내가 청각 장애인이었다면 나는 이런 저녁, 석양을 바라보기보다 친구들과 떠들며 어울리는 저녁에 거의 존재감 없는 참석자가 되었을 거란 사실 역시 깨달았다. 나는 긴 의자 끝에 앉은 조용한 덩치가 되어 대화에 관심을 보이고 존재감을 드러내려 하지만, 다른 사람이 왜 웃는지 알지 못하고 모두가 나를 가엾게 여기는 것을 걱정했을 것이다. 그들이 나를 조금이라도 생각한다면 말이다. 우리는 시각 장애인과 이야기할 때 그들이 앞을 보지 못한다는 사실을 깨닫지 못한 채 꽤 오랜 시간 동안 이야기할 수 할머니의 청력이 점점 안 좋아지자, 할머니는 귀 전문의와 청능사를 연달아 찾아다녔고 유명 전문의를 만나러 세인트루이스까지 가기도 했다. 그런데 의사들은 총소리 때문에 생긴 청력 손실을 되돌릴 수 있는 수술이나 치료법이 없다는 말만 반복했다. 내가 기억하는 할머니의 모습 중에는 보청기에 얽힌 기억이 많은데, 할머니의 보청기는 엄청 컸고, 색은 크레용을 쓰는 사람들에게 '살색'으로 알려진 색이었다. 나는 아직도 할머니가 새 배터리를 더듬거리고, 볼륨을 조절하고, 독서용 안경테에 맞는 편안한 위치를 찾는 등 원하는 조건을 거의 다 만족시키고 나면 헤어스프레이를 뿌린 빳빳해진 백발을 이리저리 매만지던 모습이 눈에 선하다. 그리고 할머니 자신은 자주 듣지 못했던, 보청기의 스피커에서 나온 증폭된 소리가 다시 마이크로 들어가 매우 날카롭게 끼익 대던 되먹임 소리도 기억한다.

할머니가 겪었던 종류의 청력 손실에 대한 치료법은 아직 나오지 않았지만, 전 세계의 연구 기관이 수많은 부문에 걸쳐 치료법을 찾는 데 진전을 이루고 있다. 베이비붐 세대가 가진 장점 중 하나는 엄청난 인구수 덕분에, 자본주의가 그들의 진화하는 욕구를 거의 불가사의할 정도로 예상하고 처리한다는 것이다. 자본주의는 그들이 어린이 야구 선수단으로 활약할 때 스테이션왜건(좌석이 있고 뒤쪽에 짐을 실을 수 있는 자동차-옮긴이)을, 운전면허를 땄을 때 성능 좋은 스포츠카를, 이제 막 어른이 된 젊은이들과 겨룰 때 실속 있는 수입차를, 부모가 되었을 때 미니밴과 SUV를, 중년의 위기를 넘겼을 때

값비싼 2인승 차를, 은퇴할 시기가 다가왔을 때 프리우스(도요타의 소형 자동차-옮긴이)를, 그리고 우리가 늘 운전하고 싶은 건 아니라거나 이제 스스로 운전할 수 없다는 사실을 깨달았을 때 우버와 리프트Lyft를 제공했다.

사람들이 청력을 잃어 감에 따라 시장은 우리의 귀로 관심을 돌렸다. 한때 지구의 천연자원이 무한하기라도 한 듯 행동한 만큼이나 우리는 우리의 귀를 함부로 다뤄 왔다. 나이가 들면서 우리의 청력 문제가 크게 늘긴 했지만, 그에 대한 해결책과 치료법, 보호 장치, 완화 치료 또한 크게 늘었다. 보청기는 점점 더 개선되고 다기능화되고 있다. 보청기가 필요한 대부분의 사람에게 너무 비싸서 사용할 수 없게 만들었던 몇 십 년 묵은 법규와 사업 관행도 변하고 있다. 게다가 스마트폰용 앱을 포함한 비교적 저렴한 최첨단의 대체품도 점점 더 많이 보급되고 있다. 머지않아 의사들은 언제나 가망이 없는 것으로 여겼던 청력 손실에 대한 상황을 역전시킬 수도 있을 것이다. 우리가 정말로 배우자나 동료가 하는 말을 들을 수 없게 될 때쯤이면(그리고 아이들과 손자들이 우리의 도움으로 얻은 기술적 경이로움 때문에 그들의 청력을 망치기 전에) 청각 장애는 알약이나 주사 혹은 외래 수술이나 염색체 절단으로 치료될지 모른다. 심지어 치료를 위한 모든 노력이 헛수고로 돌아갔던 이명까지도 비교적 단순한 처치나 기법으로 완전히 극복할 수 있을 것이다. 전통적 보청기를 값싼 대체품으로 개발하는 일을 도왔던 한 과학자는 내게 말했다. "인류 역사에서 지금보다 청력을 잃기에 더 좋은 시기는 없었죠."

소리의 세계

02

Our World Of Sound

세상에 귀가 없다면(우리처럼 진동을 감지하고 해석할 기관이 있는 생명체가 없다면) 우리가 앞서 정의한 것처럼 아무 소리도 나지 않을 것이다. 진동, 즉 기계 에너지의 파동은 여전히 존재할 테고, 우리는 우리 몸의 다른 부분으로 그 파동을 감지하겠지만, 우리가 현재 부여하는 의미는 존재하지 않을 것이다. 너무 높거나 낮아서 우리가 인지할 수 없는 지금의 초음파와 초저주파처럼 말이다.

혹은 지금의 귀와 정확히 같은 귀지만, 뇌가 귀의 신경 신호를 색깔, 또는 뜨겁고 차가움을 느끼는 감각, 또는 기본적 맛의 변화, 또는 특정 손가락과 발가락의 따끔거리는 얼얼함, 또는 어린 시절의 기억, 또는 평온함이나 분노의 감정, 또는 우리가 상상할 수 없는 무언가로 해석한다고 가정해 보자. 우리가 소리로 생각하는 것은 세상과 관계있는 만큼이나 우리와도 많은 관계가 있다.

성대에서 시작된 기압 파동이 회의실의 청능사들에게 가 닿으면, 그들의 외이도(귓구멍에서 고막에 이르는 관-옮긴이) 안에 있는 공기 분자들이 귀 안으로 약 2.5㎝ 안에 있는 오목한 원 형태의 얇은 조직인 고막을 반복적으로 밀친다. 공기 분자가 가하는 힘을 음압이라 부르는데, 듣는 사람의 귀가 제대로 기능한다면 음압이 커질수록 인지하는 소리도 커진다.

고막의 반대편 아늑한 분위기의 공간에는 중이가 있다. 그리고 중이 안에 망치뼈malleus, 모루뼈incus, 등자뼈stapes가 서로 연결되어 있다. 이들을 통틀어 청소골ossicles이라 부르며, 이 세 뼈는 인간의 몸에서 가장 작은 뼈들이다. 이들 각각의 이름은 언뜻 닮아 보이는 물건들인 망치, 모루, 등자를 뜻하는 라틴어에서 유래했다(청소골은 라틴어로 '아주 작은 뼈'를 뜻한다. 귀의 구조를 설명하기 시작하면서 사람들은 '작은little'과 관련된 많은 유의어가 필요했다). 청소골은 비교적 큰 고막에 먼 거리에서 가해진 작은 힘을, 비교적 작은 내이에 짧은 거리에서 훨씬 큰 힘으로 가해지도록 증폭하는 지렛대 같은 기능을 한다. 청소골 중 가장 작은 뼈는 등자뼈이다. 이 뼈는 벌새의 위시본(조류의 목과 가슴 사이에 있는 V자형 뼈-옮긴이)과 모양은 비슷하지만 크기는 대략 반으로 지름이 3㎜ 정도 된다. 등자뼈의 구부러진 두 다리 부분은 난원창을 덮고 있는 편평한 뼈대인 등골에서 시작되는데, 난원창은 액으로 채워진 전정이라 불리는 공간으로 통하는 창이다. 전정은 10센트 동전 지름의 반도 안 되는 달팽이 모양의 기관인 달팽이관으로 이어진다. 청소골이 움직이면 등골이 마치 침대에서 뛰는 아이처럼 난원창을 흔들며 반대편의 액체를 밀쳐 낸다. 달팽이관 내부의 세포들은 이러한 진동의 기계적 에너지를 전기적 신호로 바꿔 뇌가 소리로 해석하는 신경 자극을 활성화한다. 막으로 덮인 두 번째 창, 즉 난원창 부근에 있는 정원창은 달팽이관 내부에서 요동치는 수압을 진정시킨다. 밀고 당기고 밀고 당기면서.

중이는 아데노이드 부근에서 유스타키오관을 통해 목구멍으로 연결되며, 유스타키오관은 양쪽 고막의 압력을 균등하게 하고, 감염으로 생긴 고름과 같은 중이의 분비물을 배출한다. 유스타키오관이라는 이름은 16세기의 이탈리아 해부학자 바르톨로메오 유스타키오Bartolomeo Eustachio에서 따왔는데, 그는 최초로 청각 체계의 물리적 구조 상당 부분을 설명했을 뿐 아니라 부신을 발견하기도 했다. 유스타키오관을 연다는 것은 우리가 비행기 내부 압력의 갑작스러운 변화로 머리가 터질 것 같다고 느낄 때 하는 행동들, 예를 들어 침을 삼키고, 껌을 씹고, 코를 잡고 부드럽게 숨을 내쉬는 등의 행동을 말한다. 이러한 행동을 하고 난 후 듣게 되는 '뻥' 혹은 '딸깍' 소리는 유스타키오관이 열리면서 나는 소리다. 평범한 상황에서 유스타키오관은 우리의 의식적인 도움 없이도 잘 기능하지만, 비행 중이거나 붐비는 상황에서는 가끔 도움이 필요하다. 코를 잡고 콧구멍을 막은 상태에서 부드럽게 숨을 내쉬는 것을 발살바법Valsalva maneuver이라 하는데, 이 방법이 통하지 않으면 프렌젤Frenzel법, 에드몬드Edmond법, 라우리Lowry법, 토인비Toynbee법을 시도해 볼 수 있다.

귀는 다르게 말하면 루브 골드버그Rube Goldberg 장치(미국 만화가의 이름을 딴 것으로 단순한 일을 쓸데없이 복잡하게 처리하는 장치를 일컬음-옮긴이)라고도 할 수 있다. 창조론자라면 인류 청각 체계의 복잡성이 소위 지적 설계를 보여 주는 증거라고 주장하겠지만, 사실 이는 그 반대로 자연선택 과정에서 우연히 얻은 정교함을 보여 주는 증거이다(포유류에게 있는 두 개의 청소골은 고대 파충류의 턱에 있던 뼈를 용도 변경해 취하면서 진화했다). 그런데 이 기관은, 어쩌다 만들어진 것치고는 거의 상상도 못 할 정도로 민감하다. 인지할 수 있는 주파수 범위 내에서는 고막에 가해지는 기압의 차가 아주 작더라도, 우리는 대부분 그 의미를 구분할 수 있다. 지금 나는 컴퓨터 키보드를 두들기는 소리 외에도, 지하실에 있는 기름보일러의 낮은 울림, 두 방

건너(모퉁이 세 개를 돌아 복도 맞은편)에서 아내가 통화하는 소리, 30m 높이의 언덕길 위에 있는 우리 집 앞을 지나가는 자동차 소리까지 들을 수 있다. 저 차들과 내 귀 사이에 균일하고 지속적인 전송 경로가 있는 것은 아니다. 집무실에 창문이 있긴 하지만, 창문과 덧창 모두 굳게 잠겨 있고, 집과 도로 사이에는 키 큰 스트로부스소나무와 가문비나무 숲이 있다. 그러나 지나가는 차의 엔진과 타이어가 만들어 낸 요동하는 기압의 파동은 나무 사이를 통과해 우리 집과 창문을 충분히 밀어 내고 진동하게 만들어 나의 뇌리에 깊은 인상을 남길 만큼 집무실 안의 공기를 밀쳐 낸다. 어찌 됐든 나는 자동차가 만든 진동과 보일러, 아내, 키보드가 만든 진동을 구분할 수 있다. 그리고 지금 이 순간 6~7마일 상공에서 비행하는 비행기의 진동도 느낄 수 있다. MIT에서 교육받은 물리학자이자 전기 기술자에 따르면, 만약 청력이 손상되지 않고 소음에도 노출된 적이 없는 아주 어린 아이가 울림이 없는 공간(벽, 마루, 천장이 이들에 부딪히는 음파를 완전히 흡수하는 물질로 덮여 있어서 지구상의 어떤 곳보다 조용한 공간)에 놓이면, 적어도 이론상으로는 공기 분자들이 무작위로 충돌하는 것을 들을 수 있다고 한다. 마치 SF에나 나오는 일 같다.

청소골에는 길이가 1㎜밖에 안 되는 매우 작은 두 개의 근육이 붙어 있다. 이 근육들은 귀가 매우 큰 소리에 노출되면 아주 짧은 시간 안에 수축해 뼈가 과도하게 흔들리는 것을 막아(청각반사라 불리는 수축반응) 귀를 보호한다. 그런데 그 막는 정도가 세지는 않으며, 반응하는 데 걸리는 시간 때문에 큰 소리를 뒤따라 오는 소음만 누

그러뜨릴 뿐이다. 어떤 사람들은 큰 소음에 노출되거나 큰 소음이 예상될 때 청각 근육을 스스로 수축할 수 있다. 그리고 간혹 이 근육들은 특별한 이유 없이 혼자 경련해 귓속 깊은 곳에서 파닥이는 느낌을 주기도 한다.

박쥐 역시 청각반사를 하는데 인간의 청각반사보다 뛰어나다. 박쥐는 반향 정위(초음파의 반향으로 사물을 탐지하고 찾는 방법-옮긴이)를 이용해 어둠 속에서 먹이를 찾고 길을 찾는다. 박쥐는 높은 강도의 소리를 낸 다음, 근처의 사물로부터 되돌아오는 소리를 듣고 해석한다. 박쥐가 내는 대부분의 소리는 너무 높아서 인간이 들을 수 없는 고주파로 우리에겐 참 다행스러운 일이다. 만약 그 소리가 들린다면 어떤 소리는 마치 박쥐가 입으로 총을 쏘는 것처럼 엄청나게 시끄러울 것이다. 또한 소리의 강도도 아주 커서 만약 박쥐가 듣는 행위를 일시적으로 중단할 수 없다면 박쥐는 스스로 청력을 잃는 위험에 빠질 것이다. 박쥐는 소리를 내기 수천 분의 1초 전 청각 근육을 바짝 수축해 청소골을 경직시킨다. 그리고 수천 분의 1초 후 돌아오는 메아리를 들을 때에 맞춰 근육을 이완한다.

자연선택 과정에서 늘 그래 왔듯 박쥐와 그들의 먹잇감은 생사가 달린 감각 무기 경쟁을 수백만 년 동안 벌여 왔다. 나방의 청력은 박쥐에게 잡아먹힐 위협에 대응하면서 발달하기 시작한 것으로 알려져 있다(모든 곤충이 다 들을 수 있는 것은 아니다). 나방은 수백만 년에 걸쳐 더 높은 주파수를 탐지하는 능력을 발전시켜왔는데, 그렇게 되자 박쥐가 내는 주파수 역시 높아져 있었다. 어떤 나방 종은 날개의 비늘과 몸의 털 같은 외피도 진화했다. 이 외피는 박쥐가 내는 주파수의 음파를 흡수해 음파가 부딪쳐 돌아가지 않게 하는 '청각 위장acoustic camouflage' 기능을 한다. 이와 비슷하게 B2 폭격기와 다른 '스텔스' 항공기의 동체도 레이더 빔을 흡수하는 물질로 만들어졌다.

그뿐만 아니라 또 하나의 복합적 적응이 박쥐와 나방이 차지하는 먹이사슬 일부를 통해 진행되었다. 몇 가지 나방 종에는 나방의 귀를 서식지로 삼는 진드기가 기생하는데, 이 나방의 귀는 머리가 아닌 날개 밑 복부에 있다. 청력 손실은 나방과 기생충 모두에게 치명적이므로, 진드기는 숙주가 청력을 잃게 하지 않는다. 한 가지 종만은 예외로, 이 진드기는 나방의 고막을 파괴한다. 그래도 이 진드기 종은 한쪽 귀만 망가뜨린다. 그들은 다른 한쪽 귀를 비워 두고 귀가 온전히 기능하도록 두는데, 1950년대에 진드기의 습성을 발견한 과학자가 설명했듯 "진드기가 양쪽 귀 모두에 침입하면, 그들의 숙주는 나방과 진드기 모두에게 위협이 되는 박쥐와 다른 포식자의 고주파를 듣지 못할 것이기" 때문이다. 진드기가 어떻게 다른 진드기들이 다른 쪽 귀에 서식하지 못하도록 하는지는 확실히 알 수 없지만, 알려진 바에 의하면 원래 있던 진드기가 두 귀 사이에 페로몬 흔적을 남긴 다음 정찰대를 보내 잘못 들어간 진드기를 다른 쪽으로 몬다고 한다. 기생하는 진드기 중에는 숙주의 양쪽 고막을 모두 파괴하는 종도 있다. 이 진드기들은 현재 박쥐가 멸종한 지역에 살기 때문에 나방이 듣지 못하더라도 이들이나 나방에게 치명적이지 않다.

나방에게 한쪽 귀만 기능하는 것은 치명적인 조건이 아니다. 소리로 사물의 위치를 정확히 파악하려면 수신기가 두 개 이상 필요하지만, 박쥐를 피하려고 나방의 양쪽 귀가 다 기능할 필요는 없다. 나방은 박쥐가 내는 소리를 감지하자마자 불규칙하게 비행하며 자신을 방어하는데, 이는 한쪽 귀만 잘 기능해도 되는 일이다. 그런데 박쥐가 한쪽 청력을 잃는다면 매우 치명적이다. 박쥐의 뇌는 주로 두 귀에 도달하는 소리의 시차를 분석함으로써 특정 소리가 들려오는 방향을 구분한다. 박쥐가 소리를 낸 지점에서 메아리가 오른쪽으로 돌아온다면 그 메아리는 왼쪽 귀에 닿기 전보다 아주 약간 먼저 오른쪽 귀에 닿을 것이고, 그 시차를 정확히 파악해야 박쥐는 목표물을 정확히 찾을 수 있다.

올빼미 역시 이러한 일에 아주 능숙해서 3,000만 분의 1초만큼 짧은 시차로도 위치 정보를 파악할 수 있다. 게다가 올빼미는 다른 형태로 진화한 청각도 활용한다. 일부 올빼미 종의 귓구멍은 머리와 비대칭으로 자리해 있는데, 원숭이올빼미는 왼쪽 귓구멍이 약간 아래로, 오른쪽 귓구멍이 약간 위로 향해 있어 두 귀가 각기 다른 주파수 범위에 맞춰져 있다. 2001년에 출간한 《새의 생활과 생태*The Sibley Guide to Bird Life and Behavior*》를 보면, 원숭이올빼미는 "각 귀에 도달하는 소리의 시차와 높낮이를 이용해 다양한 먹잇감이 내는 소리를 기억할 뿐 아니라, 그들을 공격할 속도와 위치, 방향을 계산할 수 있다. 이러한 적응 과정 덕분에 원숭이올빼미는 완전한 어둠 속에서 혹은 낙엽이나 눈이 먹잇감을 가리고 있을 때도 먹이를 발견할 수 있다."라고 설명되어 있다. 어떤 올빼미 종은 깃털의 배치를 바꿔 그들만의 독특한 올빼미 '안면'을 만들며, 이는 소리를 수집하는 깔때기 기능을 한다. 올빼미의 눈은 우리와 달리 눈구멍 안에서 움직이지 않는다. 놀랍게도 올빼미는 영화 〈엑소시스트〉에서 악마에 홀린 연기를 하는 린다 블레어Linda Blair만큼이나 목을 돌릴 수 있기 때문에, 두 귀가 동시에 소리 신호를 감지할 때까지 부드럽게 머리를 회전할 수 있다. 그렇게 올빼미의 눈이 소리의 근원을 직접 겨냥하므로 먹잇감을 정확히 찾는 능력은 더욱 배가된다. 몇 년 전에 나는 뒷문 밖에 내린 눈 속에서 올빼미의 날개 끝과 발톱이 남긴 흔적을 발견했다. 무슨 일이 있었는지 짐작하기란 어렵지 않았다. 충돌 지점까지는 이어져 있었지만, 그 너머로는 보이지 않던 누군가의 흔적은 바로 쥐가 만든 질서정연하면서도 느긋한 발자국이었다. 쥐는 아무 의심도 하지 않았던 것이 틀림없다.

최근에 아내가 다른 방에서 나를 불렀을 때 나는 소음방지 이어폰을 한쪽 귀에만 하고 있었는데, 그때 내가 몸소 증명한 것처럼 인간도 소리가 나는 곳을 파악하기 위해 시차를 이용한다. 아내의 목소리는 분명히 들렸지만, 나는 그녀가 어디에 있는지 알 수 없었다. 부엌인가? 위층인가? 아니면 지하실인가? 소리는 사방에서 들려오는 것 같기도 하고, 아무 데서도 들려오지 않는 것 같기도 했다. 이는 내 친구이자 부정기적 온라인카드게임 동료 데이비드 호워스David Howorth가 늘 겪는 어려움이기도 하다. 그는 수년 전에 왼쪽 귀의 청력을 잃으면서 위치를 파악하는 능력도 잃었다.

"한쪽 귀가 들리지 않으면 앞에서 나는 소리나 뒤에서 나는 소리나 별 차이가 없지." 그가 내게 말했다. "사람들이 많은 거리에서 누가 나를 부르면 사방을 둘러봐야 해서 정말 곤란해. 운전 중에 사이렌 소리가 들리는데 불을 깜박이는 차를 빨리 찾지 못할 때도 당황스럽고. 엘리베이터에서 딩동 소리가 나도 어느 쪽 문이 열릴지 알 방법이 없더군. 그래서 나는 버튼을 누르고 난 다음 엘리베이터의 전체 공간을 한눈에 볼 수 있는 자리로 옮기지." 몇 년 전에 세상을 떠난 호워스의 아내는 사람들과 저녁식사를 할 때 그의 왼쪽에 앉아 그를 '대변'하는 역할을 했다. "만약 다른 사람이 그 자리에 앉으면, 나는 늘 나의 청각장애에 대해 말해 주곤 했지. 안 그러면 내가 그 사람을 무시하는 것처럼 보일 테니까." 그는 최근 특별히 한쪽 귀에만 장애가 있는 사람들을 위해 고안된 보청기를 장만했다. 왼쪽 장치에는 마이크만 있고 스피커가 없는데, 이 장치는 왼쪽 귀로 들어오는 소리를 오른쪽 장치로 전달한다. 그는 내게 보청기 덕분에 전에 듣지 못했던 소리를 듣긴 하지만, 소리가 어디서 들려오는지는 여전히 알 수 없다고 말했다.

한쪽 귀에만 청각장애가 있는 다른 지인은 자신이 소리의 근원(그의 아내, 라디오, 사이렌)을 시각적으로 확인하는 순간, 소리가 마치 두 귀가 제대로 기능했을 때처럼 올바른 곳에서 들려오는 것 같다고 말했다. 청각 체계의 다른 많은 놀라운 점과 마찬가지로 이는 귀가 아닌 뇌의 속임수이다. 뇌는 충분한 뒷받침 자료를 확보하는 즉시 가상의 방향을 만들 만큼 방향성을 충분히 기억한다. 이어서 그는 손상된 귀의 청력을 완전히 잃기 전에 자신의 장애 정도를 평가하기 위해 간단한 실험을 했다고도 했다. "청력이 정상인 사람이 헤드폰을 쓰고 모노 방식으로 녹음한 음악(마이크 한 개로 녹음한 음악)을 들으면, 그들은 두 스피커에서 나오는 똑같은 신호가 하나로 합쳐져 마치 음악이 머리의 정중앙에서 재생되는 것 같은 융합을 경험하게 되죠." 그가 내게 말했다. "그래서 저도 한번 해봤습니다. 당시 제 오른쪽 귀의 청각장애는 꽤 심각해서, 저는 소리가 머리 중앙에서 재생되는 듯한 착각을 일으키려면 보청기의 증폭 조절기를 얼마나 돌리면 될지 알고 싶었어요. 그런데 정답은 '0'이었습니다. 두뇌가 청력 손실을 완벽히 보완해 조절기를 쓸 필요가 전혀 없었거든요."

두 귀가 제대로 기능한다면 최소한 음파를 탐지할 수는 있다. 따라서 시각장애인은 가끔 장애물을 피하는 기막힌 기술을 구사하는데, 그들은 의식하든 안 하든 주위의 소리 환경에서 정보를 입수해 박쥐들이 하듯 장애물을 피한다. 이 정보에는 그들이 직접 만든 소리, 이를테면 기다란 흰색 지팡이를 두드려 나는 소리에서 비롯된 반향이 포함되어 있다. 그들은 높낮이가 있는 소리와 그것의 반향이 아주 짧은 시간(밀리초로 측정) 안에 귀에 도달했을 때, 뇌가 또 다른 속임수를 써서 이 둘을 하나의 소리로 인지한다 해도 장애물을 피할 수 있다. 한편 콘서트홀은 사람들이 가득한 경우에는 반향실(소리가 잘 울리도록 만든 방-옮긴이)과 달리 소리가 울리지 않는다. 노르

웨이 오슬로 오페라하우스의 좌석에는 인간의 몸처럼 소리를 흡수하는 완충 장치가 설계되어 있어, 공연장에 사람들이 얼마나 차 있든 상관없이 똑같은 음악이 흐른다. 2008년에 이 공연장이 문을 열기 전, 옛 오페라하우스의 가수들은 울림이 있는 빈 객석 앞에서 리허설을 하거나 소리를 흡수하는 사람들 앞에서 공연을 할 때, 상황에 맞춰 자신들의 목소리를 조절해야 했다.

뇌가 원래의 소리와 거의 비슷하게 도착한 반향을 합친다 해도, 뇌는 여전히 이 둘을 구분하며(선행 효과 혹은 제1파면의 법칙이라 불리는 현상), 따라서 소리의 근원을 찾기 위해 어느 쪽으로 고개를 돌려야 할지도 안다. 주목할 점은, 두 개의 기능하는 귀를 가진 우리는 오른쪽 귀와 왼쪽 귀가 듣는 대상을 구분하지 않고 개개의 소리를 하나의 소리로 듣는다는 사실이다. 마치 우리의 두 눈이 인지한 신호가 하나의 이미지로 합쳐지는 것처럼 말이다. 다시 말하지만, 이것은 모두 우리의 두개골에 싸인 1.3kg짜리 슈퍼컴퓨터 덕분이다.

몇 년 전 댈러스에서 나는 대규모 단체로 진행되는 저녁 식사를 하러 외출한 적이 있다. 나는 기다란 테이블의 끝에 앉아 있었는데 맞은편 끝에 앉아 있는 사람의 말을 알아들을 수가 없었다. 소음 속에서 들리는 말을 잘 이해하지 못하는 이러한 문제는 특정 나잇대 이상의 사람에게 거의 일반적인 문제이다. 이러한 어려움을 가장 잘 깨닫게 되는 상황은 외식할 때이다(나는 50대와 그 이상의 많은 사람에게 그들의 청력이 어떠한지 물었는데, 가장 흔한 대답은 "글쎄, 식당에서는……"으로 시작했다). 토론토대학 이비인후과의 전 학과장 피터 알

베르티Peter W. Alberti는 직업상의 소음 노출에 관한 저서에서 그 이유를 다음과 같이 설명했다. "청력이 정상인 젊은 사람은 사람들로 붐비는 시끄러운 방에서도 어떤 이야기를 듣고 어떤 이야기를 무시할 것인지 자유자재로 조절할 수 있다. 이를 전문적으로 칵테일파티 효과라고 한다. 뇌는 각기 다른 음원에서 나오는 소리의 도착 시각과 강도의 차이를 자동으로 정돈해, 원하는 소리는 대뇌피질로 전달하고, 기준을 만족하지 못하는 그 밖의 모든 소리는 피드백 루프(시스템에서 출력 일부를 다시 입력으로 되돌리는 자동 제어 원리-옮긴이)를 이용해 차단한다. 여기에는 뛰어난 고주파 말초 청력과 두 개의 귀, 그리고 추가적인 중앙 메커니즘이 필요하다. 양쪽 귀에 정상적인 말초 청력을 갖고 있다 해도, 노인들은 중앙 메커니즘의 일부를 상실해 붐비는 방에서 제대로 듣기가 어렵다. 이미 청력 손실이 있다면 문제는 더욱 심각해진다."

많은 술집과 식당에서 지배인들은 밤이 깊을수록 배경 음악의 볼륨과 빠르기를 조정함으로써 고객의 청력 문제를 이용해 느릿하게 구는 노인들을 내보내고, 젊은 손님들이 덜 말하고, 더 빨리 먹고, 더 많이 마시게 한다. 금속 가구, 카펫 미설치, 개방형 주방, 청소하기 쉬운 단단한 표면과 같은 현대적 디자인 역시 소음에 일조한다(이러한 환경은 매일 연속으로 몇 시간씩 소음에 노출되는 직원들의 청력에도 위협이 된다). 이러한 사실 때문에 식당에 온 손님들이 가장 많이 하는 불평은 (짙은 황갈색 종이에 옅은 갈색 잉크로 인쇄된 읽기 어려운 메뉴판이 아닌) 소음이다. 개발자가 "기본적으로 소음 수준을 측정해 주는 옐프Yelp(주로 식당에 대한 평가를 제공하는 미국의 지역 검색 서비스-옮긴이)"라고 소개한 아이폰 앱 '사운드프린트SoundPrint'는 식당에 온 손님들이 식사할 때 소음 데시벨을 측정하고 공유할 수 있는 앱이다. 앱 개발자들은, 적어도 뉴욕에서는 중국, 인도, 일본 식당이 가장 조용하고 멕시코 식당이 가장 시끄럽다는 사실을 발견했다. 시끄러운 식당에 대해 불평하는 사람들이 보통 지루할 정도로 조용한 식당 역시 피한다는 기이한 사실이 추가로 밝혀지긴 했지만, 나는 '사운드프린트'가 아주 훌륭하다고 생각한다. 저녁 식사를 하러 온 사람들이 정말 조용히 앉아 식사한다면 그들은 얼마나 만족할 수 있을까? 당연하겠지만, 나는 시끄러운 식당이 조용한 식당보다 대체로 돈을 더 많이 벌 것으로 생각한다.

댈러스에서 식탁에 앉은 사람 중 내가 가장 나이가 많았기 때문에, 나는 내 청력 문제가 나이와 관련된 것이고 나에게 한정된 문제라고만 생각했다. 그런데 그때 맞은편에 앉아 있던 한 젊은이가 옆의 젊은이에게 소리가 잘 들리는지 물었다. 그가 말했다. "아니요, 그냥 끄덕거리면서 웃는 거예요." 잠시 후 그들 중 한 명이 그의 손을 옛날에 쓰던 나팔형 보청기처럼 만들어서 그의 귀에 갖다 댔다. 그러자 다른 젊은이가 그렇게 하는 것이 도움이 되는지 물었고, 그는 많은 도움이 된다고 대답했다. 그래서 우리는 모두 그를 따라 했는데, 실제로 나는 다른 테이블에 앉은 사람들을 포함해 말을 하는 특정인에게 곧장 집중할 수 있었다. 귀를 감싸는 행동은 누가 볼까봐 신경만 쓰이지 않는다면 놀라울 정도로 효과적일 수 있다. 홀인원을 할 뻔했을 때 나와 내 친구가 칭찬하는 소리를 듣지 못했던 내 골프 친구는 1년인가 2년 후에 마침내 보청기를 마련했지만, 그는 보청기를 껴도 손으로 귀를 감싸지 않으면 극장에서 듣는 것이 여전히 어렵다고 했다.

귀를 감싸는 행동은 사실상 귓바퀴, 즉 눈에 보이는 귀의 바깥 부분을 확장하는 것이다. 많은 동물이 커다란 귓바퀴를 갖고 있으며, 어떤 동물은 듣고자 하는 소리가 무엇이든 겨냥할 수도 있다. 인간의 귓바퀴는 비교적 작지만, 정말 열심히 많이 연습하면 우리 중 일부는 아주 약간 귀를 씰룩 움직일 수도 있다. 그래서 귓바퀴는 자주 흔적 기관으로 불리지만, 사실은 아직 기능하고 있다. 귓바퀴는 깔때기처럼 음파를 모으는 것을 돕고, 뒤쪽보다는 앞쪽에서 더 많은 소리를 모아 어느 방향에서 소리가 들려오는지 더 쉽게 알 수 있게 한다. 우리 아버지가 초등학교에 다닐 때 알게 된 한 남자는 성인이 되어 자동차 경주를 하다 사고로 귓바퀴 중 하나를 잃었다. 그의 한쪽 귀는 평범하게 생겼지만, 다른 귀에는 그냥 둥그런 구멍만 있다. 사고는 그의 내이까지 영향을 주지 않았다. 그런데도 그는 좀 덜 위험한 취미를 가졌더라면 들을 수 있었을 소리를 잘 듣지 못했고, 소리의 방향을 찾는 것도 전보다 좀 더 어려워했다.

비행기가 발명되고 난 후 레이더가 발명되기까지 25년간 많은 나라의 군대에서 기본적으로 거대한 나팔형 보청기나 다름없는 항공기 탐지기를 도입했다. 어떤 것은 확성기처럼 보였고, 어떤 것은 튜바처럼 보이기도 했다. 어떤 것은 휴대할 수 있어서 머리에 우스

짱스러운 모자처럼 쓰기도 했지만, 어떤 것은 너무 커서 대공포를 지지하는 것과 같은 회전 스탠드에 장착되었다. 조종사들은 이어폰에 귀를 기울이며 다가오는 비행기 소리를 감지할 때까지 하늘을 살펴보곤 했다. 어떤 탐지기는 올빼미의 머리처럼 감지된 소리가 가장 클 때 음원이 조종사의 시야에 나타나도록 조준된 고정 조준경과 함께 동작했다.

오므린 손, 나팔형 보청기, 레이더가 발명되기 전 항공기 탐지기의 동작 원리는 직관적으로 보면 분명해 보이지만, 음향학에서의 거의 다른 모든 것들과 마찬가지로 제대로 설명하려면 복잡하다. 한 가지 흥미로운 단서는 나팔형 보청기가 망원경이나 쌍안경과 달리 양방향으로 동작한다는 점이다. 만약 당신이 나팔형 보청기의 좁은 쪽을 귀에 갖다 대고 내가 넓은 쪽에서 이야기하면, 내 목소리는 더욱 크게 들릴 것이다. 하지만 당신이 넓은 쪽을 귀에 갖다 대고 내가 좁은 쪽에서 이야기해도, 내 목소리는 크게 들릴 것이다. 나팔형 보청기를 반대로 돌려도 당신은 소음기가 아닌 확성기를 얻게 되는 것이다. 어떻게 이런 일이 가능할까?

이러한 물음에 대한 설명은 대부분 '음향 임피던스(매질에서 파동의 진행이나 도선에서 전기적 흐름을 방해하는 정도를 나타내는 척도-편집자)'와 관련 있다. 음파는 어떤 매질에서 더 빠르고 순조롭게 통과한다. 어떤 매질에서는 음파가 방해를 덜 받는다는 뜻이다. 소리는 어떤 매질에서 인접한 다른 매질로 이동할 수 있지만, 두 매질의 임피던스 차이가 클수록 소리는 매질을 덜 통과하게 된다. 소리는 공기보다

물을 통과하는 속도가 훨씬 빠르지만, 수영장 속으로 머리를 집어 넣으면 수영장 바로 옆에 서 있는 사람들의 목소리가 들리지 않을 것이다. 사람들이 말하고 있는 공기 중과 잠수한 물의 임피던스 차이가 너무 커서 입에서 나온 음파의 대부분이 귀까지 오지 않고 수영장 표면에서 튕겨 나가기 때문이다.

이와 관련해 이보다 더 많은 예가 있고, 음향 임피던스도 한 가지 종류만 있는 것은 아니다. 하지만 기본적으로 확성기와 나팔형 보청기는 모두 서로 다른 매질 사이의 임피던스 불일치를 줄이는 방식으로 동작한다. 피아노의 향판, 바이올린의 몸체, 트럼펫의 끝부분, 인두(입안과 식도 사이에 있는 기관으로 깔때기 모양과 유사-옮긴이), 그리고 치과의사들이 '구강'이라고 부르는 것들은 모두 비슷한 일을 한다. 중이에 있는 뼈, 청소골도 마찬가지인데, 청소골은 고막 바깥쪽의 공기와 내이의 아주 작은 핵심 기관인 달팽이관 안에 있는 유체 사이의 임피던스 불일치를 완화한다.

우리 몸의 마이크

03

The Body's Microphone

달팽이관은 두뇌에서 유난히 단단한 부분, 즉 측두골의 추체부로 알려진 피라미드 모양 뼈에서 작게 움푹 들어간 부분에 있다. 추체부는 달팽이관과 청각 체계의 다른 부분을 두부 충격으로부터 보호한다. 이 부위는 고대 인류나 동물의 게놈을 연구하는 사람들에게 특히 유용한데, 이 부분의 밀도 덕분에 이곳이 유별나게 오래가는 DNA 저장고가 되기 때문이다. 하지만 이러한 밀도 때문에 외과의사, 청각 과학자, 병리학자에게는 강력한 도구가 필요하고, 그들은 그만큼 애를 먹고 있다.

달팽이관은 작은 초콜릿 칩보다 약간 크고, 언뜻 보면 그것과 비슷해 보이기도 한다. 달팽이관(영어 cochlea는 그리스어로 '달팽이'를 뜻한다)은 나선형 고둥 껍데기 혹은 바비인형만 한 크기로 제공되는 냉동 커스터드처럼 생겼다. 달팽이관의 내부에는 유체로 채워진 세 개의 관이 있는데, 이들은 달팽이관의 기저부에서 위쪽까지 점점 가늘어지며 나선형으로 감겨 있다. 이 중 특히 중요한 관은 가운데에 있는 관으로, 셋 중 가장 작다. 이 관의 아래, 안쪽으로 코르티 기관이라는 감각세포가 있는데, 이 기관의 이름은 1851년 이를 처음 발견한 이탈리아 해부학자의 이름을 딴 것이다. 코르티 기관은 '우리 몸의 마이크'로 설명되어 왔다. 이 기관의 특정 부분은 관이 안쪽으로 감길 때 마치 피아노의 줄처럼 특정 주파수의 진동으로 공명한다. 코르티 기관은 두 개의 막으로 싸여 있다. 아래쪽에는 기저막이 있고 그 폭은 대략 0.1㎜(난원창에 가장 가까운 끝부분)부터 0.5㎜(달팽이관의 꼭대기 부분)까지 다양하다. 기저막 위에는 질서정연한 세포층이 있다. 이 중 가장 중요한 세포는 털세포hair cells라는 것인데, 참 유감스러운 용어이긴 하다. 이는 노인의 귓구멍에서 삐져나온 털을 생각나게 하기 때문이다. 청력 회복을 연구하는 한 연구원이 내게 말했다. "과학에 익숙하지 않은 청중과 이야기할 때 전 그들이 이 세포를 진짜 털과 혼동하지 않도록 해야 하죠." 전구 모양의 털세포는 현미경으로 봐야 볼 수 있으며, 이들은 거의 현미경으로 볼 수 없을 만큼 작은, 잘 정돈된 섬모들로 덮여 있다. 섬모는 머리카락과 비슷해 보이긴 하지만, 정말 조금 비슷할 뿐이다. 키가 각기 다른 이들은 비교적 빳빳하고, 원통형이며, 곡선으로 배열되어 있고, 아주 작다고 할 수 있는 것보다 더 작다. 가장 큰 섬모는 약 1만 분의 2인치이고, 가장 작은 섬모는 10만 분의 4인치가 채 안 된다. 그들은 바닷속 해초와 달리 이리저리 왔다 갔다 하지 않는다.

이 감각 샌드위치의 꼭대기 층에는 덮개막이 있는데, 이 막은 간이 차고의 지붕처럼 털세포의 위쪽을 덮는 섬유 젤라틴이다. 이 막은 가장 키 큰 섬모의 끝부분에만 간신히 닿는다. 외부에서 음파가 달팽이관의 유체 속으로 들어오면, 들어온 주파수에 해당하는 코르티 기관의 영역이 그에 반응해 움직인다. 털세포가 움직이면 덮개막은 섬모의 끝을 밀고 당기며, 섬모가 구부러질 때 한 과학자가 내게 섬모의 '들창'이라 표현한 것을 열어 유체 주변의 이온이 털세포로 들어가게 한다. 이온은 전기 신호를 만들고, 전기 신호는 털세포의 기저가 되는 신경을 자극하며, 이 자극은 신경 섬유를 따라 뇌의 청각 중추로 이동한다. 이 모든 것이 제대로 동작한다면 그 결과는 우리가 소리라 부르는 것이 된다.

이들은 모두 연구하기가 쉽지 않다. 만약 코르티 기관 전체를 끄집어 낸 다음 굴려서 공으로 만들면, 그 공을 골프핀 위에 올려놓을 수도 있을 것이다. 섬모의 폭은 겨우 가시광선의 가장 작은 파장 정도여서, 광학현미경으로 들여다보기도 거의 불가능하다. 하지만 나는 하버드 의대 신경생물학 교수인 데이비드 코리David Corey의 연구실에 있는 컴퓨터로 섬모를 본 적이 있다. 그가 내게 보여 준 이미지는 쥐의 바깥쪽 털세포 맨 윗부분으로 지름이 3,000분의 1인치 정도였고, 구조적으로 인간의 털세포와 유사했다. 이미지 속의 섬모는 뭐랄까 약간 고급 칫솔 끝의 구부러진 부분에 모여 있는 칫솔모처럼 보였다. 내가 본 이미지는 전자현미경으로 수천 번 촬영해 수집한 것이었는데, 각 이미지는 갈륨 원자를 이용한 집속 빔이 세포 맨 윗부분의 극도로 얇은 부분을 식각한 후에 촬영되었다.

달팽이관에는 바깥 털세포와 안쪽 털세포 두 종류가 있다. 우리는 약 12,000개의 바깥 털세포를 가지고 태어나는데, 이는 증폭기 기능을 한다. 기저막이 밑에서 진동하면 바깥 털세포는 마치 작은 펌프처럼 물리적으로 길어졌다가 짧아진다. 이들의 실제 움직임은 극히 작지만, 보청기 못지않게 들어오는 소리 신호를 증폭하기에 충분하다. 그리고 우리가 약 3,000개를 가지고 태어나는 안쪽 털세포의 섬모는 전기 신호를 생성해 뇌로 이동하는 신경 자극을 일으킨다. 코리가 말했다. "인간은 원자 한 개 혹은 원자 몇 개의 지름만큼 섬모를 진동시키는 소리를 감지할 수 있죠. 게다가 그것보다 천만 배 큰소리를 들을 수 있기도 합니다. 하지만 섬모 하나가 전체적으로 움직이는 범위는 겨우 자기 지름의 절반 정도예요." 2014년 발표된 〈청각의 물리학The Physics of Hearing〉이라는 논문에서 두 명의 과학자는 털세포 섬모의 움직임을 "자그마한 마들렌 너비만큼 기울어진 에펠탑의 끝"이라 비유했다.

청각 조직은 너무 작고 복잡해서 과학자들도 아직 그 모든 구성요소가 어떻게 동작하는지 완전히 알지 못한다. 2018년, 과학자 14명이 섬모의 들창처럼 기능하는 구멍에 관한 중요한 발견을 했는데, 코리도 그중 한 명이다. 그들은 발견한 내용을 〈뉴런Neuron〉에 논문으로 실었다. 하버드 의대 홍보실은 공식 발표를 통해 그들의 연구진이 "청각과 균형을 담당하는 센서 단백질(같은 발표에서 '청각 분자'라고 불린 단백질)의 규명하기 힘든 정체에 관한 40년간의 연구를 끝냈다."라고 밝혔다. 많은 언론 매체에서 이 소식을 접했고, 일부 기사에서 코리와 동료들의 발견이 청각 장애를 상당 부분 해결해 줄 수 있다는 뜻을 비쳤다. 물론 이 단백질은 중요하지만, 이 역시 수많은 '청각 분자' 중 하나이며, 일부는 여전히 알려진 것이 거의 없다. 청각은 과학자들이 수 세기 동안 극히 작은 조각들로 맞춰온 퍼즐이며, (코리가 처음으로 밝히게 되겠지만) 청각에 관한 연구는 아직 진행 중이다. 어쨌든 코리와 동료들은 최근 그들이 발견한 내용을 토대로 고안한 치료법을 이용해 그들이 찾은 단백질에 변이가 있었던 쥐의 청각 장애를 막을 수 있었다. 정말 주목할 만한 소식이지만, 아직 보청기를 내던지지는 말자.

청력 손실에 관한 최근의 연구 대부분은 그럴 만한 이유로 털세포에 초점이 맞춰져 왔지만, 내이의 다른 구성요소들 역시 없어서는 안 되며 다치기 쉬운 조직들이다. 내 친구 찰스 코마노프Charles Komanoff의 청각 장애는 그 원인이 거의 확실히 섬모와는 관련이 없다.

음파의 주파수가 오르내리듯 '음높이pitch'라는 특성 역시 오르내린다. 이는 주파수를 우리의 귀가 여과하고, 우리의 뇌가 해석한 것이다. 주파수는 객관적이고 과학적인 사실이다. 반대로 음높이는 주관적인 것으로, 이는 우리가 들을 수 있는 주파수에 그냥 이름을 갖다 붙인 것이며, 우리가 소리를 배열하는 방식이다(초음파와 초저주파 진동은 주파수를 갖고 있지만, 우리는 그 소리를 들을 수 없으므로, 그들에게는 음높이라는 것이 없다). 음높이를 나타내는 한 가지 방법은 알파벳 문자를 이용하는 것이다. 음악가들이 중앙 C라고 부르는 피아노 음은 주파수가 262Hz에 조금 못 미치는 진동이다. 건반의 맨 오른쪽 끝에 있는, 피아노에서 가장 높은 C는 주파수가 거의 4,200Hz에 달한다. 19세기 후반 이전에 세계 각국의 음악가들은 각기 다른 방식으로 악기를 조율했기 때문에, 음계에서 중앙 C로 지정된 음이 다른 주파수로 재생되었을 것이고, 따라서 어디서 어떤 악기로 연주하느냐에 따라 각기 다른 소리가 났을 것이다. 오늘날 서양 고전 음악에서 중앙 C보다 높은 첫 A는 주파수가 440Hz이지만, 바로크 시대에 이 주파수는 400Hz 이상에서 460Hz 미만까지 다양했다.

음높이에 대한 감각은 주관적이어도, 사람마다 이를 해석하는 방식에 큰 차이가 있는 것은 아니다(그래서 오케스트라도 존재한다). 그러나 음높이에 대한 해석은 보편적이지도 영구적이지도 않다. 코마노프는 다섯 살에 그의 두 누나가 연주하는 것을 '귀로만' 듣고 외워서 피아노를 치기 시작했다. 그는 절대음감인 것으로 밝혀졌는데, 어떤 음악적 맥락에서 어떤 음들을 연주해도 각각의 음을 오차 없이 구분하거나 재현할 수 있었고, 악기가 아닌 다른 것에서 나는 소리의 음높이도 정확히 구분했다. 절대음고絕對音高로도 알려진 절대음감은 타고나는 것으로, 약 만 명 중 한 명에게 나타나는 것으로 알려져 있다. 이는 음높이의 차이가 미미하더라도 의미의 차이가 큰 언어들, 이를테면 표준 중국어, 타이어, 몽어, 베트남어, 그 밖의 성조 차가 큰 언어를 어릴 때부터 말해 왔던 사람에게 더 흔히 나타나는 것으로 보인다. 절대음감을 얻기 위해 부단히 노력하는 사람들은 보통 상대음감을 발달시킬 수 있다. 이는 다른 음과 비교해 음을 구분하고 '귀로' 음악을 재생할 수 있는 능력이다. 하지만 절대음감을 타고나지 않고 일고여덟 살까지 그러한 능력이 드러나지도 않는다면, 아무도, 아니 거의 아무도 절대음감을 발달시킬 수 없다.

"저는 신동인 편이었죠." 코마노프가 이메일로 내게 말했다. "여섯 살에 모차르트 소나타를 몇 개 연주했고, 피아노의 4화음이나 5화음을 실제로 눈 감고도 구분할 수 있었습니다." 그는 아홉 살에 고전 음악에 대한 처음의 열정을 다소 잃고 피아노를 그만두었지만, 10대에 다시 피아노를 치기 시작했다. "제가 가진 절대음감 덕분에 저는 음악가들과 즉흥연주를 하고, 고등학교 교사였을 때 빅밴드 재즈 음악을 악보 없이 대중적 재즈와 록 음악으로 편곡하고, 피아노로 록 음악(스틸리 댄Steely Dan, 그레이트풀 데드Grateful Dead, 더 후the Who)과 재즈 곡(마일스Miles, 트레인Trane)을 연주할 수 있었죠."

그러다 그가 50대에 들어섰을 때, 상황이 변하기 시작했다. 그가 말했다. "제가 잘 아는 예전 음악들이 아닌 요즘 음악들, 그러니까 라디오나 라이브 공연장에서 낯선 음악을 들을 때 음이 실제로 연주되고 있는 음보다 한 음(반음 두 개) 높게 들리기 시작했어요. 예를 들면 E 장조의 기타 코드가 F#으로 들리는 거죠." 그는 지금 70대 초반으로, 그동안 그와 음악과의 관계에는 많은 변화가 있었다. "라이브 공연에서 기타나 베이스 연주자 혹은 키보드 연주자가 제가 듣는 음과 다른 음을 연주하는 것을 본다는 건 꽤 거슬리는 일이죠. 또 피아노나 베이스로 새로운 곡을 연주하려고 할 때, 제게 들리는 코드(연주하려는 코드)와 음반에서 재생되는 실제 코드가 다를 때도 당황스럽고요." 코마노프의 문제는 그에게만 해당하는 것이 아니다. 집계할 수는 없지만, 절대음감을 지닌 상당히 많은 사람에게 영향을 미치고 있으며, 보통 50대나 60대에 시작된다(이러한 문제를 겪은 세 명의 유명인: 구스타프 말러Gustav Mahler, 드미트리 쇼스타코비치Dmitri Shostakovich, 그리고 나의 형수 넬리 맥닐Nelie McNeal). 로이스 스바드Lois Svard라는 은퇴한 벅넬Bucknell 음대 교수는 편두통을 앓았고, 그녀는 이 증상을 가바펜틴이라는 약으로 치료하곤 했다. 2013년에 그녀는 "당시 갑자기 괴상한 음이 들리고는 해서 굉장히 혼란스러웠다."라고 썼다. 나이가 들면서 많은 사람에게 비슷한 일이 생기지만, 초등학교 선생님이 음악 시간에 제발 입만 뻥긋해 달라고 부탁했던 나 같은 사람은 모르고 그냥 지나치기도 한다.

내이의 반대편에는 달팽이관에서 분기한 전정계가 있는데, 이곳은 균형과 공간 방향성을 담당한다. 전정계의 가장 눈에 띄는 특징은 유체로 채워진 고리 모양으로 된 세 개의 관, 즉 반고리관이다. 이 관들은 마치 작은 찻잔 손잡이들이 서로 교차하는 것처럼 생겼다. 각 관의 기저부에는 전구 모양으로 부푼 부분이 있는데, 이곳에 달팽이관의 털세포와 구조적으로 비슷한 털세포가 있다. 우리가 머리를 돌리거나 기울이면 반고리관 안의 유체 역시 움직이고, 안에 있는 섬모도 그에 반응해 움직인다. 그러면 유체 주변에 있던 이온들이 섬모 안으로 흘러 들어가 신경 자극으로 변환되는 전기 신호를 생성한다. 기본적으로 소리 진동이 달팽이관으로 들어갈 때와 같은 과정을 거치지만, 그때와는 뇌의 목적지가 다르고 결과도 다르다. 반고리관은 우리가 의식적으로 머리의 움직임을 감지할 수 있게 한다. 또한 머리가 움직이면 안구도 움직이는 우리의 무의식적 회로를 제어함으로써, 우리가 완전히 정지해 있지 않아도 망막에 맺힌 이미지가 흔들려 보이지 않도록 한다. 이 전체 시스템은 일종의 체내 스테디캠Steadicam(영상이 흔들리지 않도록 설계된 카메라-옮긴이)처럼 동작한다. 이를테면 우리는 이 시스템 덕분에 체육관의 러닝머신에서 헉헉대며 뛰거나 수직으로 된 벽을 등반하면서도, 전화기로 이메일을 확인할 수 있고 벽에 설치된 TV로 뉴스를 볼 수 있다. 이 밖에도 전정계에는 두 개의 다른 털세포 무리가 있다. 섬모를 덮고 있는 것은 다량의 이석을 포함한 젤라틴 막으로, 이석은 탄산칼슘으로 된 극히 작은 결정들이다. 머리가 갑자기 움직이거나(타고 있던 엘리베이터가 급작스럽게 움직이거나 멈출 때처럼) 중력이 이석에 지속해서 작용하면, 막은 위치를 바꾸며 아래에 있는 섬모에 힘을 가해 뇌에 더 많은 신경 자극을 보내게 된다. 일반적으로 청각은 같은 세포 일부를 취함으로써 다른 방법이 아닌 전정 기능에서 진화한 것으로 알려져 있다. 고생물의 경우, 어느 길이 가장 빠를 것 같은지, 어느 길이 직접 통하는 길인지 아는 것은 곧장 듣는 능력에 달려 있었다.

나의 〈뉴요커〉 동료 패티 막스Patty Marx는 최근 양성 발작성 두위현훈증Benign Paroxysmal Positional Vertigo, BPPV을 앓았다. 이 병은 이석이 젤라틴 막에서 떨어져 나와 반고리관 중 하나에 머무를 때 발생한다. 이석에 작용하는 중력이 잘못된 털세포(머리의 방향을 감지하는 털세포)를 자극해 빙빙 도는 듯한 현기증이 생기는 것이다. BPPV

의 전형적 증상으로는 어지럼증, 본의 아닌 눈 떨림(안구진탕증), 술을 마신 사람이 빙빙 돈다고 하는 머리가 도는 기분, 메스꺼움이 있다. 증상은 대개 짧게 나타나며, 거의 늘 자려고 누울 때처럼 머리 위치가 바뀔 때 시작된다. BPPV는 보통 저절로 없어지지만, 재발할 수 있고 나이가 들수록 더 흔히 나타난다. 막스가 자신의 증상을 친구에게 설명하자, 친구는 그녀의 상태가 왜 그런지 정확히 파악했고, 병을 치료하는 방법으로 에플리 치료법Epley maneuver이란 것이 있는데, 이는 떨어져 나온 입자들이 원래 공간으로 돌아가도록 머리와 몸을 움직이는 일련의 과정이라고 설명해 주었다. "하지만 혼자서는 하지 마. 잘못했다간 평생 돌이킬 수 없는 상태가 될 수 있으니까." 친구가 말했다. 그래서 막스는 의사에게 연락했고, 의사는 그녀에게 에플리 치료법을 시도해야 한다고 했다. 그리고 만약 잘못하더라도 전혀 다칠 일은 없을 테니, 직접 해 보는 것에 대해서는 걱정하지 말라고 덧붙였다. 그래서 그녀는 동료인 폴 루신Paul Roosin이 지켜보는 가운데 유튜브의 교육 영상을 찾아 동작을 따라 했다. "제 문제는 거의 즉시 사라졌어요." 막스가 내게 말했다. 에플리 치료법은 마치 미로를 기울이는 손잡이를 돌려 미로의 한쪽 끝에서 다른 쪽으로 구슬을 굴리는 테이블 게임처럼 동작한다. 당신은 돌아다니는 이석이 찻잔 손잡이 밖으로 굴러떨어져 제 자리로 들어갈 때까지 계속 고개를 돌리면 되는 것이다.

별것 아닌 일에 균형을 유지할 수 있는 능력을 잃는다면 청력이나 시력을 잃는 것만큼이나 엄청난 충격일 수 있다. 데이비드 코리는 1940년대 후반, 무릎 관절에 생긴 결핵을 치료하려고 투여한 약물 때문에 전정계가 손상된 한 의사에 대해 내게 말해 주었다. 어느 날 아침에 의사는 그가 치료받던 병원에서 일어나 면도하기 전 김이 나는 수건으로 얼굴을 잠시 덮었다가 곧바로 쓰러졌다. 이후 그의 증상은 매우 빠르고 극적으로 악화하였다.

1952년 그는 의학 전문지 〈뉴잉글랜드 저널 오브 메디슨New England Journal of Medicine〉에 다음과 같이 썼다. "침대에서 움직일 때마다, 심지어 눈을 뜨고 있을 때도 어지러움과 메스꺼움이 느껴진다. 눈을 감으면 증상이 더욱 심해진다. 처음에 나는 등을 대고 누워 침대 머리맡에 있는 봉을 잡고 몸을 고정하면 그런대로 편안해진다는 사실을 발견했다. 나중에는 이 자세에서도 머릿속 맥박이 인지할 수 있는 움직임으로 느껴져 평정을 이루기가 힘들었다." 필자 이름을 적는 난에 그 의사는 자신을 "J. C."라고만 표기했다. 그의 실제 이름은 존 D. 크로포드John D. Crawford로, 1948년 결핵 치료를 받을 당시 28세였으며 독일에 소재한 미군 병원의 환자였다. 그는 4년 전에 하버드의대를 졸업하고 1946년 이후 같은 병원에서 디프테리아 병동의 책임자로 근무해 왔다. 불운하게도 약물에 그러한 반응을 보이기 얼마 전, 그는 사실 더 큰 불행을 겪었었다. 그의 아내와 어린 딸아이가 그를 만나러 오는 동안 비행기 충돌로 사망했던 것이다.

크로포드의 일화는 의학계에서 아직도 인용될 정도로 상세히 연구되었다. 그는 머리를 옆에서 옆으로 돌리면 "내가 방을 둘러보는 것이 아니라, 방이 나를 둘러싸고 도는 것 같은 느낌을 받았다." 라고 썼다. 그는 지금 보이는 세상을 누군가가 카메라를 가슴에 편한 대로 붙이고 거리를 활보하며 만든 영화에 비유했다. 그 영화에서 거리는 사방으로 정신없이 뻗어 있는 것 같았고, 카메라를 향해 다가오는 사람들의 얼굴은 흐려져 알아볼 수 없었기 때문에, 보는 사람은 어지러움이나 메스꺼움까지 느낄 수 있었다. 처음에 크로포드는 침대에서 책을 읽는 것도 힘겨워했다. "나는 두 개의 금속 봉 사이에 머리를 받치면, 글자를 흔들어 흐려 보이게 하는 맥박을 최소한으로 느낄 수 있다는 사실을 발견했다. 또 책 위에서 손가락이나 연필을 이용해 내 위치를 고정하는 법도 점차 배우게 되었다."

수년에 걸쳐 크로포드는 자신의 장애를 보완할 수 있는 다른 요령들도 개발했다. 밤에는 가끔 기어야 했지만, 낮에는 도움을 받지 않고 걷는 법을 스스로 터득했다. 그런데도 움직이기만 하면 세상은 여전히 흐릿했다. 그는 산책할 때 자신 앞에 나타난 어렴풋한 형상이 아는 사람일 경우를 대비해 다가오는 사람이 누구든 인사하기 시작했다. 표지판을 읽어야 할 때면 멈춰서 전혀 움직이지 않았다. 머리 위에 있는 것을 보고 싶으면 멈춰서 올려다보기 전에 고정된 무언가를 붙잡았다. 그는 멀리 있는 사물에 초점을 맞춘 다음 "배의 자이로나침반이 이끄는 것과 같은 과정을 따르면, 즉 처음에 왼쪽으로 약간 방향을 틀었다가 방향을 보정해 똑같이 오른쪽으로 방향을 틀면 걷기가 좀 더 쉬워진다는 사실을 발견했다." 그는 의사의 경고에도 불구하고 수영도 했는데, 자신이 만약 방향을 잘못 잡아도 수면은 시각적으로 찾을 수 있을 거란 사실을 알았기 때문이다. 그래도 밤에는 수영하지 않았다. 또한 복식 테니스는 사실상 가만히 서서도 할 수 있다는 사실을 알고 단식 테니스에서 복식 테니스로 바꿨다. 그는 다리 근육의 긴장이 변화하는 정도를 의식하면서 완만한 경사를 오르내리는 법도 배웠다. 그는 심지어 한 가지 좋은 점을 발견하기도 했다. 자신이 더는 뱃멀미를 하지 않는다는 것이었다. 이후 그는 재혼했고 더 많은 아이를 가졌으며, 매사추세츠종합병원의 소아내분비과에서 오랫동안 뛰어난 경력을 쌓았다. 그는 2005년에 85세의 나이로 사망했다. 남아 있는 감각을 이용해 자신의 전정계를 대신할 요령들을 솜씨 좋게 습득한 그의 성공은 그와 비슷한 고통을 겪는 사람들이 그처럼 할 수 있도록 고무했다. 실제로 그가 생각해 낸 많은 기술이 오늘날 전정 재활 치료법의 바탕을 이루는 기술들과 유사하다. 크로포드는 또한 자가 치료를 하는 과정에서 "목적을 이루기 위한 많은 대체 시스템"을 지닌 "우리 몸"의 융통성에도 새삼 감사하게 되었다.

들리지 않을 때

04

When Hearing Fails

리(예: 매우 조용한 방에 가만히 앉아 있을 때 들리는 소리)는 20dB이며, 이보다 10배 높은 소리(예: 귓가에서 속삭이는 소리)는 30dB이고, 이보다 100배 높은 소리(일상적 대화)는 50dB이다.

이런 식으로 소리의 크기를 표현하는 것이 상황을 더 이해하기 쉽게 하는지 어렵게 하는지는 지금도 논쟁거리이지만, 이러한 논쟁이 꼭 문과를 나온 사람들에게만 해당하는 것은 아니다. 우리 주위에서 일어나는 현상들을 비과학자에게 설명하기 위해 로그 눈금을 이용하는 과학자들은(예를 들어 지진의 강도를 논의할 때도 그들은 로그 눈금을 이용한다) 보통 그 숫자들이 의미하는 것을 제대로 설명하는 데 많은 시간을 써야 한다(리히터 규모 7.0으로 측정된 지진은 6.0으로 측정된 지진보다 30배 이상 많은 에너지를 방출한다). 데시벨은 가청 범위에서 주파수에 따라 가중치를 적용하는 방식이 하나 이상 존재한다는 사실로 인해 이해가 더욱 어려워진다. 한 음향 엔지니어에게 데시벨에 관한 상당히 간단한 질문을 이메일로 하자 그는 즉시 꽤 간단한 설명을 보내 왔다. 하지만 10분 후에 그는 그보다 훨씬 긴 이메일을 다시 보내왔다. 거기에는 명확한 내용과 모호한 내용, 과학 사이트로 연결되는 링크들이 포함되어 있었다. 그리고 5분인가 10분 후에 또 다른 메일을 보내왔다.

소리에 대한 인간의 인지 역시 대략 로그에 가까워서 상황을 더욱 복잡하게 만든다(하지만 규모는 다르다). 예를 들어 50dB에서 60dB이 되면 소리 강도가 10배 증가하지만, 우리는 소리가 겨우 2배 정도 커졌다고 느낀다. 그 이유 중 하나는 우리의 귀가 보청기와 마찬가지로 시끄러운 소리보다 조용한 소리를 증폭하는 방식으로 기능하기 때문이다. 우리는 빛도 이와 비슷하게 인지한다. 내가 아는 음향 엔지니어 친구는 이렇게 말했다. "내가 조도계를 이용해서 빛의 밝기를 50% 줄이면, 너는 내가 밝기를 아주 약간만 줄였다고 말할 거야. 마찬가지로 소리 강도를 반으로 줄여도, 너는 내가 볼륨을 아주 약간만 줄였다고 말할 거고." 만약 우리의 눈과 귀가 이런 식으로 기능하지 않는다면 우리의 머리는 지금보다 훨씬 복잡한 연결이 필요할 것이고, 우리가 현재 감당하고 있는 엄청난 범위의 입력을 감지하는 것이 훨씬 어려워질 것이다(알람시계가 갑자기 평범한 대화보다 1,000배 큰 소리로 울린다고 상상해 보라). 우리 귓가에 들리는 익숙한 소리(숨소리, 속삭임, 조용히 내리는 비, 대화, 식기세척기, 진공청소기, 도시의 차들, 잔디 깎는 기계, 전기톱, 록 콘서트, 소총탄 등)의 변화를 기준으로 눈금을 만든다면 데시벨 눈금보다 덜 혼란스러울지도 모른다.

지속적 노출에 대한 데시벨 위험선은 보통 85에서 90dB이다. 이는 들을 수 있는 가장 작은 소리의 약 10억 배 혹은 위에 언급한 오웬식 눈금에서 대략 잔디 깎는 기계에 해당한다. 안타깝게도 비교적 평범한 활동들이 이 경계에 있거나 경계 위에 있다. 여기에는 빵빵대는 차의 경적, 오토바이 타기, 낙엽 청소기 사용, 헤드폰 사용, 전화벨 소리, 진공청소기 돌리기, 밀크셰이크 만들기, 지하철 통근, 사무실 파티, 전동 공구 사용, 독립 기념일이 포함된다. 50년 전에 거의 존재하지 않던 청력에 대한 위협은 우리가 시끄러운 음악을 듣고 연주한 이후 현대 생활에서 거의 피할 수 없는 부분이었다.

내가 지금까지 개인적으로 경험한 가장 놀라운 스테레오 시스템은 아마도 은퇴한 한 음향 엔지니어가 집 지하실에 꾸민 시스템이었을 것이다. 그가 에릭 클랩턴의 곡을 재생하는 동안 나는 스피커 대열 사이, 음악을 듣기 딱 좋은 자리에 놓인 소파에 앉았다. 그러고는 누군가가 아이튠스에서 복사해 유튜브에 올린 곡을 들으려고 블루투스 이어폰과 스마트폰 앱을 사용할 때 우리가 놓치는 것이 무엇인지 골똘히 생각하게 되었다. 이 은퇴한 엔지니어는 스테레오를 크게 틀어 놓았는데, 그는 자기 생각에 음악을 감상하기에 가장 이상적인 레벨(가장 기막힌 곡들이 그 기막힌 소리를 완벽하게 내는 수준)은 딱 위험 수준인 약 90dB이라고 말했다.

그가 큰 소리를 선호하는 데는 생물학적 근거가 있을 수 있다. 1999년, 영국 맨체스터대학의 두 과학자는 학생 지원자들에게 댄스 클럽 정도의 볼륨으로 음악을 들려 주고 특정 생리적 반응을 측정한 실험에 관하여 논문을 발표했다. 그들은 90dB로 진동하는 음악이 실험 대상자의 전정계를 자극하여 그들이 가만히 앉아 있을 때도 "자발적으로 움직일 때 생기는 즐거운 기분"을 만들어 냈으며, 그러한 기분이 "시끄러운 음악에 노출되고 싶은 충동에 대한 원인"일 수 있다고 결론지었다. 다시 말해, 볼륨을 충분히 올리면 실제로 춤을 추고 있지 않지만, 춤을 추는 것처럼 느낀다는 것이다(내가 연구한 결과에 따르면, 이 즐거움 효과는 알코올과 다른 물질에 의해 강화되는데 이들은 전정계에 악영향을 미친다). 두 과학자는 그들이 관찰한 반응이 놀이기구를 탄 사람들이 나타낸 반응과 유사하며, 실제로 그들이 수

행한 조사를 통해 시끄러운 음악을 즐기는 것과 롤러코스터를 즐기는 것 사이의 상관관계를 찾았다고 말했다. 그들은 자신들의 발견이 "로큰롤 한계점"으로 이야기되는 것과 일맥상통한다고 썼다. 로큰롤 한계점이란 영국의 한 음향 컨설턴트가 처음 제안한 볼륨 수준으로, 그는 록 음악이 실제로 "효과를 내기 위해서는" 큰 소리로 재생되어야 한다고 말했다.

일부 데시벨 수준은 우리 할머니가 들었던 총소리처럼 단 한 번의 짧은 노출로도 즉각적이고 영구적인 손상을 입힐 수 있다. 샌안토니오에 있는 텍사스대학보건과학센터University of Texas Health Science Center의 임상 교수인 로버트 도비는 시끄러운 소리보다 청력에 더 큰 위협은 (적어도 텍사스에서는) 오락용 사격이라 했다. 나와 이야기를 나눴던 다른 대학 교수도 이에 동의했다. "일반적으로 사람들은 개인용 오디오 장치의 볼륨을 어떻게 조작하는지 알 만큼은 현명한 것 같아요." 그녀가 말했다. "그런데 총소리는 140, 150dB에 달하죠. 귀는 가망이 없어지는 겁니다." 사냥꾼들은 간혹 자신들이 마른 나뭇잎 위를 걷는 사슴 소리 같은 것을 들어야 하므로 귀마개를 착용할 수 없다고 말한다. 하지만 사냥을 하면서 이미 스스로 청력을 잃은 그들은 어차피 사슴 소리 같은 것을 들을 수 없다. 수년 전, 코리와 그의 아내가 매사추세츠 병원에서 면접을 볼 때, 그곳의 신경학과장은 코리에게 자신과 자신의 아버지 둘 다 왼쪽 귀에만 심각한 청력 손실이 있다고 말했다. 코리는 일방적인 유전적 청력 손실이 어떻게 가능한지 의아했고, 동시에 면접에서 떨어질까 걱정도

되었다. 코리가 내게 말했다. “하지만 그 신경과 의사가 친절히 설명하길, 자신과 자신의 아버지 모두 사냥을 하는 사람들이라, 왼쪽 귀가 총신에 더 가까웠다고 하더군요.”(코리의 면접관은 나중에 하버드 의대학장이 되었고, 둘은 가까운 친구로 남아 있다).

소음의 위험 정도를 분류하기 위해 데시벨을 사용하는 것은 적어도 비과학자들에게 혼란스러울 수 있다. 그 숫자들은 큰 불행이 될 수도 있는 일을 별일 아닌 것처럼 보이게 할 수 있기 때문이다. 여러분의 집에 있는 조용한 방과 움직이는 차 안의 소리 강도 차이는 대략 30dB이다. 이 수치는 뉴욕 필하모닉 공연장 앞자리와 메가데스Megadeth(미국의 스래시메탈밴드-옮긴이) 콘서트장 앞자리의 소리 강도 차이와 비슷하다. 그러나 첫 번째 경우의 차이는 의식하지 않으면 거의 알아차리지 못할 수 있지만, 두 번째 경우는 기분 좋은 밤을 즐기는 것과 귀를 망가뜨리는 것의 차이가 될 수 있다. 특히 메가데스가 앙코르 곡까지 부른다면 말이다.

소리가 청력에 가하는 위협은 선사시대 조상들이 도구를 발명하면서 증가하였다. 이후 몇 세기 동안 청각 장애를 일으킬 가능성이 가장 컸던 인간의 활동은 아마도 금속을 두드리는 일이었을 것이다. 대장장이, 무기 제조자, 대성당의 종지기는 윌리엄 컬렌William Cullen(18세기의 스코틀랜드 의대 교수, 철학자 데이비드 흄David Hume의 주치의, 인공 냉동의 발명가)이 청각 이상dysecoea이라고 부른 병을 최초로 심각하게 앓은 직업병 환자들이었고, 이는 그리스어로 ‘나쁜 청력’ 정도를 뜻한다. 1802년, 또 다른 스코틀랜드 의사인 앤드루 퍼거슨

Andrew Ferguson은 〈런던 메디컬앤피지컬 저널London Medical and Physical Journal〉에 편지를 써 자신이 청력을 손실한 대장장이 네 명(그를 놀라게 한 무리)의 사례를 접했다고 밝혔다. 여러분은 그 당시에 소음과 청각 장애 사이에 연관성이 이미 확립되었다고 생각하겠지만 말이다. 그래도 퍼거슨은 훌륭한 관찰자였다. 그는 대장장이들의 청력 손실이 "그들에게 천천히 영향을 미쳤으며" 처음에는 그 증상이 "희미한 소리"에 대한 둔감함으로 나타났다고 썼다. 처음에 대장장이들은 "그들이 대화를 나누던 사람들과 마찬가지로 자신들의 둔함을 알아차리지 못했다." 하지만 곧 이 네 사람은 안 들리는 소리가 점점 늘어날 뿐 아니라, 이따금 "귓가에서 어지러움과 두통을 동반하는 소음까지 울린다(이명)"는 사실을 깨달았다.

퍼거슨은 대장장이 네 명의 귓구멍을 깨끗이 하고 검사도 해 봤지만, 병을 일으킬 만한 이물질이나 다른 흔적은 찾을 수 없었다. "그래서 나는 대장장이의 청각 장애가 그들이 수년 동안 매일 대장일을 하며 들은 소음에서 비롯된 청각 신경의 마비 때문이라고 생각했다." 그가 그들 중 한 명을 위해 선택한 치료법(전류, 물집이 생기게 하는 고약, 두개골을 위한 영적인 행동, 귓속에 산소 주입)은 그의 진단보다 현대적으로 보이지 않지만, 그는 어쨌든 치료를 받은 환자가 대장장이 일을 그만두자 청력이 향상되었다는 사실을 발견했다(다른 세 명의 환자는 일을 그만둘 수 없어서 회복을 위한 시도를 거의 하지 못했다).

산업혁명은 매우 크고 매우 시끄러운 기계가 급증하면서 더욱 추진력을 얻었지만, 귀에는 치명적이었다. 이때 유난히 위험했던 일은 보일러를 만드는 일이었다. 보일러는 모든 일을 가능하게 했던 증기기관에 동력을 공급했다. 보일러를 제작할 때 일부 작업자들(보통 어린 소년들)은 사실상 철로 된 증폭실인 보일러 안에서 몇 시간씩 웅크리고 있어야 했다. 그들의 일은 리벳(끝이 둥글고 두툼한 굵은 못, 주로 철골 조립이나 선체 철판을 잇는 데 쓰인다-옮긴이)을 망치로 두들겨 보일러 판을 고정하는 것이었는데, 그 일을 할 때 그들은 자주 고통의 문턱 근처 혹은 그 이상에 달했을 소음을 견뎌 냈다. 1886년, 영국의 의사 토머스 바Thomas Barr는 조선소 보일러 제조공 100명, 조선소 주물공 100명, 조선소 집배원 100명, 거기에 청력이 손상되지 않았을 것으로 짐작되는 조선소에서 일하지 않는 대조군 100명을 추가해 각 집단의 청력을 비교했다. 그는 시계를 약 2m 떨어진 곳에 두었을 때 대조군은 시계의 째깍거리는 소리를 들을 수 있지만, 보일러공들은 그가 시계를 거의 15㎝ 앞까지 옮겨야 그 소리를 들을 수 있다는 사실을 발견했다. 그는 또한 100명 중 75명의 보일러 제조공이 전체회의에서 하는 이야기를 전혀 혹은 상당히 듣지 못한다는 사실도 알게 되었다(이들은 대개 보일러 바깥에서 일하는 사람들이었다).

바와 유사 관찰자들의 연구 결과가 사람들이 일하는 방식을 바꾼 것은 아니었다. 1902년, 직업 건강 위험에 관한 연구에서 선구자 역할을 한 토머스 올리버Thomas Oliver 경은 "못 박는 일을 기계가 대신하지 않는 한 보일러 제조공들의 청각 장애를 막을 방법은 없다."라고 결론지었다. 당시 그리고 이후 수십 년 동안 직업 관련 청력 손실에 대한 고용주들의 우려는 근로자의 복지보다 지속적인 생산성과 더 관련이 있었다. 바의 보일러공 연구 후 50년 이상 지난 1942년, 〈미국의학협회저널Journal of the American Medical Association〉의 한 기사에서 노스웨스턴대학의 연설 학교Northwestern University's School of Speech 교수였던 C. C. 번치Bunch는 다음과 같이 썼다. "최근 한 고용주는 누군가로부터 그가 고용한 사람들의 청력을 시험해도 괜찮겠냐는 요청을 받았다. 그는 잠자고 있는 개는 건드리지 않는 편이 좋다고 대답했다." 심지어 청력을 보호하려면 어떻게 해야 하는지(탈지면이나 손가락으로 귀를 막는 등) 어느 정도 아는 노동자들도 보통은 귀에 무심했다.

자본주의의 역사는 노동자들이 자신을 고용한 사람들의 태만을 사실상 미화하는 사례들로 가득하다. 1970년대에 내 친구 중 한 명은 노스캐롤라이나 히커리에 있는 한 가구 공장에 관한 영화를 만들었다. 그 작업장은 영화 제작자의 꿈 같은 곳이었다. 오래된 연장과 베테랑 장인들, 세월의 흔적이 묻어나는 작업대와 넓게 펼쳐진 보드라운 목재 위로 높은 창을 통해 비스듬히 들어오는 햇빛. 하지만 그곳을 가까이서 촬영할 때는 조심해야 했다. 사실상 거기 있던 모든 목공이 손가락 일부를 잃었기 때문이다. 그가 내게 말했다. "그건 일종의 명예 훈장 같은 거였지. 우리는 많은 목공들이 자신은 손가락이 잘리는 변화를 다 겪어 냈다고 자랑스레 이야기하는 걸 들었어. 오로지 나약한 사람들만 손가락이 전부 있다는 거야. 그런 사고방식은 최소 두 세대 동안 이어져 왔지." 분명히 이들 중 많은 이들이 청력도 잃었을 테지만, 그러한 환경에서 귀마개를 착용한다는 것은 상상도 할 수 없었을 것이다. 많은 직업에서 청력 손실은 노동자들에게 단지 어쩔 수 없는 위험이 아니라 자부심의 문제로 여겨졌다.

산업혁명보다 궁극적으로 귀를 더 망가뜨린 발전은 천여 년 전에 중국에서 발명한 화약이다. 화약의 사용이 폭죽에서 무기 그리고 다시 무기에서 더욱 강력한 것으로 진화함에 따라 청각에 대한 위험도 증가했다. 나는 언젠가 보스턴 항에 있는 (올드 아이언사이즈 Old Ironsides로 더 잘 알려진) 콘스티튜션호 기념관USS Constitution을 방문했는데, 그곳에서 잘 정비된 널찍한 포열 갑판을 보고 매우 놀랐다. 갑판에는 검게 빛나는 24파운드 포신이 배 양옆으로 15개씩 늘어서 있었다. 하지만 나는 그때 실제로 해상 교전이 벌어지면 그 갑판에서 어떤 소리가 들릴지 전혀 생각해 보지 못했다. 패트릭 오브라이언Patrick O'Brian의 소설 《오브리와 마투린*Aubrey-Maturin*》 시리즈에 기반을 둔 영화 〈마스터 앤드 커맨더Master and Commander〉(2003) 속 전투 장면을 보면 해전이 얼마나 시끄럽고 혼란스러웠을지 심란한 기분이 든다. 해병에게 항해의 시대는 청각 장애의 시대이기도 했다.

그러나 19세기 해군 전투원들이 겪은 청력 손실에 대한 기록은 거의 남아 있지 않다. 아마도 눈에 보이지 않는 부상에 불평하는 일이 반역까지는 아니더라도 남자답지 못한 것으로 비쳤기 때문이리라. 게다가 일단 걸어 다니기만 하면 아무도 평범한 해병의 건강 상태를 크게 신경 쓰지 않았다. 하지만 문제는 보편적인 것에 가까워야 했다. 대량의 포 발사가 센티미터까지는 아니지만, 수 미터 떨어진 배들 사이에서 귀에 고통과 영구적 손상을 일으키기 충분한 소음 수준으로 자주 일어났다. 1809년 루이 드 투사르Louis de Tousard는 3권으로 된 교과서 《미 포병의 동반자, 혹은 포의 요소들*The American Artillerist's Companion, or, Elements of Artillery*》에 다음과 같이 썼다. "독자는 이처럼 상호 연속적 공격으로 빚어진 대참사를 상상력을 발휘해 쉽게 짐작할 수 있을 것이다." "배의 옆면과 갑판을 때리고 관통하고 깨부수며, 대포를 산산조각내고 이탈시키며, 배의 로프를 못 쓰게 만들고 망가뜨리며, 돛대를 잘라 내거나 멀리 휩쓸어 버리며, 더는 쓸 수 없도록 돛에 구멍을 내고 갈기갈기 찢어 버리며, 그리고 배에 탄 동료들을 다치게 하거나 죽인다." 투사르는 프랑스인이다. 그는 미국 독립혁명 때 라파예트 장군 밑에 있다가 프랑스에서 프랑스혁명 동안 잠깐 투옥되었다. 그리고 나중에 미군으로 돌아와 1798년 미 전쟁 장관에게 제출한 보고서에서 군 장교들을 위한 국립 사관학교의 설립을 제안했다. 4년 후 실제로 그의 계획대로 웨스트포인트(《미 포병의 동반자》를 읽어야 하는 곳) 육군사관학교가 설립되었다.

화약이 인간의 청력에 미치는 영향에 대한 통제되지 않은 최초의 대규모 실험은 미국 남북전쟁 때 행해졌다. 많은 군 역사학자들은 전쟁 기술이 전술에 대한 기존의 일반적 사고를 넘어섰기 때문에 남북전쟁에서의 대학살이 그만큼 컸다고 말했다. 하지만 그와 같은 기술 변화가 군인들의 귀에 미치는 영향은 보통 잘 논의되지 않았다. 남북전쟁을 다룬 영화에 요즘 나오는 배우들은 거의 항상 귀마개를 하고 있지만(남북 교전 협회North-South Skirmish Association의 웹사이트에 올라온 사격수들의 사진을 보면 모두 고품질의 귀마개와 보호 장구를 착용하고 있다), 실제로 군인들은 그렇게 하지 않았다. 1863년 찰스턴 근교에서 벌어진 전투에서 포탄 세례를 아무렇지 않게 통과하며 흔치 않은 용맹함을 보여 준 한 남부군 대령은 나중에 이렇게 설명했다. "저는 포탄을 피하지 않았습니다. 왜냐하면 저는 귀가 아주 안 좋아서 포탄이 폭발하고 나서야 그 소리를 들을 수 있었기 때문입니다."

병사들의 청력 보호에 대한 거의 보편적인 무심함은 전투에서 청각 장애를 얻은 사람들에 대한 아주 일관된 태도에 그대로 투영되었다. 1887년 조지아 총회는 남북전쟁 당시 영구적 부상을 입은 조지아 주민에게 매년 수당을 지급하는 법안을 통과시켰다. 그 결과 시력을 잃은 참전 용사가 매년 150달러를 받게 된 반면, 청력을 잃은 참전 용사는 겨우 30달러만 받게 되었다(시각 장애냐 청각 장애냐의 난제에 대한 조지아 총회의 입장을 알 수 있다). 그리고 완전히 청력을 잃은 사람에 대한 보상액은 한쪽 시력을 잃은 사람의 보상액과 같았다(한쪽 청력을 잃은 참전 용사는 아무것도 받지 못했다). 전쟁 후 연금을 신청한 북부군 참전 용사에 대한 역학 조사 결과, 그중 3분의 1이 청력 손실에 대한 보상을 받았고, 또 그중 70%는 주로 왼쪽 귀의 청력을 잃은 사람들이었다(오른손잡이 소총수였을 것으로 추정). 물론 연구에서 빠진 병사들은 연금을 신청할 만큼 오래 살지 못한 이들이다.

1907년 영국의 귀 전문 군의관 아서 치틀Arthur Cheatle이 해군 장관들이 모인 자리에서 강의했다. "총기 난청과 예방." 그가 말했다. "에드워드 7세 장교 병원에서 아그네스 수녀가 제게 말하길, 정도의 차이는 있어도 자신의 손을 거쳐 간 해군 장교 대부분에게 청각 장애가 있다고 하더군요." 그러면서 그는 전 해군 의료국장이 장교들로부터 총기 난청에 대한 불만을 거의 들은 적이 없다고 했다고 말했다. 하지만 치틀은 현역 장교를 해임할 힘이 있는 사람이 청력 문제가 있는 장교가 털어놓고 말할 수 있는 사람은 아닐 거로 생각했다. 게다가 늘 그랬듯 장교들이 받는 영향은 총을 다루는 수병들에 비교하면 심각성도 덜 했다. "저는 전투선의 수병들이 교전을 치르고 나면 명령을 제대로 들을 수 없을 정도로 청력을 잃는다고 생각합니다. 사실 우리는 러일전쟁 중 '바랴크Variag 호'가 포획되었던 이야기를 통해 러시아 수병들이 배를 떠날 때 완전히 얼이 빠지고 듣지 못했다는 사실을 알고 있죠."

치틀은 한 해군 군의관이 20대와 30대 해병 50명을 대상으로 한 청력 연구를 토대로 몇 개의 순위표를 제시했다. 포의 영향을 가장 심하게 받은 사람은 조준경 조작병, 대포 조준수, 포수, 그 밖에 폭발 위치와 가까운 곳에서 임무를 다하는 사람들이었다. 그리고 가장 영향을 덜 받은 사람은 총격에 직접 관여하지 않은 장교들과 나머지 사람들이었다. 다음은 청력 문제가 가장 심각했던 사람들에 대한 의사의 설명이다.

골이 진 철판 지붕이 있는 건물에서 6파운드 포를 쏘고 청력을 잃었다고 함. 총을 쏠 때 지우개 고무 조각을 치아 사이에 물고 있었음.

막사 내 골이 진 대피소에서 3파운드 포를 쏘고 6년째 청력을 잃은 상태. 오른쪽 귀에 출혈 흔적. 귓가에서의 충격 이후 귀가 멍해짐.

9년째 심한 청각 장애. H.M.S. "엠프레스오브인디아Empress of India(인도의 황후)" 호에서 13.5인치 주포가 발사되었을 때 포탑 옆에서 있다 발생.

마지막 충격 후 이틀 동안 거의 듣지 못함.

대포 조준수(대포를 조준하는 수병)는 군의관에게 포를 쏘는 것이 청력에 별다른 영향을 주는 것 같지 않다고 말했지만, 그는 오른쪽 귀에서 약 90㎝ 이상, 왼쪽 귀에서 약 2.4m 이상 떨어진 곳에서 수군거리는 소리도 듣지 못했다(조사 결과 중 상태가 아주 심각한 축에 속했다). 치틀은 해군 포수의 청각 장애가 한때 자신이 직업적 호기심에서 눈여겨보았던 보일러 제조공의 청각 장애와 견줄 만하다고 말했다. 해군 병사들에게 그가 주로 추천한 것은 모양을 본떠 만드는 "점토 섬유질"로 된 꼭 맞는 귀마개였다. 그는 런던의 의료용품 공급업자인 토마스 혹슬리Thomas Hawkesley가 파는 견본품을 병사들이 볼 수 있도록 돌렸다.

치틀의 강의에서 가장 주목할 만한 사실은 대부분 군 장교로 구성된 청중들이 그 이야기에 모두 놀랐다는 것이다(이후 두 명은 그의 "흥미로운 발언"을 고마워하기까지 했다). 그때까지 병사들은 최소 2세기 동안 전쟁터에서 자청해 청력을 잃어왔지만, 귀를 보호하기 위해 노력해야 한다는 생각은 그들의 상관이 보기에 새로운 발상이었다. 우리는 제대로 기능하는 귀가 분명히 보존할 가치가 있는 군사 자산으로 여겨졌을 것이라 생각한다. 하지만 그렇지 않았다. 확실히 그들의 태만은, 적어도 부분적으로는 모든 종류의 '유약함'을 경멸하는 해묵은 군대 문화의 결과였다. 심지어 소음에 노출되면 귀가 더 좋아진다고 믿는 사람도 많았다. 귀가 근육이어서 마치 큰 소리를 듣는 것이 운동의 한 형태라도 되는 것처럼, 혹은 청각 장애가 점차 내성이 생기는 질병이라도 되는 것처럼 말이다. 그래도 역시 그들을 이해하기는 어렵다.

치틀의 의견에도 불구하고 소음 그 자체가 육체적, 심리적 면에서 대량 파괴 무기로 기능했던 제1차 세계대전에서 전투원들의 귀를 보호하려는 노력은 거의 기울여지지 않았다. 참호전은 특히 끔찍했다. 네덜란드의 의학사학자 레오 반 베르겐Leo van Bergen은 1999년 네덜란드에서 출간되고 십 년 후 영어로 번역된 《무력한 광경 앞에서: 서부전선에서의 고통과 죽음 그리고 군의학*Before My Helpless Sight: Suffering, Dying and Military Medicine on the Western Front, 1914–1918*》에서 다음과 같이 썼다. "총알과 포탄 소리, 죽어 가는 말들이 우는 소리, 때로 부상자들을 치료하기보다 비명을 잠재우기 위해 위험한 수술이 진행되었을만큼 너무나 참혹했던 사람들의 비명과 신음소리 그리고 여기에 찍찍대는 쥐 소리와 귀가 먹먹해지도록 윙윙대는 파리 소리까지 더해졌다. 당신은 죽는 데 너무 오래 걸리는 사람을 증오하게 될 수도 있었다."

더욱 상황을 나쁘게 만든 것은 예전 전투에서 사용되던 무기들보다 훨씬 강력하고 큰 소리를 내는 무기들이었다. "폭격이 진행되는 동안에는 고막이 찢길 정도로 큰 소리가 났고, 이 때문에 특히 포수들은 툭하면 영구적으로 청력을 손실했다." 계속되는 베르겐의 글이다. "수천 개는 물론이고 근처에 포가 하나만 터져도 귀가 먹먹했다. 많은 사람이 그 시끄러운 소리를 듣는다기보다는 느낀다고 말했다. (……) 예수회 출신인 폴 듀브륄Paul Dubrulle 병장은 베르됭에서 있었던 집중 포격의 고통을 다음과 같이 설명했다. '나는 쿵쿵대는 벽들 사이에 붙잡혀 있었는데 벽들이 다가와 나를 서서히 기절시켰다.'" 그런데도 옥스퍼드 전쟁 입문서Oxford War Primers 중 하나(옥스퍼드대학 출판부에서 발행하고 군의관이 사용한 포켓형 서적)는 소음 때문에 청력을 잃었다는 병사들의 주장을 꾀병으로 표현했다.

전쟁이 계속되면서 군에 있는 많은 사람들이 전투 소음과 영구적 청력 손실 사이의 인과 관계를 명확히 알게 되었다. 하지만 실제로 그 손실을 예방하거나 줄이려는 노력은 없었고, 있었다 해도 대부분은 효과를 거두지 못했다. 한 가지 문제는 사용할 수 있는 물건이 충분치 않다는 것이었다. 부드럽고 탄력 있는 플라스틱이 개발되기 전에는 제대로 된 귀 보호 장구를 만드는 것이 거의 불가능했다. 하지만 더 심각한 문제는 아마도 병사들 자체였을 것이다. 총격 중에 귀에 보호 기구를 꽂거나 귀를 덮으면 겁쟁이로 낙인찍혔고,

그나마 그렇게 한 병사들도 주위에서 무슨 일이 일어나는지 듣지 못할 위험을 무릅써야 했다. 그래서 당시(심지어 오늘날에도) 병사들은 보통 귀 보호장구를 하는 것이 가장 이로울 때 그것을 하기 싫어했다. 물론 손가락으로 귀를 막으면 무기를 들 수 없다. 어쨌든 먼젓번의 갈등에서처럼 공식적인 주요 초점은 전쟁 중 청력을 손상하거나 잃은 참전 용사들에 대한 보상 여부와 방법 등 소급적인 부분에 있다.

제2차 세계대전이 진행 중일 때 미국은 V-51R 이어 워든스Ear Wardens라는 부드러운 플라스틱 귀마개를 일부 포병 대원들에게 공급했다. 이 귀마개는 펜실베이니아의 한 회사에서 세 가지 크기로 제작되었는데, 핀셋 같은 도구로 귓구멍에 끼우는 것이었다. 실제로 얼마나 많은 병사가 이 귀마개를 사용했고, 얼마나 효과가 있었는지 이야기하기란 불가능하다. 국방부는 이 문제를 거의 20년 동안 연구했었다(연구 결과 중 하나는 V-51R이 이를 바르게 끼우지 않은 많은 병사에게 보호 효과가 거의 또는 아예 없었다는 것인데, 사실 착용 방법은 쉬웠다). 플렌츠 이어 스토플스Flents Ear Stopples(어머니가 아버지의 너무나 고약한 코골이 소리를 피하려고 썼고, 아내와 내가 맨해튼에 살 당시 청소차 때문에 새벽 3시에 깨는 것이 싫어서 썼던 왁스가 함유된 솜 귀마개)는 한 미국인이 도시의 소음에서 자신을 보호하기 위해 파리 시민들이 귀마개 비슷한 것을 사용하는 것을 보고 1920년대 후반에 처음 소개한 물건이다. 플렌츠는 가격이 더 저렴하지만, V-51R보다 효과가 좋았을 것이고, 사용도 더 쉬웠을 것이다. 게다가 V-51R과 달리 이 귀마개는 요즘도 팔리고 있다. 하지만 플렌츠를 사용해 본 병사들이 있다면, 그 이유는 단지 그들이 직접 플렌츠를 샀기 때문일 것이다.

전쟁이 귀에 나쁘다는 명백한 증거에도 불구하고, 미국 병사들의 청력에 대한 위협은 군대의 모든 계급에서 대부분 언급되지 않은 채로 남아 있었다. 몇 년 전 콜로라도에서 다른 주제로 강연하던 중 내가 청력 손실 이야기를 꺼내자, 나중에 청중 한 명이 베트남에 있을 때 동료와 함께 담배꽁초를 귀에 쑤셔 넣곤 했다고 말했다. 그리고 또 다른 참전 용사는 다 쓴 탄피를 귀에 꽂았었다고 말했다. 담배꽁초가 괜찮은 임시 귀마개 역할을 할 수는 있겠지만, 군인들은 더 나은 대우를 받을 자격이 있다. 미 보훈부U.S.Department of Veterans Affairs의 연구원인 제임스 헨리James Henry가 내게 말했다. "문제는 실행에 있죠. 귀마개를 안착시키기(귀에 꼭 맞게 조정하는 것)조차 정말 어렵거든요. 군인들이 잘못 끼워서 귀를 잘 막지 못하니까 귀마개를 껴도 소리가 귀로 들어갑니다. 그리고 아시다시피 군인들은 전투 상황에서 귀에 아무것도 하고 싶어 하지 않아요. 군대로서는 정말 문제죠. 좀 수월한 상황도 있긴 합니다. 사격장에서는 군인들이 귀마개와 귀를 감싸는 보호 장구를 모두 착용해야 해서, 적어도 원칙적으로는 시행하기가 쉽죠. 하지만 다른 상황이 되면 귀마개를 하는 것이 훨씬 어려워져요." 한 가지 문제는, 군 고위층이 최근 몇 세기 동안 청력 손실에 관해 배웠을 법한 모든 사실에도 불구하고 그들에게 '유약함'에 대한 오랜 편견이 아직 존재한다는 것이다. 군인들이 겪은 청력 손실과 관련해 인터넷에 올라온 글들을 조금만

훑어보라. "소대장은 귀마개를 했다고 우리를 여자들처럼 약해 빠진 놈들이라 했지. 그는 명령을 들을 수 없기 때문에 전장에서 귀마개를 하면 안 된다고 했어. 물론 나도 귀마개를 잘 안 했는데 그래도 그놈은 진짜 야비했지. 덕분에 빌어먹을 이명까지 생기고."

특히 이라크와 아프가니스탄의 전쟁은 참전 군인들의 청력에 더욱 안 좋은 영향을 미쳤다. 부분적으로는 전투가 예전보다 더 시끄러웠기 때문이기도 하고, 또 부분적으로는 의료 시스템이 개선되면서 부상한 군인들이 예전이었다면 죽었을 엄청난 폭발에서 살아남기가 더 쉬워졌기 때문이기도 하다(미국에서 판매되는 모든 보청기의 5분의 1은 보훈부에서 구매한다). 2016년 아프가니스탄에서 두 번의 임무를 수행한 스티븐 칼슨Stephen Carlson은 군 복무가 자신의 귀에 미친 영향에 대해 다음과 같이 썼다. "군대에서 청력에 대한 위험 요소는 너무 많아서 다 셀 수 없을 정도다. 이와 관련된 고출력 엔진은 제트기부터 탱크, 배에 동력을 공급하는 거대한 터빈까지 매우 다양하다. 표준 M16A2 소총의 소리는 152dB에 달한다. (……) 전기 발전기도 오랜 시간에 걸쳐 심각한 손상을 가할 수 있다." 항공모함에서 자는 것(지구상에서 가장 시끄러운 근무 환경 중 하나)만으로도 영원히 청력을 잃을 수 있다. 훈련 역시 위험할 수 있다. 칼슨은 폭발물을 이용해 문을 폭파하는 법을 배웠던 "도심지 전투 과정"으로 인해 며칠 동안 귀가 울렸다고 썼다. 하지만 최악의 상황은 실제 전투였다. "2009년 도로변에 설치된 폭탄이 내 차를 겨냥했을 때 내 청력은 이미 손상되었었다." 그가 말했다. "아프가니스탄에서 첫 번째 임무를 수행하며 버멜Bermel 외곽에서 총격전을 벌이던 중 동료 한 명이 내 귀에서 겨우 몇 인치 떨어진 곳에서 경기관총을 발사한 적이 있다. 우리는 지금까지도 그 일이 사고였다고 농담하지만, 그때 나는 일주일 동안 거의 귀가 들리지 않았다. 게다가 얼마 후 수천 발의 기관총 소리에 로켓 추진 수류탄까지 더해진 아슬아슬한 상황으로 문제는 더 심각해졌다."

2002년에 군대는 병사들에게 양방향으로 사용이 가능한 컴뱃 암스 귀마개Combat Arms Earplugs(나중에 3M에 인수)를 지급하기 시작했다. 한쪽 끝을 꽂으면 "주위 상황 인식"을 하는 동시에 큰 소리를 약화하는 기능을 했고, 반대쪽을 꽂으면 총소리와 같은 충격성 소음을 억제하는 기능을 했다. 이 귀마개는 2015년까지 이라크와 아프가니스탄에 배치된 군인들에게 지급되었지만, 별 효과는 없었다. 2018년 3M은 미국 정부가 부정청구방지법에 따라 제기한 소송을 해결하기 위해 910만 달러를 지급했다. 소송의 내용은 3M이 군에 "청각보호장치의 유효성을 저해하는 결함을 밝히지 않은 채 결함 있는 귀마개를 알면서도 팔았다."라는 것이었다. 미 사법부의 공식 발표에 따르면, 3M과 3M이 인수한 에어로 테크놀로지스Aearo Technologies는 귀마개가 "제대로 귀에 삽입되기에는 길이가 너무 짧아서 미세하게 느슨해질 수 있고, 이 때문에 어떤 사람들에게는 잘 기능하지 않는다."라는 사실을 알았지만, 국방부(직접 시험하지는 않은 것으로 보인다)에 그 문제를 밝히지 않았다. 이처럼 귀마개 자체가 최근 퇴역 군인들이 연달아 겪는 청각 장애에 대한 직접적 원인으로 밝혀짐에 따라 온라인에서 가차 없는 비판이 이어졌다. "알면서도 이런 짓을 한 나쁜 놈들은 총으로 날려 버려야 마땅하지만, 예의상 자기들이 만든 귀마개는 할 수 있게 해 주겠다." 2019년 한 전직 육군 병장은 자신의 이명이 이 몹쓸 귀마개 때문이라며 3M을 고소하기도 했다. 그리고 수백 건의 비슷한 소송이 뒤따랐다.

군은 현재 많은 전투병에게 TCAPSTactical Communications and Protective System(전략적 소통 및 보호 시스템)라는 전자 헤드셋을 지급하고 있다. 이 헤드셋은 엔진 소음과 총소리를 포함한 다양한 종류의 큰 소리를 약화하거나 차단하는 동시에, 병사들이 작은 소리도 들을 수 있게 하며, 설정을 달리하면 기존의 무선통신 시스템과 함께 헤드폰으로 기능할 수도 있다. ROTC이며 예비군인 내 이웃 중 한 명은 훈련 중에 TCAPS를 써 보고 성능이 아주 좋다고 했다. 많은 사냥꾼이 이와 비슷한 보호 장치를 사용하는데, 이 장치는 주변 소음을 증폭시키지만, 총소리는 몇 분의 1초 만에 디지털 방식으로 억제한다. TCAPS의 단점은 다른 전자기기와 마찬가지로 자주 충전해야 한다는 것인데, 전장에서는 어려운 일이다. 그리고 당연하겠지만 TCAPS 헤드셋은 사냥꾼용 물품을 공급하는 회사에서 판매하는 대부분의 유사 기기보다 비싸다(몇 천 달러 대 몇 백 달러). 하지만 국방부가 그 비용을 부담하더라도 결국에는 병사들의 청력을 보호하는 것이 나중에 치료와 보상을 해 주고 보청기를 제공하는 것보다 분명히 더 경제적이다(국방부에 따르면 회계연도 2010년에 퇴역 군인에게 지급한 청각 장애 관련 수당이 거의 15억 달러에 달했다). 2017년, 해병대는 소음기로 더 잘 알려진 내장형 소음 억제기가 장착된 무기를 사용해 청력을 보호하고 총격전 중 다른 사람과 더 쉽게 소통하기 시작했다. 물론 소음 억제기는 어떤 교전이든 그들 편에만 영향을 미치고, 장비나 다른 무기 혹은 급조 폭발물IED의 폭발 소리를 낮추는 일은 전혀 하지 않는다. 정말로 놀라운 점은 한 군인이 1700년대에 최초로 정확히 알아본 문제가 아직도 만족스럽게 해결되지 않고 있다는 것이다.

내 머릿속의 매미

05

Cicadas In My Head

4장에서 언급한 미 보훈부에서 연구원으로 일하는 제임스 헨리 역시 수백만 명의 퇴역 군인들과 같은 고통을 겪고 있다. 바로 끊임없이 귓가를 울리는 이명이다. "전 우쿨렐레를 연주했고, 3학년쯤부터 기타를 치기 시작했죠." 그가 내게 말했다. "중학교 때는 전자기타가 생겨서 서프밴드(1960년대에 특히 남부 캘리포니아에서 인기를 끈 서핑 문화와 관련된 록 음악 장르-옮긴이)에서 연주도 했고요." 1960년대 후반, 그는 플로리다에 기반을 둔 그룹 엘리Eli(그가 엘리를 그만둔 후 이들은 그룹 키스Kiss의 오프닝 무대에 올랐으며, 대부분 원년 멤버는 아니지만 아직 활동 중이다)의 리드 기타리스트가 되었다. 그가 말했다. "저는 그렇게 제 가족을 부양했습니다. 우리는 매주 바빴고, 자주 이동하면서 시끄러운 음악에도 많이 노출되었죠. 밤에 집에 가면 귀가 웅웅대던 기억이 나요. 원인이 소음이라는 것은 알았지만, 그 상태가 결국 평생 가게 될 것이라고는 생각도 못 했습니다." 그는 지금 70대 초반으로, 그의 극심한 이명은 이후 한 번도 사라진 적이 없다. 그가 말했다. “높은 음이, 정말 높은 음이 항상 들려옵니다. 그 소리는 마치 초고주파처럼 들리는데 정말 크거든요. 그런데 거의 어떤 상황에서든 심지어 아주 시끄러운 환경에서도 들리죠.”

그가 이명 때문에 지금의 직업을 갖게 된 것은 아니다. 헨리와 그의 아내에게는 (자궁에서 경험한 엘리 콘서트 때문이 아닌 유전적 문제로 인해) 사실상 거의 듣지 못하는 상태로 태어난 딸아이가 있다. 1980년대 초, 그들은 딸아이가 청각 장애 아동을 대상으로 말하기와 듣기를 전문적으로 가르치는 터커 맥슨Tucker Maxon 학교에 다닐 수 있도록 오레곤의 포틀랜드로 이사했다. 그때의 경험을 바탕으로 헨리는 청각학 석사 학위를 받았고, 보훈부에서 일을 시작한 후에는 행동신경학 박사 학위를 받았다. 그가 말했다. “저는 보훈부에서 정규직 연구원으로 일하면서 25년 동안 이명에 관한 연구를 했습니다. 보훈부는 임상관리에 집중하고 있죠. 하지만 불행히도 이명을 치료하는 입증된 방법은 없습니다. 때로 이명은 자연스레 없어지기도 하지만, 보통 6개월 이상 계속되면 우리는 그것을 영구적 상태로 봅니다.” 엄밀히 말하면 헨리는 지금 자신에게 부적합한 일을 하고 있다. 일할 때 거의 늘 울리는 귀에 관해 생각하므로 좀처럼 자신의 이명을 모른 척할 수가 없기 때문이다. 똑같은 일이 그가 만나는 퇴역 군인들에게도 일어난다. 그가 말했다. “이명을 앓는 사람들을 연구 참가자로 데려오면 그들은 가끔 이렇게 말합니다. ‘흠, 여태 귀가 울린다는 걸 생각도 안 하고 살았는데, 이제 신경이 쓰이는군요.’”

2006년 가을, 나는 기사 작성을 위해 베이징을 방문했다. 공항에서 택시를 타고 호텔로 향하던 중 나는 빠르게 펼쳐지는 도시 속에서 찰스 디킨슨의 소설《황폐한 집*Bleak House*》의 에스더 서머슨이 런던에 처음 들어올 때와 같은 기분을 느꼈다. "그곳에서 10마일 떨어져 있을 때는 우리가 꼭 그곳에 가야 한다고 생각했어. 그런데 그곳에 정말로 갔을 때 우리는 그곳에 가면 안 되는 거였지." 그곳의 공기 역시 상당히 디킨슨스러웠다. 내가 방문한 주에 스모그가 너무 심해져서 급기야 비행기가 지연되었고, 고속도로 세 군데가 폐쇄되었으며, 실외 학교 활동이 취소되었고, 호텔 맞은편의 건물은 갈색이 도는 황색 대기 속에서 겨우 형태만 확인할 수 있었다. "11월치고는 좀 특이하네요." 한 투숙객이 내게 말했다. "보통 8월에만 날씨가 이렇거든요." 나는 자유 시간 대부분을 도시의 천 년 이상 된 골목길(후통hutongs)을 돌아다니며 보냈다. 당시 중국인들은 고속도로와 조잡해 보이는 소련식 아파트 건물을 위해 길을 트는 철거 작업을 진행 중이었다. 나는 석탄 연기와 자동차 매연으로 둘러싸인 공원에 가서 사교댄스를 연습하고 밝게 색칠된 실외 운동 기구로 운동하는 사람들을 보았다. 오염된 공기를 피할 방법은 없었다. 나는 내가 호텔 방의 커튼을 통과하는 노란 매연을 봤다고 생각했다. 아니, 진짜 봤을 수도 있다. 그러고는 지독한 감기에 걸렸는데, 집으로 돌아오는 비행기 안에서 증세가 심해졌고, 이후에 더욱 심해졌다. 나는 누군가가 내 머리에 콘크리트를 퍼붓다 서서히 관자놀이 주위를 벨트로 꽉 조이는 듯한 기분을 느꼈다. 코는 한 달 동안 완전히 뚫리지 않았다. 그러다 결국 기침이 멈췄고 나는 내 귀에서 울리는 소리를 알아차렸다.

처음에 나는 감기처럼 귀에서 울리는 소리도 결국 사라질 것이라 생각했다. 하지만 그렇지 않았다. 나는 6개월간 불안감에 시달리다 마침내 병원 예약을 했다. "이명tinnitus입니다." 의사가 말했다(의료진은 거의 예외 없이 협심증angina을 말할 때와 마찬가지로 첫 번째 음절에 강세를 둔다. 일반인은 두 경우 모두 두 번째 음절에 강세를 둬서 중간에 있는 i를 강하게 발음하는 경향이 있다). 이명은 보통 청력 손실을 동반하는데, 두 증상이 모두 있는 사람은 이따금 자신이 잘 듣지 못하는 것이 이명 때문이라고 생각한다. 이명은 실제로 특히 조용한 환경에서의 집중을 어렵게 만들지만, 청력 손실의 결과일 뿐 원인은 아니다. 의사는 진동하는 소리굽쇠를 들고 내 귀를 시험하며 더는 들리지 않을 때 자신에게 말해 달라고 했다. 잠시 후 그는 소리굽쇠가 여전히 소리를 내고 있는지 보려고 몸을 앞으로 기울였다. 실은 의사 자신도 더는 소리가 들리지 않았기 때문이다(우리는 나이가 비슷하다).

인터넷에는 이명이 있는 사람에게 귀울림이 어떻게 들리는지 다양한 예시를 경험할 수 있게 해주는 웹사이트들이 있다. 그곳에서 나는 소리 파일 세 개를 동시에 재생한 후 각각의 볼륨을 조정해 내 이명의 사본을 만들 수 있었다. 그 세 개의 파일에서 나는 소리는 친구들과 가끔 골프를 칠 때 골프장을 가로지르던 고압 전선의 윙윙거림, 흐릿한 할로겐 등이 가득한 천장의 울림, 어렸을 적 무더운 여름밤에 들었던 매미 소리 같은 것이었다. 그것은 머릿속을 울리는 나만의 심포니였다!

내 머릿속의 소리는 대부분 혹은 완전히 왼쪽에서만 들리는 것 같았기 때문에, 의사는 그 원인이 청각 신경에서 자라는 양성 종양, 즉 청신경초종이라고 불리는 청각 종양일지 모른다고 걱정했다. 확인을 위해 그는 우리 지역 병원에서 MRI 촬영을 해 보라고 했다. 나는 미국에 사는 데다 자영업자이기 때문에 의료보험의 본인 부담금 비율이 엄청나게 높다. 그리고 당시 그 병원은 고급 방사선 장비에 대한 대규모 투자 비용을 적극적으로 빼내는 중이었다. 처음에 나는 '종양이 단순한 양성이라면……' 하고 바랐다. 하지만 곧 나는 그것이 청각 신경에 치명적이지 않은 종양이라도 싫은 마음이 들었고, 단순 양성이라 해도 귀를 먹거나 다른 부차적 문제가 생기지 않길 바라는 마음에서 가능한 한 빨리 그 문제를 해결하고 싶었다.

물론 수술도 위험하다. 청각 체계의 어떤 부분을 건드리건 항상 그렇다. 코미디언이자 토크쇼 진행자인 스티븐 콜베어Stephen Colbert는 어렸을 때 사실상 그의 오른쪽 고막을 완전히 가린 진주종이라는 양성 종양을 제거했다. 수술을 위해 의사는 그의 귓바퀴(눈에 보이는 귀의 바깥 부분)를 부분적으로 떼어 내고 앞으로 접어야 했다. 이 때문에 오른쪽 머리의 윤곽이 바뀌는 바람에 다시 붙여진 그의 오른쪽 귀는 왼쪽과 약간 다르게 보인다(그는 지금 자신의 귓바퀴 윗부분을 귓구멍 속으로 집어넣었다가 일종의 움찔하는 동작으로 그것을 다시 빼낼 수 있다. 그는 데이비드 레터맨이 진행하는 TV 쇼의 '스튜피드 휴먼 트릭Stupid Human Trick[인간들의 어리석은 묘기]'이라는 코너에서 이 묘기를 선보였다). 콜베어의 수술은 의사들이 종양을 제거할 수 있었다는 면에서 성공적이었지만(2005년 콜베어는 나의 〈뉴요커〉 상사인 데이비드 렘니크David Remnick에게 "그들이 멜론 뜨는 기구로 내 종양을 떠냈다."라고 말했다), 종양의 범위가 너무 넓어서 그는 수술 후 오른쪽 귀의 청력을 잃었다. "이제 제 머리는 젖으면 안 돼요." 다른 기회에 그가 말했다. "그러니까 제 말은, 좀 젖을 순 있어도 스쿠버다이빙 같은 그런 건 이제 정말 할 수 없죠."

MRI 촬영비가 너무 비쌌기 때문에 나는 내 머리에 암이 없다는 것을 확인하고 이상하게 실망스러웠다. 화면 위에 있는 이미지를 보면서 그리 크지 않은 구멍으로 생각했던 눈이 거의 테니스공만큼 크다는 걸 발견하고 흥미롭긴 했지만 말이다. 어떤 종류의 청력 손실은 외과적으로 되돌릴 수 있으며, 수술이 성공적으로 진행되면 관련된 이명도(만약 있다면) 보통은 사라진다. 하지만 내 경우는 그렇지 않다. 이명은 가끔 귀지 때문에 생기기도 하는데, 귀지를 제거하면 치료될 수 있다. 찰스 리버맨이 내게 말했다. "거의 확실한 것은 환경이 충분히 조용하면 거의 모든 사람이 환청을 조금씩은 들을 수 있고, 귓구멍이 막히거나 중이에 있는 뼈들의 활동이 방해를 받아 바깥세상이 좀 더 조용해지면 우리는 이러한 환청을 더 잘 알아차리게 된다는 겁니다." 하지만 내게는 귀지나 중이 문제가 없다. 이명의 형태 중에 보통 심장 박동과 동기화되어 리듬감 있게 쿵쿵대고, 고동치고 혹은 쉭 하며 자신을 드러내는 박동성 이명이 있는데, 다른 종류와 달리 이 소리는 이따금 다른 사람에게 들리기도 한다(의사들이 이를 확인하는 한 가지 방법은 청진기를 소리가 울리는 귀에 갖다 대는 것이다). 박동성 이명은 보통 약물이나 수술로 없앨 수 있다. 나는 짧은 기간 동안 가끔 이러한 현상을 경험했지만, 내 증상은 박동성 이명이 아니었다. 의사가 말하길 내가 주로 해야 할 행동은 그를 만나러 오기 몇 개월 전 내가 꽤 잘했던 것, 다시 말해 머릿속에서 들려오는 환청을 최대한 신경 쓰지 않는 것이라고 했다. 또 상태가 더 안 좋아지는 것을 막기 위해 귀 보호 장구를 특히 열심히 써야 한다고도 했다.

이명이 있는 사람들이 이명에 대해 보이는 반응은 매우 주관적이다. 텍사스대학보건과학센터에서 함께 이야기를 나눈 로버트 도비 교수가 말했다. "이명으로 인한 고통을 단순히 이명이 있는 것 이상으로 정의한다면(주의 산만이나 수면 장애 혹은 집중의 어려움이나 감정적 어려움 같은 일상생활에 미치는 영향 면에서 정의한다면) 이명을 앓는 사람 대부분이 이명 환자가 아닙니다." 의사와의 상담에 충분히 신경 쓰는 사람들은 보통 이명 자체보다는 이명이 원인이 될 수 있다고 생각하는 것을 더 걱정한다. 도비가 계속했다. "대개 그런 사람들은 아시다시피 자신이 청력을 잃게 될지, 혹은 뇌졸중을 일으킬지, 혹은 뇌종양이 생길지를 걱정합니다. 그러다 제대로 된 시험과 정밀검사를 한 후에야 그들 대부분에게 그들이 걱정한 사항에 관해서는 의학적으로 특별히 의미 있는 것이 전혀 없다고 말할 수 있게 되죠. 어떤 사람들에게는 필요한 것이 바로 그 말뿐이거든요." 그 이상이 필요한 사람들은 보통 간단한 상담과 치료 방법에 대한 설명을 통해 도움을 받는데, 여기에는 인지 치료, 행동 치료, 대화 치료법 등이 포함된다. 이는 공포증을 겪는 사람들을 위한 조치와 비슷하다. 또 다른 연구원은 내게 이명이 너무 크고 극심해서 "그를 미치게 만드는" 한 남자에 관해 말해 주었다. 처음에 그는 1에서 10까지의 단계 중 자신이 느끼는 고통을 10으로 매겼다. 심리 요법을 받은 후 그의 고통 지수는 6단계까지 줄었다. 사실 그의 머릿속 소음은 바뀐 것이 아무것도 없었다. 바뀐 점이라고는 이명을 받아들이는 그의 능력뿐이었다. 하버드 의대의 한 저명한 이비인후과 교수는 이명 환자들에게 한 치수 작은 신발을 사서, 울리는 소리 대신 발에 신경을 써 보라고 제안하기도 했다.

이명으로 극심한 고통을 겪는 사람들은 이명이 사라지기를 바라며 소리가 울리는 귀의 '절제술'을 받고 그쪽 귀를 아예 먹게 만들기도 한다. 드물게 시도되긴 하지만, 거의 효과가 없다. 사실 청각과 관련된 신경을 절단하거나 손상하는 행위는 그 자체로 이명을 일으키거나 기존의 이명을 악화시킬 수 있다. 내 친구 데이비드 호워스가 처음에 내게 왼쪽 귀로는 아무것도 들을 수 없다고 말했을 때, 나는 그럼 정상인 귀를 틀어막으면 최소한 완전한 고요는 경험할 수 있지 않겠냐고 대답했다. 하지만 아니었다. 들을 수 없는 그의 왼쪽 귀는 끊임없이 울리고, 그때 이후로도 여전히 제대로 기능하지 않는다.

내 작가 친구 한 명은 나보다 오랫동안 이명을 앓아 왔고 수년 동안 그것을 꽤 잘 무시해 왔다. 하지만 어느 날 그 울림이 부쩍 그의 신경을 거스르기 시작했다. "쉭쉭 하는 소리까지는 참았는데, 삐

하는 소리가 나기 시작했을 때는 소리를 내는 기계가 뭔지 찾으려고 온 집안을 뛰어다녔다니까." 그가 이메일로 말했다. 친구는 당황해서 동네 병원에 진료 예약을 했고, 의사는 그를 뉴욕의 이명 전문의에게 의뢰했다. "이 의사 진료실이 어퍼이스트사이드에 있었는데, 벽에 〈뉴욕〉 지의 '베스트 닥터' 표지가 걸려 있더군." 그가 계속했다. "괜찮은 사람이었어. 조용하고. 의사는 내가 상태를 설명하고 이명에 관해 듣거나 읽은 모든 내용을 설명하는 동안 내 얘기를 참을성 있게 들어 주었지. 이야기를 끝냈을 때 그가 웃으면서 말하더군. '사실을 말씀드리죠. 저는 원인을 모릅니다. 다른 사람들도 모르죠. 아는 사람이 아무도 없어요. 이명 때문에 지금 하고 계신 게 있나요?' 내가 잠이 안 올 때 아티반Ativan(신경안정제-옮긴이)을 먹는다고 했더니 그가 말했지. '그거 괜찮네요. 앞으로도 계속 그렇게 하시면 됩니다.'"

지금은 70대인 은퇴한 전기 기술자 존 워조넥John Wawrzonek은 30대 때 풍경 사진작가로 또 하나의 성공적 경력을 쌓기 시작했는데, 그에게는 정말로 심상치 않은 종류의 이명이 있었다. "계속해서 한쪽 귀로만 제트엔진 소리가 들리곤 했죠." 그가 내게 말했다. "또 사람들이 말하는 것 같은 소리도 들렸습니다. 그 소리는 잠깐 났다가 사라지고, 높게 났다 낮게 났다 했는데, 저는 분명히 그들이 하는 말을 거의 이해할 수 있었어요. 항상 여러 사람, 특히 남자들 여럿이 말을 했고, 가끔은 분명히 특정 단어가 들리기도 했습니다. 끔찍했죠." (한 청능사가 내게 말했다. "이명의 가장 흔한 형태는 울림이나 윙윙대는 소리이지만, 제 환자 중에는 귓가에서 애국가가 재생된다고 말한 사람도 있었습니다. 우리는 그와 같은 현상을 소리 환각이라고 부르지만, 사실은 그것도 이명에 속합니다.") 또한 워조넥은 거의 가능성이 없는데도 무슨 이유에선지 최근 몇 년 동안 사실상 이명 현상이 사라졌다는 점에서 특별하다. "저는 꽤 오랫동안 이명에 관해서는 생각도 해 보지 않았습니다." 그가 내게 말했다. "몇 주 전에 잠깐 튀어나왔던 모터보트 소리가 나네요. 어떻게 되는지 보려고 지금 오른쪽 귀로 그 소리를 듣고 있습니다. 없어졌네요. 정말 고맙게도요."

이처럼 적어도 오랜 세월이 흐른 후 이명이 저절로 사라지거나 대수롭지 않은 수준으로 희미해질 수 있다는 아주 약간의 희망도 있긴 하다. 하지만 내가 알기로 그런 경험을 한 사람은 워조넥이 유일하다.

지난 몇 년 동안, 나는 나보다 몇 살 더 많은 뉴욕시의 투자 은행가이자 컨설턴트인 제임스 골드James Gold와 이메일을 여러 번 주고받았다. 우리는 모두 골프와 청력 문제에 관심이 많다. 비록 그는 내가 다니는 곳보다 더 훌륭한 골프 코스에서 공을 칠 것이고, 또 그의 청력 문제가 나보다 심각하긴 하지만 말이다. 얼마 전 우리는 코네티컷에 있는 우리 집과 그가 주말을 보내는 웨스트체스터에 있는 집 중간쯤에서 점심을 먹으려고 처음 만났다.

꼭 청력 문제를 논하려는 것은 아니었지만, 우리는 일부러 식당에서 만났다. 식당은 그러한 문제를 경험하기에 가장 일반적인 장소였다. 내가 도착했을 때 그는 이미 자리에 앉아 있었다. "우리 자리는 이렇게 벽에 붙은 자리죠." 그가 설명했다. "저는 벽을 찾거나 테이블을 고르려고 어느 식당이든 10분 일찍 도착하거든요." 시끄러운 음악과 손님들, 우는 아이, 형편없는 음향 시설 등 실내는 웃음이 나올 정도로 거의 귀를 위협하는 적들뿐이었다. "이곳에 있는 것은 저에게 메디슨 스퀘어 가든에 있는 거나 다름없죠." 그가 말했다. 나 역시 소음 때문에 애를 먹었고, 내 디지털 음성 녹음기도 마찬가지였는데, 나는 이 사실을 나중에 우리 대화를 다시 들으면서 알게 되었다. 어쨌든 식당의 불협화음 덕분에 골드는 나 자신도 전혀 알지 못했던 나에 관한 무언가를 발견할 수 있었다. 그것은 내가 왁자지껄한 소리 때문에 그가 하는 이야기를 잘 알아듣지 못할 때, 오른쪽 귀(이제부터 '좋은 귀'라고 불러야 할 것 같다)를 내민다는 것이었다.

골드는 태어날 때부터 청력 문제가 심각했다. 그는 다섯 살 때 처음으로 다양한 주파수에서 뽑아낸 음들을 감지하는 능력을 시험하는 표준 청력 검사를 받았다. 검사 결과 그의 왼쪽 귀는 95%의 장애를 보였다. 그가 말하길, 자신은 다른 불편한 점을 전혀 몰랐기 때문에 장애로 인해 심각한 어려움을 겪은 적이 한 번도 없다고 했다. "다행히도 저는 왼손잡이라 테이블 끝에 자리 잡기가 쉬웠습니다. 다른 사람들은 모두 제 오른쪽에 앉았죠."

하지만 그 후 그의 청력 문제는 더욱 심각해졌다. 1991년 어느 날, 정상이었던 그의 오른쪽 귀가 울리기 시작했다. "한동안은 괜찮았다가 희미해졌다가 다시 울리곤 했어요." 그가 말했다. "그래서 뉴욕 병원에 귀 전문의를 만나러 갔죠." 청력 검사를 해 봤지만 새롭게 발견된 것은 없었다. 그의 오른쪽 귀는 정상 주파수 범위 내에서 잘 기능하고 있었다. "의사가 그러더군요. '아마 코감기인 것 같습니다.'" 골드가 그때를 떠올리며 이야기했다. "코 스프레이를 사서 콧속을 깨끗하게 비워 보시죠."

다음 날 아침 골드는 그가 나에게 완전한 "전정 장애"라 표현한 상태가 되었다. 귀가 크게 요동치기 시작했고, 서 있는 것조차 힘들었으며, 앞까지 잘 보이지 않는 것 같았다. 그래서 다른 의사에게 연락했더니 의사는 그에게 즉시 진료실로 나오라고 했다. "거기 도착했을 때쯤엔 걸을 수도 없었습니다." 그가 말했다. "거의 기다시피 문을 지나 대기실에서 구토했죠. 그들은 제 팔에 바늘을 꽂았고요."

진단 결과는 돌발성 난청이라고도 알려진 돌발성 감각신경성 난청이었다. 이것은 종양, 다발성경화증, 뇌졸중 같은 질환 때문에 생기기도 하지만, 대부분은 '특발성('아무도 알 수 없음'을 뜻하는 의학 용어)' 질환이다. 돌발성 난청은 거의 늘 한쪽 귀에만 나타나는데 일단 한번 시작되면 거의 항상 2~3일 안에 완전히 진행된다. 표준 치료제로는 항염증제인 코르티코스테로이드가 있다. 골드의 새 의사는 고용량의 먹는 프레드니손을 처방했다(요즘에는 이 약을 보통 중이에 직접 주입한다).

"집에 도착하고 나서는 완전히 곯아떨어졌어요." 골드가 계속했다. "3시간쯤 지나 일어났더니 완전히 안 들리게 되었는데, 귓속에서 굉장히 요란한 바닷소리가 났죠. 인생이 바뀌는 경험이었습니다. 한순간에 평범한 사람에서 전혀 다른 사람으로, 듣지 못하는 사람으로 변해 버린 거예요." 그는 또 다른 귀 전문의를 만났고, 의사는 그의 프레드니손 복용량을 두 배로 늘렸다.

"프레드니손은 제게 각성제처럼 작용했습니다." 그가 말했다. "밤에 잠을 30분밖에 못 잤고, 평소보다 많이 먹었고, 기본적으로 제정신이 아니었어요." 하지만 그의 청력은 돌아오기 시작했다. 그는 라디오쉑Radio Shack에서 산 부품(헤드폰과 증폭기, 그가 사람들에게 대고 말해 달라고 부탁한 마이크)으로 되는 대로 임시 보청기를 만들었다. 첫 위기가 닥치고 8개월 후인 7월까지 대략 원래 청력의 3분의 1이 돌아왔는데, 들을 수 있는 소리는 모두 낮은 주파수의 소리였다. 그리고 그의 회복은 거기에서 멈췄다.

골드가 돌발성 난청을 일찍 진단받은 것은 잘된 일일 것이다. 증상이 시작되고 4주 안에 스테로이드 치료를 받은 환자들은 최소한 일부 청력이라도 회복할 확률이 80%는 된다. 스테로이드가 왜 효과가 있는지, 심지어 효과가 있는지조차 완전히 아는 사람은 아무도 없다. 일부 귀 전문의들은 스테로이드를 '성수'라 부르기도 했다. 아무도 스테로이드의 효과를 증명하진 못했지만, 만약 내가 갑자기 듣지 못하게 되면 나는 분명히 주치의에게 스테로이드를 처방해 달라고 요구할 것이다.

돌발성 난청은 양쪽 귀에서 발생하는 일이 거의 없으므로 사람들은 가끔 그것을 바로 알아차리지 못한다. 아마 감기에 걸린 상태이거나 보통은 전화기를 다른 쪽 귀에 대기 때문일 것이다. 그리고 몇 가지 일시적인 상태가 다른 질환과 같은 식으로 나타나 진단이 어렵기도 하다. 귓구멍에 귀지가 꽉 들어찬 사람들이 비슷한 증상을 보이는데, 난청과 누군가가 마치 풍선이라도 되는 양 자신의 중이에 바람을 불어넣은 것 같은 불쾌감이 있다. 30년 전, 비행기가 LA 공항으로 하강할 때 기내압력이 갑작스럽게 바뀌면서 나는 누군가가 내 관자놀이에 긴 못을 박는 기분이 들었다. 사실상 이 때문에 나는 귀가 먹먹해져 밤새도록 그리고 다음 날도 거의 종일 고통스러웠다(이때의 증상은 양쪽에서 일시적으로 청각 장애가 발생했고 내가 그 이유를 확실히 알고 있었기 때문에, 돌발성 난청의 증상과는 다르다).

대개 그렇듯 골드의 돌발성 난청은 극심한 이명을 동반했다. 이명은 같은 날 시작되어 끝까지 사라지지 않았다. "어떤 때는 소리가 너무 커서 한밤중에 깨기도 하죠." 그가 내게 말했다. "그리고 아침이 되면 바다가 내는 소리를 들으며 일어납니다. 너무 견디기 힘든 날들이라 이렇게 생각하면서 기본적으로 저를 속이는 거죠. 보통 그 소리는 2,500에서 3,200Hz 사이의 주파수로 고장 난 형광등에서 나는 소리와 비슷합니다. 게다가 저는 실제로 타는 듯한 고통도 느끼죠. 가끔 그 소리는 쉬쉬하는 소리에서 단순음(매우 날카롭고 새된 소리)으로 바뀔 때도 있지만, 곧 끝이 나긴 합니다. 이런 일이 1년에 세 번 정도 잠깐 일어나요. 그래도 저는 운이 좋은 편이죠. 이명이 단순음으로 나타나는 사람들은 결국 스스로 생을 마감하니까요."

골드는 자주 특정 주파수의 소리가 정상 볼륨의 몇 배 크기로 들렸는데, 이는 청각 과민증이라는 문제이다. 심각한 경우, 커진 소리가 육체적 고통을 동반하면 청각 장애보다 더 치명적일 수 있다.

2019년 초에 나는 청각 과민으로 고통받는 한 사람을 만났다. 동부 대도시의 교외에 있는 그의 집에 도착했을 때 나는 초인종을 눌러도 될지 고민했다. 그러다 초인종 바로 위와 아래 문틀에서 검게 변한 두 개의 말라붙은 직사각형 접착테이프를 발견했다. 나는 언젠가 초인종이 테이프로 덮여 있었지만, 이제 눌러도 될 거라고 짐작했다. 나는 가능한 한 살살 초인종을 눌렀다. 곧 문이 열렸고 60대 부부와 그들의 아들이 나를 반겼다. 아들은 자신을 마크로 불러 달라고 했다. 서른 살이었고, 키가 크고 말쑥했으며, 적갈색 체크셔츠에 파란 야구모자를 쓰고 사격장에서 자동소총을 쏠 때나 쓸 법한 소음방지 귀마개를 하고 있었다.

마크와 나는 거실에 놓인 기다란 커피 테이블 양 끝에 앉았고, 그의 부모는 소파에 앉았다. 그는 귀마개를 벗었지만, 따로 치우진 않았다. “전 캘리포니아에 살며 식당에서 일했죠.” 그가 말했다. “누군가가 접시를 떨어뜨리거나 큰 소리를 내면 순간 귀가 너무 아팠어요. 전 그냥 혼자 이렇게 생각했죠. ‘와, 너무 아프네. 그런데 왜 아무도 신경을 안 쓰는 거지?’” 그러고 나서 갑자기 모든 상황이 훨씬 심각해졌다. 조용한 소리가 그에게 크게 들렸고, 큰 소리는 견딜 수 없을 정도로 크게 들렸다. 한 번 소음에 노출돼 생긴 통증은 며칠을 가기도 했다. 그는 직장을 그만두고 부모님과 함께 이스트코스트로 이사했는데, 비행기가 대륙을 횡단하는 동안 그는 내내 자리에서 몸을 앞으로 구부리고 손으로 귀를 감싸야 했다.

그 일이 5년 전이었다. 정확한 원인은 아직 밝혀지지 않았고, 왜 어떤 사람이 다른 사람보다 더 예민한지도 모르지만, 청각 과민증은 큰 소리에 자주 노출되면 생길 수 있다(라임병[진드기에 물려 생기는 세균성 감염증-옮긴이]도 여러 가지 가능한 원인 중 하나다). 청각 과민증은 마크에게도 있는 이명과 마찬가지로 치료법이 없다. 증상이 시작되기 전 마크의 삶이 소음으로 가득하긴 했지만, 차고 밴드, 초소형 헤드폰, 붐비는 술집, 콘서트 등 동시대를 사는 수백만 사람들의 삶과 특별히 다를 것은 없었다. 그 고통은 "쓰라린 염증"처럼 느껴졌고, 그의 귀와 관자놀이에 심한 압박을, 그리고 뒤통수가 당기는 느낌을 동반했다. 그의 이명은 존 워조넥이 겪은 종류와 비슷하다. "이렇게 대화를 나누다 당신이 떠난 다음, 위층으로 올라가면 제 귀에서는 당신이 했던 말 중 몇 구절이 몇 번이고 반복될 겁니다. 마치 잔향이 계속되는 노래처럼 말이죠." 그가 말했다. "지금은 그렇게 자주 있는 일이 아니지만, 간혹 그렇게 돼요."

지금 마크는 5년 전보다 자신의 증상을 잘 감당하게 되어 이따금 부모님의 차로 간단한 심부름을 하긴 하지만, 그의 삶은 여전히 제한적이다. 그는 캘리포니아를 떠난 이후 직장을 갖지 못했다. 내가 방문하기 전날, 그의 아버지가 플라스틱으로 된 쿠키 포장을 구겨 재활용함에 넣는 바람에 그는 질겁했다고 한다. 한 시간 반 정도 계속되었던 대화가 끝나가자 마크는 다시 귀마개를 꼈다. 마크가 나중에 말해 주었는데 그는 그날 밤에도 여전히 두통에 시달렸다.

내 성격은 보통 사람들이 이명을 성공적으로 다루는 데 유리하다고 말하는 성격이다. 주치의와 구글을 통해 이명을 없앨 방법이 없다는 것을 알고 난 후 나는 생각했다. 좋아, 그럼 아무것도 안 해야지. 그러다 이명에 관해 책을 쓰려고 조사를 시작하고 나니, 나는 그에 관한 생각을 안 하려야 안 할 수가 없게 되어서 저녁을 먹는 동안 가끔 아내에게 그날 새로 알게 된 사실을 이야기해 주었다. 아내는 지난 십 년 동안 내가 단 한 번도 이명에 관해 불평한 적이 없다는 사실에 놀라워했다. 내 극기심의 주요 원천은 아마도 그냥 게으름일 것이다. 하지만 나의 게으름은 치료에 도움이 된다. 치료 가능성이 없는 이명이 있다는 것은 어떻게 보면 실망스러운 일이지만, 다행스러운 일이기도 하다. 만약 몸무게를 30파운드(약 14kg) 줄이면 이명이 치료된다 해도(어디까지나 가정이다), 내가 꼭 더 행복하지는 않을 것이다. 귀를 다치게 했을 뿐 아니라 살도 빼지 못하는 나 자신에게 화가 날 것이기 때문이다. 그러나 내가 이러한 (건전하고, 합리적이며, 감정적으로 치우치지 않은) 사고방식을 골드에게 설명하자 그가 깜짝 놀라면서 말했다. "그건 아니죠."

이명을 대하는 골드의 접근법은 나와 완전히 다르다. 부분적으로는 그의 증상이 나보다 더 심각하기 때문이기도 하지만, 그는 체질적으로 '안 된다.'라는 말을 하지 못하는 사람이다(이러한 성격 덕분에 그는 자신이 하는 일에서 성공할 수 있었다). 그에게는 또한 해 볼 만하다고 느끼는 것을 뭐든 해볼 수 있는 재력이 있다. 그는 자신의 청력 문제를 해결하기 위해 끊임없이 노력했다.

"죽을 가능성이 별로 없는 만성적인 문제를 갖고 있다면, 우리는 자신을 직접 도와야 합니다." 그가 내게 말했다. "이명에 관해 말하자면, 실제로 세계 최고의 의사들도 예전으로 상황을 되돌릴 수 없다는 것을 이해할 수 없었던 시점부터 시작되죠. 그걸 완전히 이해하기까지 2년이 걸렸어요. 제가 어딜 찾아가든 얼마나 많은 시간과 돈을 쓰든, 어느 날 아침 일어나 이 모든 것이 악몽이었다는 것을 깨닫게 될 일은 없었죠."

그러나 그는 포기하지 않았고, 이명이 그의 삶에서 중심이 되는 기간도 길어졌다. 그가 계속했다. "저는 막다른 길을 수도 없이 따라가 보았습니다. 전장에서 청력을 잃은 이스라엘 비행사들과 병사들의 이명을 '치료'할 수 있다는 어떤 노련한 남자와 함께 이스라엘에서 3주 동안 치료를 시도한 적도 있죠. 하지만 그 치료는, 적어도 저에게는 아무것도 아니었어요." 그는 새로 알게 된 대체의학 센터에서 검사를 받기 위해 베이징에도 갔었다. "높이가 12층 혹은 그 이상으로 규모가 아주 큰 곳이었고, 서양 의술로는 다룰 수 없는 병을 치료하기 위해 침술을 사용하는 것으로 세계적으로 유명했지요." 그가 말했다. "그곳에서 몇 시간에 걸쳐 검사와 상담을 진행하고 난 후, 드디어 아주 정통한 중국 의사 몇 명을 만나게 되었는데, 그중 가장 젊은 의사가 90쯤 돼 보이더군요. 그들이 내게 말한 내용 중 상당 부분이 분명히 통역 중에 사라졌겠지만, 핵심은 그들이 사실상 할 수 있는 것은 다 해 보았는데도 수천 년이 지난 지금도 이명에 대해 전혀 알지 못한다는 것이었어요." 그는 치료법을 찾아 애틀랜타, 볼티모어, 런던, 미네아폴리스, LA를 돌아다녔다. 그리고 오리건, 호주, 아르헨티나의 전문가들과 통화했다. "인터넷에서 무언가를 찾을 수 없던 시절에는 미국 이명 협회American Tinnitus Association에서 팩스를 받았습니다." 그가 말했다. "그러다 협회장이 저를 만나러 와서는 제가 이사회에 들어오면 좋겠다고 하더군요. 그리고 어느 순간 그들은 저를 협회장으로 올리겠다고 제안했죠."

1990년대 중반, 골드는 1952년에 사망한 존 시어John Shea Sr.가 거의 100년 전에 세운 시어 이어 클리닉Shea Ear Clinic에서 치료 받기 위해 멤피스를 방문했다. 골드는 그 진료소(당시 시어의 아들인 존 시어 주니어John Shea Jr.가 운영)에서 개발한 이명 치료를 받았는데, 치과의사들이 국소마취제로 쓰는 리도카인이 함유된 이곳의 주사는 청각 체계에서 제대로 기능하지 않는 부분을 사실상 마비시킴으로써 일시적으로 이명을 완화하거나 없앴다. "존 시어는 이명 환자의 귀에 직접 리도카인을 주사하는 것에 관한 글을 썼죠." 골드가 말했다. "해달라고 하진 않았지만, 그의 동료들이 제게 정맥 내 리도카인 사용에 대해 알려주더군요." 약은 식염수와 혼합되어 3일 동안 여러 회에 걸쳐 천천히 똑똑 떨어지듯 투여되었다. "제 경우에는 리도카인이 투여되는 90분 동안 이명이 없어졌어요." 골드가 계속했다. "진정한 고요를 경험한 것은 4년 만에 그때가 처음이었죠. 소리가 사라진 겁니다. 와, 정말이지 믿기지 않았습니다."

리도카인 주입이 모든 이명 환자에게 효과가 있는 것은 아니며, 효과를 본다 해도 이명이 없는 상태는 영원히 계속되지 않는다. 골드가 말했다. "게다가 리도카인이 투여되는 동안에는 걸어 다닐 수도 없습니다." 당시에는 약물이 피부로 스며들게 하는 것이 어려웠으므로 리도카인 패치 같은 것이 없었다(최근의 연구를 보면 꼭 그 때문은 아니라는 것을 알 수 있다). "시어 진료소에서 그런 경험을 하고 난 후, 저는 리도카인 비슷한 것들을 꽤 많이 연달아 시도하게 되었습니다. 그중 어떤 것들은 효과가 좀 있었고, 어떤 것들은 전혀 효과가 없었죠."

이명이 있는 사람들이 흔히 듣는 조언은 커피를 끊으라는 것이다. "카페인을 드십니까?" 골드가 내게 물었고, 나는 그렇다고 대답했다. "끊으세요." 그가 말했다. "많은 사람이 별 차이가 없다고 말할 테죠. 사실 끊는다고 좋아진다는 증거도 없고요. 하지만 중요한 것은 자극이 될 만한 것을 모두 없애는 것입니다." 나는 골드에게 커피와 완전한 이명 치료 중 하나를 선택해야 한다면, 커피를 택하겠다고 말했다. "오, 당신은 제정신이 아니군요." 그가 말했다.

만약 온라인에서 이명에 관한 자료를 읽는 데 거의 모든 시간을 보낸다면, 메일함은 곧 아침으로 먹으면 귀울림을 영원히 없애 주는 놀라운 음식, 청능사와 FDA가 사람들에게 알려지기를 원치 않는 것이 주요 판매 포인트인 동종요법의 혼합물, "의사들이 말을 잃게 만드는" 치료제, 뇌 전문의들이 "이것은 '의학적으로 불가능'하다."라고 소리치게 만드는 치료법에 관한 스팸 메일이나 일주일 안에 이명을 치료하는 "의학박사 이명"에게서 온 스팸 메일로 가득 차게 된다. 처음에 "역 이명"이라는 제목의 메일을 받았을 때, 나는 그것이 귀가 다른 사람들에게만 들리는 짜증나는 소리를 내는 상태라고 생각했다(아니, 바랐다). 하지만 그런 뜻은 아니었다.

이명에 대해 읽고 생각하는 동안 나는 내게 원래 있던 이명을 지나칠 정도로 예민하게 의식하게 되었다. 가끔 한쪽 귀에서만 음량과 음높이가 현저히 증가했고, 때로는 내가 전에 기억하던 것보다 더 시끄러워진 것도 같았다. 지금까지는 그러한 변화가 일시적으로 나타났다. 내가 느끼는 것이 진짜일까? 그렇다면 걱정을 해야 하는 건가? 아니면 너무 생각을 많이 해서 그런가? 어느 가을 오후에는 귀에서 들리는 소음이 훨씬 더 커지고 진동하기까지 해서 완전히 겁에 질리기도 했다. 하지만 잠시 후 나는 이명과 달리 소리가 고개를 돌리면 새롭게 바뀌고 귀를 감싸면 희미해진다는 사실을 알았다. 그러다 다른 방으로 옮겨 갔더니 소리가 완전히 사라졌다. 나는 내가 들었던 소리가 뇌 속 회로의 오작동 때문이 아니라, 집 안이나 창문 밖에 있는 벌레 때문이라는 것을 깨달았다. 휴! 내 기사를 담당하는 〈뉴요커〉 편집자는 내가 이명에 관해 쓴 글을 읽으면서 놀랍게도 갑자기 자신의 귀에서 울리는 소리를 눈치채게 되었다. 결국 그는 그 소리가 옆 사무실에서 나는 것임을 알아차렸는데, 그곳에서는 내가 쓴 글을 이미 읽은 다른 편집자가 이명을 재현한 소리를 온라인으로 듣고 있었다. 나와 이야기를 나눈 한 청능사는 최근 동료들과 함께 정말로 이명 환자들에게 다음 예약일까지 이명 일지를 쓰라고 해야 하는지 논의했다고 말했다. 그녀가 말했다. "일지는 그들이 겪는 상황을 이해하는 데 도움이 되기도 하지만, 자신의 문제에 너무 집중하게 만들기도 하죠. 기록이 정말로 이명 관리를 좀 더 쉽게 해 주는지도 확실치 않고요."

이명 치료에는 보통 모든 소리를 키움으로써 문제를 가릴 수 있는 보청기가 포함된다(청력을 잃은 사람들만 해당). 나와 이야기를 나눈 한 연구원은 이명을 어두운 방의 촛불에 비유하면서, 촛불을 덜 눈에 띄게 하는 한 가지 방법은 불을 켜는 것이라고 말했다. 이처럼 이명을 덜 신경 쓰이게 하는 다른 방법은 진짜 소리로 이명을 숨기는 것이다. 이명이 있는 많은 사람이 선풍기와 에어컨 혹은 백색 소음을 내는 기계를 틀어 놓고 잔다. 아니면 아예 소리를 숨기도록 따로 고안된 장치나 앱을 사용하는 사람들도 있다. 나의 이명은 높게 울어 대는 벌레 소리와 비슷해서 계절에 따라 상황이 달라진다. 나는 귀뚜라미와 매미가 최대한 큰 소리를 내는 늦여름과 초가을에 이명을 전혀 인지하지 못한다. 이와 비슷하게, 가끔 나는 내 귀에서 울리는 소리가 내 귀에서 울리는 소리를 가리려고 일부러 틀어 놓은 소리인 척한다. 다시 말해, 지금 들리는 소리가 이명으로 인한 소리라면, 지금 나는 소리만큼이나 나를 짜증나게 하는 마스킹 소리를 트는 대신, 그냥 내 이명이 이명을 숨기기 위해 틀어 놓은 소리인 척하는 것이다. 수양이라도 하는 듯한 이런 조치가 항상 효과가 있는 것은 아니지만, 일단 효과를 발휘하면 침대에서 일어나 선풍기를 켜는 수고를 덜어 준다. 또 언젠가 나는 처가댁에서 몇 블록 떨어진 곳에서 개를 산책시키다가 근처 고속도로에서 들리는 시끄러운 도로 소음 때문에 이명이 완전히 없어지는 거리를 발견하기도 했다. 그래서 나는 만약 절박한 상황이 되면 그곳으로 이사하자고 말할 수 있게 되었다.

언젠가 나의 누나가 내게 한 온라인 시연 링크를 보내 준 적이 있는데, 거기에는 양 손바닥을 귀 위에 올린 채 두개골 바로 아래, 목 뒤쪽을 집게손가락으로 쿡쿡 반복해서 누르는 기술에 관한 내용이 담겨 있었다(유튜브에서 'Reddit Tinnitus Cure'를 찾아보라). 이 기술은 내게 아무 효과가 없었지만, 어떤 사람들에게는 몇 분간의 고요를 선사하기도 했다. 나는 시끄러운 환경이라도 이명에 집중하면 온종일 귀에서 울리는 소리를 들을 수 있지만, 내가 아는 한 꿈에서까지 이명을 들은 적은 없다는 사실을 깨달았다. 잠재의식 속에서 비행기를 놓쳐 이리저리 뛰어다니고, 나쁜 사람들에게 쫓기고, 지갑이나 아이를 잃어버리고, 혹은 신청했지만 출석하는 것을 잊은 대학 강의의 이름을 기억하려고 할 때, 나의 귀는 울리지 않는다. 나는 이 현상에 관해 이명을 앓는 다른 사람들에게 물어 봤지만, 제임스 골드를 포함해 지금까지 꿈속에서 귀가 울렸는지 안 울렸는지 기억하는 사람은 아무도 없었다. 이것은 우리의 뇌가 자신을 완전히 조용히 시키는 법을 알고 있다는 뜻일까? 만약 그렇다면 우리는 깨어 있을 때 그 비법을 좀 공유해 달라고 뇌를 설득할 수도 있을 것이다.

골드는, 리도카인이 치료제로 증명되진 않았지만, 그것의 일시적인 효과 덕분에 이명의 실체를 어느 정도 이해할 수 있게 되었다고 했다. "끔찍한 고통이죠." 그가 말했다. "전 제가 이명으로 고통을 겪는 사람들과 말하기 시작했다는 것을 깨달았고, 그들은 제게 큰 관심을 보였습니다. 그중에는 뉴욕의 메모리얼 슬로언 케터링 Memorial Sloan Kettering 센터에 있는 사람도 있었는데, 그는 기꺼이 고용량의 리도카인을 일주일에 한두 번은 제게 주려고 했어요. 유일한 문제는 효과가 계속되지 않는다는 것이었죠."

현재 이명에 관해 사람들이 생각하는 것을 보면 통증 연관성에 대한 골드의 의견이 옳다는 것을 알 수 있다. 이명이 환지통과 비슷하다는 이론이 보편화하고 있다. 환지통은 팔이나 다리 절단 수술을 받은 사람이 더는 존재하지 않는 신체를 인식하면서 생기는 극심한 통증이다. 나와 이야기를 나누었던 텍사스대학 로버트 도비 교수가 말했다. "아시다시피 다리를 잃은 사람은 발가락이 없어도 발가락이 가렵다고 느끼죠. 이명도 마찬가지라고 생각합니다. 청력을 일부 잃으면 뇌가 특정 주파수 영역의 소리를 더는 입력받지 못하게 돼서 침묵을 상상의 소리로 대체하는 것이죠."

환지통에는 고통뿐 아니라 사지가 정상인 사람들이 경험하는 열기, 차가움, 습기, 가려움, 쓰라림, 움직임 등 모든 감각이 포함된다. 10여 년 전 샌디에이고 캘리포니아대학 교수이자 신경과학자인 빌라야누르 라마찬드란Vilayanur S. Ramachandran은 이와 관련해 기막히게 창의적인 치료법을 고안한 바 있다. 나의 〈뉴요커〉 동료인 존 콜라핀토John Colapinto가 2009년에 라마찬드란에 관해 쓴 기사에서 라마찬드란이 왼쪽 팔의 대부분을 잃고도 팔이 아직 그대로 있을 뿐 아니라 고통스러울 정도로 경련이 온다고 느끼는 한 환자와 어떻게 상호작용했는지를 설명했다.

라마찬드란은 가로와 세로 각 20인치 크기의 거울을 남자의 몸 중심과 직각이 되게 세운 후 그에게 그의 온전한 오른팔을 거울의 한쪽에, 잘린 팔을 다른 한쪽에 놓으라고 말했다. 그리고 거울에 그의 온전한 팔이 잘린 팔의 연장된 모습처럼 보이도록 거울을 조정하라고 했다. 그다음 라마찬드란은 남자에게 온전한 팔이 비치는 거울을 보면서 지휘자처럼 오른쪽과 왼쪽 팔을 동시에, 거울 속의 모습에 맞춰 움직여 보라고 했다. "오, 세상에!" 남자가 소리치기 시작했다. "세상에, 선생님, 정말 믿기지 않아요." 10년 만에 처음으로 그 환자는 자신의 상상 속 팔의 '움직임'을 느낄 수 있었고, 경련은 즉시 완화되었다.

환자는 하루에 십 분씩 한 달간 그 운동을 반복했다. 그러는 동안 그를 괴롭혔던 환지통은 점차 줄었다. 환자는 굉장한 증상 완화를 보였고, 라마찬드란은 이러한 변화를 가상 "절단"이라 표현했다.

나의 또 다른 〈뉴요커〉 동료이자 의사인 아툴 가완디Atul Gawande는 환지통을, 과거에 끊임없이 소통했지만 더는 감지되지 않는 신체 일부에 지금 무슨 일이 벌어지고 있는가에 관해 뇌가 하는 "최선의 추측"이라 설명했다. 가완디의 해석에 따르면, 라마찬드란의 거울은 절단 환자의 뇌에 사라진 팔의 상태를 다르게 보이게 함으로써 뇌가 인지된 감각을 수정하도록 만들었다. "뇌는 새로운 정보를 현재 상황에 대한 자신의 감각 지도에 반영해야 한다." 가완디가 썼다. "따라서 뇌가 다시 추측하면 고통은 사라진다." 사실상 라마찬드란의 거울은 환자의 뇌를 속여서 다른 방식으로 뇌가 뇌 자신을 속이도록 한 것이다.

만약 이명 환자의 뇌 속에 있는 청각 중추도 자신들이 더 이상

받지 못하는 신경 신호의 상태에 대해 최선의 추측을 하고 있는 것이라면, 이 청각 중추도 속아서 다른 무언가(이를테면 고요함?)를 듣는다고 생각할 수 있지 않을까? 독일의 의료 회사인 데신크라Desyncra는 잘못 기능하는 뇌세포의 기능을 변경함으로써 "뇌 회로를 다시 연결해 뇌가 병적인 행동을 하지 않도록 하고, 그 효과를 계속되게 하는 신경조절"이라는 이명 치료법을 제공한다. 이명 주파수를 정확히 찾아내기 위해 이곳의 독점 소프트웨어를 사용하는 청능사를 방문하면, 사용자는 아이팟 터치ipod Touch(아직 존재한다!)에 유선으로 연결된 보청기처럼 생긴 이어폰을 하루에 몇 시간씩 몇 달에 걸쳐 착용하게 된다. 아이팟 터치에서는, 들리기는 하지만 일상생활을 방해하지 않을 만큼의 크기로 이명 주파수 바로 위와 아래 각각 두 개씩 총 네 개의 음이 재생된다. 데신크라에 의하면, 이 프로토콜을 따르는 사람들은 지속적으로 상당한 증상 완화를 경험한다고 한다.

나는 데신크라의 웹사이트를 통해 이 소프트웨어를 사용하면서 내가 사는 곳에서 가장 가까운 청능사가 약 100마일 떨어진 곳에 있다는 사실을 알게 되었다. 하지만 그 의사가 바로 옆에 산다 해도 급히 달려가진 않을 것이다. 비용이 상당한 데다(4,500달러) 소프트웨어든 하드웨어든 그렇게까지 비쌀 필요가 있는지 의심스러워서다. 여러분은 온라인으로 직접 여러분의 이명 주파수를 청능사만큼 정확히 추정할 수 있다. 오직 본인만이 자신의 머릿속에서 울리는 소리를 인식할 수 있기 때문이다. 데신크라가 시판 전 승인을 FDA에 신청했을 때, FDA는 해당 기기가 "의료기기개정법Medical Device

Amendments 제정일인 1976년 5월 28일 이전에 주state 간 상거래에서 합법적으로 판매되었던 의료기기, 혹은 연방 식품, 의약품 및 화장품법Federal Food, Drug and Cosmetic Act의 조항에 따라 재분류된 기기들과 실질적으로 동일하므로 시판이 가능하다."라고 판단했다. 내 생각에 만약 이 기술이 정말로 효과가 있다면, 여러분은 머지않아 훨씬 적은 돈으로 같은 효과를 내는 앱을 내려받아 직접 이명 주파수를 조정할 수 있을 것이다. 모험심이 있다면 지금이라도 그 앱을 공짜로 써 볼 수 있다. 이 앱은 자신을 제너럴 퍼즈General Fuzz라고 부르는 뮤지션이 미 국립보건원 웹사이트에서 이용 가능한 한 과학 논문의 데신크라 기술에 대한 설명을 바탕으로 만든 웹 앱이다. 나는 좀 더 기다리겠다.

몇 해 전 타려고 했던 비행기가 이륙 직전에 취소된 일이 있었는데, 게이트의 항공사 직원들이 이유를 설명해 주지 않았다. 발이 묶인 수십 명의 승객이 고객센터 앞으로 몰려들어 항의했다. 나는 가장 초조해 보이는 A형(심리학에서 A형 행동 양식을 보이는 사람, 성격이 급하고 경쟁의식이 강하다-옮긴이) 사업가를 골라 가능한 한 그의 가까이에 서 있었다. 만약 비슷한 비행편을 바로 다시 예약할 수 있다면 그가 가장 먼저 알아낼 것으로 생각했다. 사실상 그때 나는 화내는 게 전문인 듯한 누군가에게 나의 화를 떠넘기고 있었던 것이다. 그러다 항공사 직원이 그에게 지금 이용할 수 있는 비행기가 없다고 말했을 때(한 번 이상), 나는 그가 혈압이 솟구치도록 소리치게 놔두고 그 항공사의 비어 있는 800번 게이트에서 조용한 자리를 찾아차분히 기다렸다.

나는 지금 골드를 공항에서 만났던 A형 남자처럼 생각한다. 이런 부류의 사람을 알면 꽤 도움이 된다. 나에게는 엑셀로 각 전구의 수명을 기록하는 괴짜 친구가 있다. 나는 마이크로프로세서가 들어있는 거의 모든 물건을 사기 전에 그 친구라면 이미 필요한 조사와 비교를 마쳤을 거라 생각하고 그에게 먼저 말한다. 골드는 청각 분야에 있는 사람들을 굉장히 많이 알기 때문에 진짜 이명 치료법이 나온다면 과거에 그가 상대했던 누군가가 바로 그 사실을 알려줄 것이다. 그리고 골드와 웬만큼 같이 시간을 보낸 지금, 나도 그에게 똑같이 해 줄 생각이다. 물론 그가 내게 치료법을 말해 준다면 나도 즉시 여러분에게 그 소식을 전할 것이다.

전도성 난청

06

Conductive Hearing Loss

뉴욕에 사는 내 친구 린 스노든 피켓Lynn Snowden Picket은 자신이 병에 걸린 것 같다며 의사를 찾아갔다. 의사는 진찰하는 과정에서 그녀의 귀를 살펴본 후 귀에 귀지가 좀 있으니 파내겠다고 말했다. 스노든 피켓이 내게 말했다. "그래서 그가 내 귀에 귀이개를 집어넣었는데, 이런, 세상에, 너무 아프더라고! 게다가 시끄럽고!"

귀지earwax는 왁스wax가 아니다. 귀지는 외이도를 따라 흐르는 분비물과 죽은 피부세포, 그 밖의 자질구레한 것들로 구성된 끈적이는 물질이다. 귀지는 벌레와 먼지, 안으로 들어오는 작은 물질들을 가두었다가 조금씩 뱉어내며, 가벼운 항균 물질로도 작용해 고막을 보호한다. 일반적인 상황에서 귀지는 우리가 씹고 삼키고 다른 자연적 행동을 하는 동안 공기 중으로 이동해 떨어져 나가므로 특별히 관리가 필요하지 않다. 그러나 보청기를 낀 사람들은 귀지가 귓구멍 밖으로 나오는 것을 보청기가 막을 수 있으므로 귀지에 신경을 써야 한다. 게다가 귀지는 보청기의 스피커를 막을 수도 있다. 내 친구 중 한 명은 그녀의 청능사에게 새로 산 비싼 보청기가 고장 났다고 화를 내며 불평했다. 청능사가 보청기의 귀지 필터를 교환하고 친구의 귀를 청소해 보청기가 온전히 기능하도록 고치자, 친구는 놀라기도 했고 당황하기도 했다. 가끔은 장시간 이어폰을 끼는 사람도 비슷한 일을 겪는다.

거의 모든 사람에게 귀지 문제는 흔히 귀지 문제를 해결하거나 예방하기 위해 신중하지 못한 시도를 할 때 생긴다. 문제의 주범은 큐팁스Q-tips 면봉이다. 우리 대부분이 사용하는 방식대로 이 면봉을 사용한다면, 면봉은 그 옛날 포수들이 대포에 화약과 포탄을 밀어 넣기 위해 사용했던 긴 막대처럼 기능한다. 만약 귓구멍을 틀어막는 물질의 크기가 크면 전도성 난청이 생길 수 있는데, 이는 소리 진동이 내이까지 완전히 전달되지 않기 때문에 붙여진 이름이다. 대부분 사람에게 귀지 축적으로 인한 전도성 난청을 피할 수 있는 가장 좋은 방법은 아무것도 안 하는 것이다.

그래도 이런저런 것으로 귀를 파지 않고 버티기는 어려운 일이다. 특히 (우리 친척 중 한 명이 경험한 것처럼) 일자로 펴진 클립을 귀속으로 집어넣어 연필 지우개만 한 귀지를 꺼내 봤다면 더욱 그렇다. 눈앞에 보이는 귀지는 귀가 살아 있다는 증거가 아닌 형편없는 위생 상태를 보여 주는 것만 같다. 그리고 영장류는 손질 본능이 강하다. 〈내셔널지오그래픽〉의 사진을 보면 침팬지들은 모두 다른 침팬지의 머리털에서 꼼꼼히 이물질을 고르고 있다. 손질 받는 침팬지는 분명히 그 행위를 즐길 것이고, 손질해 주는 침팬지 역시 즐거움을 느낀다. 스노든 피켓이 말을 이었다. "의사에게 그만하라고 말했지만, 의사는 귀지가 딱지처럼 앉았다고 그리고 거의 다 꺼냈다고 그랬지(내가 버틸 수 있을까?)." 나는 우리 개의 털에 묻은 작은 씨앗들을 한 번 떼기 시작하면 멈추기 어렵다는 것을 알고 있고, 너무 세게 떼면 개가 내 무릎에서 달아난다는 사실도 알기 때문에 그럴 때는 침팬지처럼 생각해야 한다고 마음을 가다듬었다. 의사가 다시 친구의 귀를 파기 시작했다. "이젠 눈물까지 막 쏟아져 나오더라고." 스노든 피켓이 말했다. "귀가 아파서 젠장, 죽을 것 같았어. 기운이 쫙 빠졌지. 대체 왜들 그러는 거야?" (의사도 영장류이기 때문이지.)

귀지가 아닌 다른 것이 귀를 막는 일도 있다. 내 아들은 실리콘으로 된 귀마개 중 일부가 외이도 밑바닥에 박혔는데, 이를 꺼내는 일은 비전문가가 할 수 있는 일이 아니어서 늦은 밤 워싱턴 DC의 응급실에 간 적도 있다. 또 캘리포니아에 있는 내 의사 친구는 통상적인 귀 검사 중에 까맣게 잊고 있던 파란색의 낡은 플라스틱 이어폰 조각 하나를 찾아내 제거했다. 또 다른 친구는 반구형으로 된 보청기 이어피스를 두 번 잃어버렸는데, 의사가 귓구멍에서 이어피스 두 개를 모두 꺼낸 후에야 그것들이 어디로 갔는지 알게 되었다. 2018년, 다 자란 바퀴벌레 한 마리가 자고 있던 여성의 귀 속으로 들어간 일이 있었다. 바퀴벌레를 꺼내는 데는 총 9일이 걸렸다. 여기에는 이 여성과 남편, 응급실 의사, 주치의, 이비인후과 전문의의 노력이 모두 필요했다. 비슷한 사례들은 또 있다. "바퀴벌레들은 모든 곳에서 먹이를 찾죠." 한 곤충학자가 기자에게 말했다. "귀지는 바퀴벌레에게 매력적인 먹이가 될 수 있습니다." 인간의 개입이 필요한 비교적 흔치 않은 경우, 그리고 침입자가 바퀴벌레가 아닌 경우라면 가장 간단한 방법은 따뜻한 물이나 식염수로 귀를 씻은 다음, 우리가 눌어붙은 그릇에 하듯 귀를 물에 담그는 것이다. 진짜 왁스와 달리 귀지는 물에 녹는다.

그리고 특정 부류의 친구들이 꼭 추천하는 최악의 방법 중 왁스를 바른 천이나 종이 관을 귓구멍에 찔러 넣고 불을 붙이는 '캔들링candling'이라는 방법이 있다. 캔들링은 효과도 없을뿐더러(관의 바닥에 쌓인 침전물은 주로 촛불 자체에서 나온 것으로 드러났다), 머리나 피부를 태울 수도 있다. CVS(미국의 의약, 화장품, 잡화의 소매점 운영회사-편집자)는 셀 수 없이 많은 귀지 제거 제품을 판매하고 있고, 아마존에도 마시는 약과 용품, 그리고 심장 절개 수술까지는 아니더라도 치과 진료에 사용할 수 있을 법한 도구들이 잔뜩 올라와 있다. 그중에는 "영유아에게 안전한 럭키스톤LuckyStone 귀이개·귀 청소기·귀이개 스푼·LED 등이 달린 귀지 제거 기구"라는 제목으로 올라온 칫솔 크기만 한 어린이용 귀지 제거 도구도 있다. 럭키스톤은 중국 닝보에 본사를 둔 회사로 일회용 겨드랑이 땀 방지 패드, 동작 인식이 가능한 화장실 야간 조명, 그리고 가학피학성 성인용품 혹은 "여자들의 밤 외출"을 위한 털 수갑 등 수십 종에 이르는 다양한 상품을 판매한다. 필요하다면 참고하기를.

자네트 반스Jeannette Barnes는 콜로라도스프링스에 산다. 그녀는 수상 경력이 있는 시인으로, 40여 년 동안 사서로도 일했는데 주로 학술, 기술, 군사 분야 수서를 담당했다. 1950년대 말에서 1960년대 초, 어린 반스는 자주 베갯잇에 귀가 붙은 채 잠을 깼다. 그녀가 말했다. "반복된 감염으로 생긴 진물이 너무 심해서 나중에는 아프지도 않았고, 구멍이 막혀 안쪽만 빼고 진물이 거의 말라 버렸죠." 학교에 갈 나이가 되었을 때도 반스는 4주 중 2주를 아파서 집에 있어야 했다.

반스의 아버지는 33년 동안 해군에서 근무했는데, 제2차 세계대전 때 태평양에서 잠수함을 타는 것으로 시작해 닉슨 임기 중에 국방부에서 군 생활을 마쳤다. "만약 해군이 하급 장교들에게 보급품 중 하나로 어린이를 보급했다면, 그들은 입문자용 보급품을 나눠 주었을 겁니다." 그녀가 내게 말했다. "1960년대 초반의 군의관들은 어린이에 대해 알 수 있는 훈련을 따로 받지 못했죠." 반스의 편도선과 아데노이드가 제거되었고, 양쪽 고막에 배액관이 삽입되었지만, 어떻게 된 일인지 아무도 그녀가 청력을 잃고 있다는 사실을 눈치채지 못했다. 그녀는 키우던 개(스프링어 스패니얼과 닥스훈트가 교배해 낳은 개) 옆에 누워 개의 귀에 직접 대고 이야기를 들려 주거나 시를 읊어 주곤 했다. 그것은 반스의 경험상 가장 믿을 만한 의사소통 방법이었다. 반스는 나무 장식장에 머리를 기댄 채 부모님의 라디오로 바흐, 세고비아, 글렌 밀러를 들었다. "전 들리지 않는 것이 이상하다고 생각해 본 적이 한 번도 없었어요." 그녀가 말했다. "그냥 일상이 그랬거든요. 장애는 꽤 천천히 진행되다가 결국 완전히 굳어진 것이 분명해요. 저는 그때 이미 입 모양을 읽을 수 있었고, 너무 자주 아파서 다른 아이들과 오랜 시간 있을 수 없었지만, 뭔가 다르다고 느끼는 건 정말 아무것도 없었죠."

청력 문제가 없는 사람들에게는 자신도 모르는 사이 귀를 먹을 수 있다는 개념이 무척 놀라울 수 있지만, 반스의 사례가 극도로 드문 경우는 아니다. 제랄드 시어Gerald Shea는 여섯 살 때 성홍열을 앓고 난 후 귓속 털세포가 손상되었다. 그는 청력 대부분을 잃었고, 특히 고주파수 소리를 듣지 못했지만, 어찌 됐든 앤도버Andover 중등학교와 예일대학교, 컬럼비아 로스쿨을 우수한 성적으로 마쳤다. 그 후 뉴욕의 대표적 아이비리그 로펌인 데비보이스 & 플림턴Debevoise & Plimpton의 파트너가 되어 영어와 불어로 수준 높은 비즈니스 협상을 진행하기도 했다. 시어는 33살에 업무와 관련된 통상적 청력 검사를 받을 때까지 자신의 귀에 이상이 있을 거라고 단 한 번도 생각해 본 적이 없었다. 하지만 결과는 그에게 심각한 청각 장애가 있음을 보여 주었다. 그는 설명을 듣고도 도저히 그 결과를 믿을 수 없었다. 그는 2013년에 출간된 그의 훌륭한 회고록 《가사 없는 노래*Song Without Words*》에 이렇게 썼다. "오랫동안 당연히 여겨 왔던 삶의 양식을 뒤엎는 것은 누구에게라도 쉬운 일이 아니다." 그는 늘 자신이 다른 사람들이 듣는 방식대로 소리를 듣고 있다고 생각했다. 다만 왠지 알 수 없는 이유로 그들만큼은 잘 듣지 못해서 결과적으로 더 열심히 들어야 하긴 했다. 그는 의식적으로 노력하지 않고도 말하는 사람의 입이나 표정을 읽는 법과 들리지 않는 자음자를 학습을 통해 빠르게 유추하는 법을 배웠다. 이를테면, verb science (동사 과학), firm science (회사 과학), firm's clients (회사의 의뢰인) 순으로 말이다. 그는 입술을 읽고 맥락을 통해 내용을 추측하는 데 매우 뛰어났다. 하지만 그러한 노력은 사람을 힘들게 한다. 실제로 잘 들리지 않게 된 신호에서 의미를 추론하는 데 필요한 정신적 노력은 노화에 의한 청력 손실이 환자의 인지 능력과 사회적 관계 그리고 전반적인 행복에 파괴적인 영향을 미칠 수 있는 이유 중 하나이다.

반스가 여덟 살일 때 그녀의 아버지는 샌디에이고에 있는 해군기지로 옮겼다. 그리고 3학년이 되기 전 반스는 새 학교에서 의무 청력 검사를 받았다. 간호사는 반스에게 "귀를 간지럽히는 무거운 헤드폰" 하나를 건네주며 유리 부스 안에 앉아 반대편을 바라보라고 한 다음, 소리가 들릴 때마다 버튼을 누르라고 말했다. "저는 시키는 대로 버튼에 엄지를 대고 준비한 채 오랫동안 앉아 있었죠." 그녀가 내게 말했다. 결국 간호사가 부스 안으로 들어왔다. "간호사가 저를 빤히 쳐다보며 손짓을 해 보이더군요. 그녀가 음량 조절 스위치를 조정했지만, 아무 소리도 들리지 않았어요. 전 움직이지 않았죠. 손을 들 이유가 없었거든요. 아주 서서히 간호사의 표정이, 그다음에는 새로운 선생님의 표정이 변하더군요." 시어의 경우처럼 반스도 장애를 뛰어넘는 데 굉장히 능숙했고, 그러한 능력이 있는 한 장애는 드러나기가 힘들었다. 그녀가 내게 말했다. "전 이해력이 아주 좋아서 몇 학년이 됐든 보통 훨씬 앞선 단계의 시험을 치렀어요." 반스는 사람들이 말하는 내용을 유추하는 데 능숙해졌다. 하지만 시어처럼 그녀도 주위에서 일어나는 많은 일과 단절되어 있었고, 장애를 좀 덜 극복했다면 겪었을 고통보다 더 오랜 고통을 겪었다. 반스는, 진정한 고통 완화는 의사들이 그녀의 귀에 한 온갖 치료가 아니라, 자신의 아버지가 최종적으로 카리브해 기지로 옮기면서 시작되었다고 말했다. "바다 위를 뛰어다니는 빛과 바람의 리듬이 마침내 제 몸에서 모든 병을 앗아가는 것 같았어요." 고통이 멈췄다. 그녀를 괴롭히던 기관지염이 사라졌고 귀도 트였다. "일단 다시 들을 수 있게 되니, 말 그대로 평범한 삶이 얼마나 시끄러운 건지 새삼 놀라게 되었죠."

꽉 들어찬 귀지와 반복되는 감염이 전도성 난청의 주된 원인이긴 하지만 여기에는 다른 원인도 있다. 1960년대 초, 존 워조넥(5장에서 설명했던, 모터보트 소리 같은 극심한 이명이 있는 사람)이 MIT 물리학과의 학부생이던 시절, 그는 친구와 통화할 때 친구의 말이 잘 들리지 않는다는 사실을 알게 되었다. 그래서 수화기를 왼쪽 귀에서 오른쪽 귀로 옮겼더니 그때부터는 잘 들렸다.

그는 세계에서 가장 오래되고 가장 우수한 청각 장애 치료 및 연구센터 중 하나인 매사추세츠 안이과 병원에 진료 예약을 했다. 이 병원은 1824년 "불우이웃의 고통을 덜어 주는 것"이 목적이었던 자선 클리닉, 보스턴 안과 치료소로 처음 문을 열었다. 1827년에 이과가 추가되었고 1866년에 하버드 의대와의 교류가 시작되었다. 1876년에는 보스턴의 퍼킨스 맹인학교Perkins School for the Blind에 다니던 (후에 헬렌 켈러의 선생님이 된) 앤 설리번Anne Sullivan이 이곳에서 두 번 수술을 받았다. 설리번은 수술 5년 전인 다섯 살 때 세균성 눈병인 트라코마에 걸렸었다. 그 질병은 그녀의 눈꺼풀에 상처를 입히고 기형을 일으켜 속눈썹이 각막을 긁게 했고, 그 결과 각막은 영구적 손상을 입었다. 설리번의 증상은 수술을 통해 일시적으로 일부 완화되었지만, 남은 평생 내내 고통 받으며 살았다.

워조넥이 내게 말했다. "매사추세츠 안이과 병원에서 검사를 좀 받았는데, 병원에서 그러더군요. '귀경화증입니다.'" 귀경화증은 중이에 생기는 질병이다. 워조넥에게 생긴 종류는 등자뼈(등자 모양으로 된 세 개의 청소골 중 하나)가 때로는 뼈 때문에, 때로는 연조직 때문에 점차 못 움직이게 되어 고막에서 달팽이관까지 전달되는 진동이 점점 줄어드는 병이다. 귀경화증은 보통 유전된다. "어머니께서 귀경화증이 있으셨죠. 외할머니도요." 그가 말했다. 우리는 매사추세츠 동부에 있는 그의 집 조찬실에 앉아 있었다. "제게 문제가 있을지도 모른다는 것을 처음 안 건 중학교에 다니던 때였어요. 청력 검사를 받았는데, 저는 다시 불려간 몇 안 되는 아이 중 하나였죠. 그래서 전 그들이 무언가를 발견했다고 짐작했습니다. 하지만 대학에 갈 때까지는 제게 문제가 있다는 걸 전혀 알지 못했어요." 귀경화증은 일반적으로 어릴 때 시작되어 점차 악화하다가, 결국에는 성인 초기에 굳어진다. "매사추세츠 안이과 병원에서는 병이 진행될 대로 진행되기까지 아무것도 하지 않았으면 하더군요." 그는 마침내 1970년에 그 지점에 다다랐고 왼쪽 귀에 수술을 받았다.

그가 받은 수술의 첫 성공 버전은 테네시 주 멤피스에 아버지가 설립한 이과 병원(5장에서 제임스 골드에게 리도카인 이명 치료제를 투여했던 병원)에서 일하던 젊은 의사, 존 시어 주니어가 1956년에 시행한 등골 절제술이었다. 시어의 귀경화증 환자는 더는 보청기의 도움을 받을 수 없게 된 54세의 여성이었다. 시어는 그녀의 병든 등자뼈를 제거하고 그 자리를 아주 작은 테플론 보형물로 대체했다. 수술은 성공적이었다. 1962년 수술실에서 수술하는 시어의 사진이 "대를 잇는 사람들"을 특집으로 한 〈라이프〉지 표지에 실렸다. 〈라이프〉는 "그가 절대 전화를 받지 않고, 정식 의료 교육을 받지 않은 조수는 고용하지 않으며, 수술 중에 세뇌부터 침례교 목사들의 경제적 불안에 이르기까지 온갖 것들을 끊임없이 이야기한다."라고 설명했다. "그는 자신이 만든 비행기를 날리고 외과 장비를 직접 설계하기도 한다. 하지만 그가 느끼는 만족감은 대부분 환자를 치료하는 데서 온다. 그는 '깬 상태로 듣는 것을 좀 더 즐기고 싶어서' 수술 후 수면제를 거부하는 환자를 보고 매우 기뻐했다." 기사가 게재될 때쯤 시어는 4,000회 이상의 등골 절제술을 시행했고, 성공률은 90%에 달했다. 2년 후 그는 1960년 미스 아메리카로 뽑혔던 린다 리 미드Lynda Lee Mead와 결혼했다. 그들은 모두 다섯 명의 아이를 낳았는데 그 중 폴은 어렸을 때 아버지가 수술하는 모습을 처음 보고 병원에 초등학교 친구들을 견학차 데려가기도 했다. 현재 폴은 시어 이어 클리닉의 원장이다. 그의 아버지는 2015년 90세의 나이로 사망했다.

워조넥은 시어가 아닌 또 다른 등골 절제술 선구자인 매사추세츠 안이과 병원의 해럴드 슈크네트Harold Schuknecht에게서 수술을 받았다. "의식이 있는 상태였죠." 워조넥이 수술 당시를 떠올렸다. "그들이 진정제를 놓고 수술실로 저를 데려갔습니다. 약간의 고통이 느껴졌지만, 마취는 하지 않더군요. 마취하면 얼굴 신경을 다칠 수 있었고, 또 의사들이 수술 도중 제 반응을 보고 싶어 했으니까요. 한 시간쯤 누워 있었을까. 큰일은 아니었습니다." 슈크네트가 시행한 수술은 사실 등자뼈 절개술, 그러니까 등골 절제술을 잇는 최신식 수술법이었다. 하지만 수술하는 의사들을 포함해 사람들은 아직 예전 용어를 널리 사용하고 있다.

데이비드 정David Jung은 하버드 의대 이비인후과 조교수이자, 매사추세츠 안이과 병원의 임상의, 외과 전문의, 연구원이기도 하다. 나는 최근에 그의 연구실을 방문했다. 내 눈에 그는 겨우 대학을 졸업했을까 말까 한 나이로 보였지만, 어찌 됐든 그는 이 일들을 다 감당할 뿐 아니라 의학 박사와 유전학 박사 학위까지 갖고 있다. 그는 만성 귓병부터 청각 신경과 관련된 큰 종양까지 전 범위에 걸쳐 청각 문제가 있는 환자들을 치료하며, 감각신경성 난청을 되돌릴 수 있는 잠재적 치료법도 연구 중이다. 그리고 일주일에 하루는 귀 수술을 한다.

"우리가 하는 수술 중에 가장 만족스러운 수술 하나를 꼽으라면 등골 절제술일 겁니다." 정이 말했다. "듣지 못하던 사람이 수술이 끝나면 들을 수 있게 되니까요." 수술할 때 정은 현미경의 도움으로 외이도를 통해 중이에 접근한다. 그는 고막 주변을 반 바퀴 절제한 다음(거의 깡통따개처럼) 잘린 부분을 들어 올려 청소골을 노출한다. "모루뼈와 등자뼈 사이의 연결부를 분리하고, 아치형 등자뼈의 작은 다리들을 떼어 낸 다음 레이저로 등골에 구멍을 냅니다." 그가 말했다. 등골은 등자뼈의 편평한 부분으로 난원창을 덮고 있으며, 이 창을 통해 소리 진동이 달팽이관으로 들어간다. 존 시어가 처음으로 등골 절제술을 시행했을 때, 그는 등골을 완전히 제거하고 그것을 환자의 손등에 있는 정맥 조직 일부로 교체했다. 현대식 수술은 등골을 그대로 둔다. "그리고 아주 작은 피스톤 보형물을 레이저를 이용해 등골에 낸 구멍으로 삽입하죠." 정이 계속해서 말했다. "피스톤은 일반적으로 테플론으로 만들어지는데, 피스톤에는 모루뼈에 걸리는 선이 달려 있습니다. 의사들은 과거에 전체 등자뼈를 되살리려고 애썼지만, 결국 내이의 유체 안에 떠 있는 이 작은 피스톤으로 같은 결과를 얻을 수 있음을 알게 되었죠." 이 피스톤의 크기는 대략 일반 사무용 스테이플의 지름만 한데, 피스톤에 달린 선은 스테이플의 다리만큼 길진 않다. 모루뼈는 우물 펌프에 달린 손잡이처럼 피스톤을 위아래로 움직인다.

"정상적인 귀에서는 등골이 난원창과 붙어 있고, 등골 위에 아치형의 등자뼈가 있는데, 고막으로 연결되는 유일한 길은 이 등자뼈의 위에 있는 모루뼈를 통하는 것입니다." 정이 계속했다. "우리가 들을 수 있는 놀랍도록 다양한 음과 배음(원래 소리보다 큰 진동수를 가진 소리. 보통 원래 소리의 정수배가 되는 소리-옮긴이)은 모두 이 작은 기관이 오르락내리락하면서 생기는 것이죠. 전 정말 이걸 이해하기가 힘들더군요. 전 가끔 이것이 실제로 등자뼈가 인대 주위에서 일종의 어떤 3차원 진동을 하기 때문에 가능한 것이 아닐까 생각합니다. 하지만 이 뼈가 어떤 방식으로 움직이든 우리는 이 작은 구멍 안을 튕겨 다니는 0.6㎜짜리 보형물로 등자뼈를 대신할 수 있습니다. 게다가 가장 놀라운 점은 환자에게 들리는 소리가 정말 자연스럽다는 겁니다. 증폭된 소리에서 깡통 소리가 나는 보청기와는 다르죠."

등골 절제술을 받고 난 즉시 워조넥은 수술이 성공했음을 확신할 수 있었다. "귀에 솜과 혈전, 그 밖에 다른 것들이 가득한데도 소리가 크게 들렸어요." 그가 말했다. "그러다 귀에 있는 모든 것들을 꺼냈고 제 청력은 정상이 되었죠. 잘만 된다면 이 수술은 청력을 되찾아 줍니다. 더 말할 필요도 없지요. 그런 일이 정말로 제게 일어났으니까요."

워조넥의 오른쪽 귀 경화는 완전히 진행되는 데 이로부터 15년이 더 걸렸다. 그때쯤 슈크네트는 은퇴했고, 두 번째 수술은 슈크네트가 훈련을 도왔던 또 다른 초창기의 외과 의사가 맡았다. "오른쪽 귀의 청력이 50데시벨 정도 떨어졌기 때문에(데시벨 수준이 높을수록 난청이 심하다-옮긴이) 오른쪽 귀도 곧 왼쪽 귀처럼 될 거라 기대했죠." 워조넥이 그때를 떠올렸다. 하지만 청력은 더 좋아지지 않았다. 의사는 그 이유로 혈전을 의심했지만, 확신은 하지 못했다. 2주 후 워조넥은 주 반대편 탱글우드에서 열린 콘서트에 갔다. 보스턴 심포니 오케스트라가 여름마다 공연을 벌이는 곳이었다. "프로그램은 역사상 가장 놀라운 교향곡들에 속하는 곡을 쓴 말러Mahler였습니다. 아주 강력하고 아주 시끄러웠죠. 그날 밤 연주된 게 아마 교향곡 2번이었을 겁니다. 연주가 절정에 다다르자 전체 오케스트라가 정말이지 폭발할 듯하더군요. 그러다 별안간 제 오른쪽 귀가 탁하고 트였죠."

하지만 그 변화는 딱 2년간만 유지되었다. 아직 이유는 알 수 없지만, 등자뼈 수술에는 청력 전체를 잃을 위험이 늘 어느 정도 뒤따른다. 그 위험도는 수술을 다시 하면 더 증가한다. 이유 중 하나는 기존 보형물을 제거하고 새 보형물을 집어넣어야 하기 때문이다. "하지만 의사와 저는 다시 수술을 해 보기로 했습니다." 워조넥이 말했다. "이번엔 효과가 2주 가더군요." 수술은 실패했지만, 그들은 한 번 더 수술을 해 보기로 했다. "대참사였죠." 세 번째 수술이 끝난 순간, 그는 오른쪽 귀가 완전히 망가졌다는 것을 알았다고 말했다. "귀에서 모든 것을 꺼냈는데도 아무 소리가 들리지 않더군요." 그는 오른쪽 귀의 청력을 잃게 된 데는 의사의 책임이 50%, 본인의 책임이 50% 있다고 말했다. "의사가 더 신중해야 했는데 그는 그렇지 않았어요." 워조넥이 말했다. "둘 중 하나는 그런 일을 저지르지 않을 만한 머리가 있었어야 했습니다. 그냥 이렇게 말했으면 될 것을요. '이런, 아직 그래도 좀 들리기는 하니까 보청기를 끼고 귀는 놔두시죠.' 하지만 우리는 수술을 세 번 해 버렸고, 의사가 수술을 마쳤을 때 전 이제 모두 끝났다는 것을 알았죠."

워조넥은 이제 왼쪽 귀의 청력도 상당히 많이 잃었다. 나이가 들어서일 수도 있고, 모루뼈에 걸려 있는 선이 반복적으로 움직이면서 뼈 일부가 다치거나 괴사해 수술한 곳이 더 나빠져서일 수도 있다. 그는 지금 강력한 보청기를 착용 중이며 우리가 대화를 나누는 동안에 부엌 벽과 커다란 창문이 만든 모서리 쪽으로 등을 대고 있었다. 워조넥은 듣는 것을 굉장히 어려워하지만(그는 이따금 우리가 마주보고 있지 않으면 내 말을 이해하기 어려워했다), 자신에게 남아 있는 청력을 잘 활용한다. 그는 자신과 아내가 이 집을 산 이유가 조찬실과 바로 연결되는 천장이 높은 방 때문이라고 했다. 그 방의 음향은 매우 훌륭해서 이따금 음악가들이 그곳을 녹음실로 사용하기도 한다. 내가 갔을 때는 워조넥이 직접 피아노로 거슈인의 곡을 연주하고 있었다. 그는 공연 장소가 자신의 특정 장애에 적합한 한 여전히 콘서트를 즐긴다. 내가 방문하기 전주에 그와 아내는 보스턴에 있는 성 보톨프 클럽St. Botolph Club에서 보로메오 스트링 쿼텟Borromeo String Quartet의 공연을 보았다고 했다.

"그들이 연주하는 곡은 꽤 단조로운 편이지만, 제게는 아주 훌륭하게 들렸습니다. 굉장히 놀라웠죠." 워조넥이 말했다. "그들은 바흐의 골드베르크 변주곡을 연주했는데, 정말이지 전에는 그 곡을 제대로 느껴 본 적이 없었어요. 쿼텟과 6m 정도 떨어진 곳에 앉아 있었기 때문에 제가 전혀 못 듣는 고주파수 소리를 빼고는 거의 모든 소리를 들을 수 있었죠. 제가 어딘가에 가서 소리를 잘 들을 수 있는 곳은 그곳이 유일합니다. 정말 놀라웠어요. 보청기를 낀 한쪽 귀로만 감상하는 음악이긴 했지만, 그 공연은 제가 경험한 최고의 음악적 경험이었죠."

2012년, 뉴욕시에서 비영리 단체들과 함께 상담가로 일하던 나딘 데건Nadine Dehgan은 자신의 어린 딸 에미가 18개월이 빠른 에미의 언니와 비교했을 때 발달이 늦다는 것을 발견했다. "에미는 모든 중요한 단계들을 놓치고 있었죠. 말도 안 하고, 대답도 안 하고, 사회적인 행동을 하지 않았어요." 데건이 내게 말했다. "그저 구석에 혼자 앉아서 탑을 쌓았다가 부수기만 했죠." 겨우 정상 범위 안에 들긴 했지만, 에미의 행동과 반응은 분명 정상이었다. 그녀와 수학자이자 계량분석가인 남편이 다른 또래 여자아이의 영상을 보지 않았다면 그들은 걱정을 좀 덜 했을 수도 있을 것이다. 결국 에미가 18개월이 되었을 때 데건은 그녀의 고민을 소아과 의사에게 털어놓았다. "가서 아이에게 문제가 있는 것 같다고 했더니 검사를 받게 해 주겠다고 하더군요." 검사는 뉴욕 주 정부 기관에서 치러졌는데, 검사자들은 에미의 장애가 심각한 수준으로 진행되고 있으며, 발달 연령은 3개월에서 6개월 사이로 같은 연령대의 다른 아이들보다 훨씬 뒤처져 있다고 결론지었다. 데건은 다른 기관에 다시 아이의 검사를 맡겼다. "그들은 아이에게 심각한 자폐 증세가 있고 즉각적인 조치가 필요하다고 했죠."

데건은 아이에게 전념하기 위해 일을 그만두었다. "진단을 받고 슬프긴 했지만, 발달문제에서는 빠른 조치가 중요하기 때문에 일찍 장애를 발견한 것을 다행으로 생각했어요." 그녀가 말했다. "저는 보스턴에 있는 학교들을 조사했습니다. 그곳이 가장 뛰어나다고 들었거든요. 그리고 우리는 에미가 집중 치료를 받게 했죠." 데건은 이러한 활동들에 열중하느라, 소아과 의사에게 몇 달이나 늦게 에미를 데려가 만 2세 검진을 했다. "아이를 마침내 데려가자 그들이 청력 검사를 하더군요. 아이는 듣지 못했어요." 데건이 말했다. 에미의 발달이 늦었던 이유는 자폐 때문이 아니라 청각 장애 때문이었다. "처음 에미를 소아과에 데려갔을 때 의사는 청력 검사를 해볼 생각을 하지 못했어요. 정부 기관도 다른 기관도 귀를 검사해 볼 생각은 아무도 못 했죠."

2000년 이후 뉴욕에서 태어난 모든 신생아는 태어난 즉시 청력 검사를 받는다. 에미는 검사를 통과했다. 아마 에미의 부모와 보건부를 포함해 아무도 에미에게 청각 장애가 있다는 것을 진단하지 못한 것 같다. "전 제가 어느 정도 배운 세심한 부모라고 생각했고, 남편도 마찬가지였어요. 하지만 우리는 둘 다 그 점을 놓쳤죠." 데건이 말했다. "게다가 제겐 청각 장애가 있는 남동생이 있는데도 말이에요. 전 멈칫했습니다." 에미는 태어날 때부터 귀에 문제가 있었는데 소아과 의사가 아이의 발달 지연에 대한 원인으로 청력 손실을 고려하지 못한 것은 더욱 이해하기가 어렵다. 데건이 말을 이었다. "알고 보니 에미의 귓속 관이 좀 별나게 생겼더군요. 그래서 어릴 때부터 자주 염증이 생겨 고막이 찢어진 것 같았어요. 고름도 막 나왔고요."

에미의 장애는 자네트 반스와 존 워조넥의 경우처럼 전도성 난청의 한 종류였다. 극심한 감염이 반복되면서 고막이 굳어지고, 귓속 관이 흉터 조직으로 가득 차면서 사실상 어떤 진동도 에미의 (손상되지 않은) 달팽이관으로 전달되지 않은 것이다. 다행히도 이런 종류의 청력 손실은 거의 늘 치료가 된다. 의사는 몇 차례의 수술을 통해 에미의 흉터 조직과 다른 방해물들을 제거한 후 고막에 관을 삽입해 중이의 고름을 빼냈다. “지금 에미는 완벽하게 듣진 못하지만, 보청기 없이도 잘 지내요.” 데건이 말했다. “사회성도 생겼고 행복해하죠. 아마 문제가 있었다고는 생각하지 못하실 거예요. 일단 소리가 들리게 되자 에미는 잃어버린 시간을 만회할 수 있었습니다. 우린 에미와 함께 정말 많이 노력했어요. 그래도 귀에 장애가 있다는 걸 일찍 알았으니까 에미는 운이 좋은 편에 속하죠.” 에미의 청력은 지금도 귀에 염증이 생기면 자주 안 좋아진다. 하지만 에미의 선생님들은 교실 앞으로 그녀의 자리를 옮기거나 다른 도움을 주는 방법을 알게 되었고, 에미는 귀에 하도 자주 관을 넣다 보니 가장 좋아하는 색깔(파란색)의 관까지 가지게 되었다.

그에 비해 데건의 남동생은 운이 없는 편이었다. “남동생의 청력에 문제가 있다는 것을 동생이 어릴 때 알긴 했지만, 아주 어릴 때는 아니었어요.” 데건이 말했다. “동생은 잘 들리지 않았지만, 그저 장애를 뛰어넘으려고 애쓰며 초등학교 생활을 해냈죠. 동생은 운동과 자신이 편안함을 느끼는 장소를 고집했고, 그러다 청각 장애를 진단받자, 엄마는 동생이 적어도 집을 나갈 때 보청기를 갖고 다니도록 하셨어요.” 데건은 동생의 장애와 딸의 장애 사이에 유전적 연관성이 있을 수 있다고 했지만, 그 점 때문에 따로 검사를 받지는 않았다고 했다. 그래도 둘이 닮은 점은 있었다. "동생이 귀에 염증이 자주 있었다는 걸 엄마가 기억하시더라고요. 6남매 중 다섯째라 다 기억하지 못하실 텐데 말이죠." 데건이 말했다. "엄마는 동생에게 염증이 생길 때마다 집에서 이런저런 것을 넣고 만든 마늘 기름을 동생의 귀속으로 흘려 넣었어요. 좋을 리가 없었죠. 정말 심한 염증이 생겼는데 고름을 빼낼 관이 없다면 고막은 터지기 마련이에요. 그러니까 엄마는 말 그대로 동생의 중이에 마늘 기름을 퍼붓고 있었던 거죠."

토머스 에디슨도 어릴 때부터 시작해 시간이 흐를수록 더 귀가 나빠졌다. 그는 자신에게 장애가 생긴 이유가 열두 살에 기차에서 일할 때 있었던 일 때문이라고 생각했다. 에디슨은 자신이 화학 기구로 뜻하지 않게 기차에 불을 냈을 때, 기차의 수화물 담당자가 자신을 혼내며 "따귀를 너무 세게 때리는 바람에 그 후로 잘 듣지 못하게 되었다."라고 말했다. 그는 생애 후반에 그 기차 이야기의 다른 버전도 들려주었다. 그 이야기에서는 문제가 승무원이 움직이는 화물차로 자신을 끌어당기기 위해 귀를 움켜잡으면서 시작되었다(그는 "머리 안에서 무언가가 툭 끊어지는 소리가 났는데, 그때부터 안 들리기 시작하더니 이후 점차 안 좋아졌다."라고 썼다). 50여 년 전, 나는 미키 루니Mickey Rooney가 〈영 토머스 에디슨Young Thomas Edison〉이란 영화에서 이 두 이야기를 재연하는 것을 보고 깊은 인상을 받았다. 이 두 일화가 실제로 있었던 일인지는 확실하지 않다. 만약 실제로 있었던 일이라 해도 에디슨의 장애가 그 일들 때문인지 역시 확실하지 않다. 에디슨의 청각 장애는 그의 아버지와 형에게도 비슷한 장애가 있었기 때문에 유전되었을 가능성이 크다. 오늘날 사람들은 대체로 에디슨 가족의 청각 장애가 처음부터 전도성이었던 것으로 보고 있다. 이들 장애의 주요 원인은 귀경화증이나 유양돌기염이었을 가능성이 큰데, 일반적으로 이 세균성 감염증은 때로 중이 너머로 퍼져 청각 체계를 손상하거나 뇌로 퍼져 뇌막염을 일으키기도 하는 심각한 중이염에서 비롯된다. 에디슨의 청각 장애는 성홍열 때문에 더 악화했을 수도 있다. 그가 1885년에 쓴 글을 보면 "나는 12살 이후 새 소리를 들어 본 적이 없다."라고 쓰여 있다.

에디슨이 자신의 장애를 항상 장애로 본 것은 아니었다. 러트거스Rutgers대학의 〈토머스 에디슨 페이퍼Thomas A. Edison Papers〉 프로젝트 책임자인 폴 이스라엘Paul Israel은 1998년 출간된 《에디슨, 발명의 삶Edison: A Life of Invention》에서 이렇게 썼다. "에디슨은 평생에 걸쳐 자신의 청각 장애가 오히려 장점이라고 주장했다. 그 이유는 소리가 잘 들리지 않으니 집중이 잘 돼서 산만해지는 일이 줄기 때문이라고 했다." 에디슨은 젊었을 때 상당히 잘 들었다. 그런데 나중에 그가 말한 바에 따르면 자신은 청각 장애 덕분에 "시끌시끌한 평범한 대화"를 무시할 수 있었다고 한다. 장애가 심각하지만, 무언가를 들어야 할 때(초기 축음기 녹음을 위해 음악가들을 대상으로 오디션을 했을 때처럼), 에디슨은 음원에 붙은 금속판 혹은 음원 자체를 이로 물었다. 그러면 그 진동 일부가 금속판, 그의 턱, 관자놀이 뼈를 통해 고막과 중이를 건너뛰고 달팽이관으로 바로 들어갔다.

우리는 이러한 종류의 소리 전달을 골전도bone conduction라 부른다. 청력이 정상인 사람도 골전도에 의존하며, 우리는 이 골전도를 통해 자신의 목소리를 듣기도 한다(골전도는 자신의 목소리가 다른 사람에게 들리는 것보다 더 낮고 더 울린다고 생각하게 만들기 때문에, 우리는 녹음된 자신의 목소리를 처음 듣고 어색해한다). 골전도 기기는 최소 내이가 어느 정도 기능을 할 때만 효과가 있다. 대개 골전도 보청기는 청각 장애가 주로 내이나 외이도에 있는 사람들을 위한 것인데, 이 중 가장 효과적인 것은 두개골에 물리적으로 고정되는 기기이다. 그리고 청력은 정상이지만, 주위 소리를 놓치지 않는 동시에 음악을 듣거나 다른 사람들과 소통 하고 싶어 하는 사람들을 위한 골전도 헤드폰도 있다. 2011년에 오사마 빈 라덴을 사살한 네이비 실 요원들은 습격할 때 귀를 덮지 않는 "골전도 폰bone phones"을 이용해 서로 소통했다. 또 달리는 동안 뒤에서 다가오는 차 소리를 들을 수 있어야 하는 사람들이나 스쿠버다이버를 위한 골전도 헤드폰도 있다.

에디슨은 일찍이 자신의 청각 장애가 "청력을 안 좋게 만드는 수백만 가지의 소음"에서 내이를 보호했기 때문에 자신의 내이가 다른 사람들보다 더욱 예민하게 되었다고 주장했다. 그래도 그는 보청기 시장이 엄청날 거로 생각하고 몇 달 내내 보청기를 발명하려 애썼으며, 거듭 실패한 귀 수술도 견뎌 냈다. 폴 이스라엘은 오랫동안 에디슨의 비서였던 사람의 기억을 인용해, 에디슨은 "재미있는 이야기를 아주 좋아해서 손님들이 있을 때면 자신의 청각 장애를 매우 아쉬워했고, 그들이 자기들끼리 재미있는 이야기를 하며 유쾌

하게 웃기라도 하면 서글픈 표정을 지었다."라고 했다.

나딘 데건은 딸의 일을 겪으면서 청각 연구를 위한 기금 모금에 참여하게 되었고, 2016년에는 2011년까지 난청연구재단Deafness Research Foundation으로 알려져 있었던 청각 건강 재단Hearing Health Foundation의 CEO가 되었다("지금 전 기차에서 마구 잔소리하는 사람이 되었죠." 그녀가 말했다. "아이들이 너무 큰 소리로 음악을 듣고 있으면 이렇게 말하거든요, '넌 네 귀를 망가뜨리고 있어!'"). 이 재단은 1958년, 청소년기에 심각한 전도성 난청으로 고생했던 콜레트 닉스 램지 베이커Collette Nicks Ramsey Baker가 설립했다. 베이커는 나중에 양쪽 귀에 수술을 받으며 만약 수술이 성공적으로 끝난다면 청력 연구를 지원하기 위한 상당한 기부를 하겠다고 말했고 그 결과가 바로 이 재단이다.

나는 온라인으로 베이커의 사망 기사를 찾아보았다. 그녀는 1918년 테네시 웨이벌리에서 태어나 2010년 91세의 나이로 사망했다. 그녀에게는 딸이 둘 있었는데 그중 한 명인 콜레트 윈Collette Wynn이 아내와 내가 사는 코네티컷 북서부의 작은 마을에 살고 있었다(이 얼마나 기막힌 우연인지). 나는 우리 마을의 전화번호부(9페이지짜리)에서 윈의 전화번호를 찾아 전화했다. 그녀는 차를 마시러 오라며 나를 초대했다. 우리는 한 번도 만난 적이 없었지만, 둘 다 브리지(카드게임의 일종-옮긴이)를 했기 때문에 알고 보니 공통된 친구들이 몇 명 있었다.

"어머니의 청각 장애는 아주 심했죠." 윈이 내게 말했다. "전 어머니의 귀 역할을 했어요. 늘 대신해서 전화를 받았고, 대화 중에

메모했고, 이런저런 일을 했죠." 윈은 어머니가 13살부터 청력을 잃기 시작했다고 말했다. 윈의 어머니는 언젠가 그녀가 살던 플로리다의 한 연못에서 친구들과 함께 수영하다 얕은 물 속으로 뛰어들었다. 머리가 바닥에 부딪쳤고, 그녀는 그 충격으로 청소골이 손상 혹은 탈구되어 귀경화증과 맞먹는 고생을 하게 되었다. 그러고는 학교를 그만두었다. 그녀의 어머니는 그 전년도에 돌아가셨고, 그녀는 새엄마를 좋아하지 않았기 때문에 아직 10대일 때 이모와 함께 살기 위해 뉴욕으로 떠났다. "어머니는 미인 대회에 나가 상을 탔고, 아주 유명한 화가인 하워드 챈들러 크리스티Howard Chandler Christy의 주목을 받았어요." 윈이 말했다. 크리스티는 1800년대 후반과 1900년대 초반, 잡지와 책 삽화에 수많은 버전으로 실렸던 이상적인 미인 〈크리스티 걸Christy Girl〉로 가장 유명했다. 매력적인 그녀의 모습이 담긴 그림 중 사람들이 가장 많이 기억하는 것은 "이런!! 제가 남자였으면 좋겠어요. 그럼 해군에 입대할 텐데!"라고 적힌 제1차 세계대전 모병 포스터이다. 베이커는 크리스티가 가장 좋아하는 모델 중 한 명이 되었다. 그녀의 모습은 크리스티가 뉴욕에 있는 카페 데 아티스테Café des Artistes에 남긴 한 벽화 속에 긴 금발 머리를 한 벌거벗은 요정의 모습으로 잘 나타나 있다. "어머니는 자신이 알몸으로 포즈를 취했었다는 것을 저나 제 여동생이 알게 되는 걸 싫어하셨죠." 윈이 말했다. "하지만 어머니는 아주 가깝게 지냈던 제 둘째 딸에게 그 사실을 알려 주며 말씀하셨어요. '엄마한테는 얘기하지 말아라.'"

1936년 베이커가 열여덟 살일 때 그녀는 자신보다 27세 더 많은 뉴저지의 부유한 기업가 호바트 콜 램지Hobart Cole Ramsey를 만났다. 그가 베이커를 만났을 당시, 그는 영화배우 노마 시어러Norma Shearer와 약혼한 상태였다. 하지만 그는 이내 그녀와 헤어지고 베이커와 결혼했다. "어머니는 대학에 안 간 걸 부끄러워하셨지만, 정말 명석하셨고 제가 본 여성 중 가장 똑똑한 분이셨죠." 윈이 말했다. "게다가 대단한 미인이셨고요." 그녀는 다른 사람의 말을 잘 들을 수 없었지만, 입술을 읽는 것에 익숙해졌다. 램지는 그녀에게 여배우로 성공할 수도 있을 길을 포기하고, 비행기 조종도 그만두고(그녀는 조종사 면허도 땄다), 자신과 함께 어울릴 수 있도록 브리지와 골프를 배우라고 했다. 그녀는 결국 이 두 가지도 아주 잘하게 되어서 20대 중반에는 램지가 4년 연속 회장으로 있었던 발터스롤 골프 클럽의 여자 클럽 챔피언십에서 우승을 거머쥐기까지 했다. "다른 여성 선수들은 인사를 해도 대답하지 않는다며 어머니가 잘난 체한다고 생각했어요. 그런데 어머니는 진짜로 안 들린 것뿐이었죠." 윈이 말했다.

베이커는 35세였던 1952년에 두 번의 수술 중 첫 번째 수술을 받았다. 그녀가 받은 수술은 등골 절제술의 바로 이전 버전인 천공술이었고, 의사는 이 수술을 발전시킨 줄리어스 렘퍼트Julius Lempert였다. 그는 망치뼈 일부를 제거하고 일종의 대체 난원창으로, 반원형 관 중 하나의 벽에 막으로 덮인 창을 새로 만들었다(유튜브의 예전 영상들에서 렘퍼트가 천공술을 하는 모습을 볼 수 있다. 'Fenestration Surgery for Otosclerosis—Historical'로 찾으면 된다). "수술 후에 어머니가 제게 그러시더군요. '이제 잔디가 자라는 소리까지 들리는구나.'" 원이 말했다. 2년 후 렘퍼트는 다른 쪽 귀도 수술했고 역시 성공적이었다.

두 번째 수술 직후 베이커는 남편에게서 재정적 지원을 받아 재단을 설립했다. 이 재단은 인공 귀 이식 개발을 이끈 연구를 초기에 후원했으며, 현재 3개의 주요 연구 프로그램을 후원 중이다. 첫 번째 프로그램은 2011년에 시작된 '청력 회복 프로젝트Hearing Restoration Project'이다. 특히 손상된 털세포의 재생을 공동 연구하는 과학자들의 국제 컨소시엄으로 감각신경성 난청과 이명 치료를 목표로 한다. 두 번째 프로그램은 '신생 연구 보조금Emerging Research Grants'으로 청력과 균형 장애 부문에서 초기 단계의 연구를 하는 젊은 과학자들에게 자본을 제공한다. 세 번째 프로그램은 '메니에르병 후원금Ménière's Disease Grants'으로 2017년에 후원을 시작했다(이 프로그램의 2018년 수혜자 중에는 나와 이야기를 나눴던 데이비드 정도 있다. 그는 치료 가능성이 있는 물질을 내이까지 전달하는 새로운 방법을 연구 중이다). 베이커는 또한 오늘날 '국립 측두골, 청각 및 균형 병리 자원 등록원National Temporal Bone, Hearing and Balance Pathology Resource Registry'의 전신이 된 기관의 설립을 돕기도 했으며, 현재 이 등록원은 전 세계의 연구원들에게 시체 표본을 제공한다. '국립 난청 및 소통 장애 연구소National Institute on Deafness and Other Communication Disorders, NIDCD'에 속한 이 기관은 현재 매사추세츠 안이과 병원에 자리하고 있다. 만약 우리가 사망한 후 병리학자와 의대생이 띠톱으로 우리의 두개골 일부를 제거하는 데 별 거리낌만 없다면 두개골 기부도 고려해 볼 만하다.

청각 건강 재단HHF의 사무실은 뉴욕 매디슨 스퀘어 가든 부근의 별 특징 없는 사무실 건물 10층에 있다. 건물의 위치는 이 재단이 60년 동안 다뤄 온 수많은 문제가 주로 무엇 때문에 생기는지 다시 한 번 일깨워 주는 유용한 역할을 한다. 7번가의 교통 소음은 사실상 지금까지 멈춘 적이 없으며, 대화를 아예 불가능하게 만드는 경적과 사이렌 소리도 간간이 들려온다. 얼마 전 내가 이곳을 방문했을 때 나딘 데건은 최근 바로 아래 길모퉁이에서 트럼펫을 연주하던 사람 때문에 몹시 괴로웠던 이야기를 해 주었다. "사람들이 창문을 열고 좀 그만하라고 소리를 질렀죠(심지어 모퉁이 바로 옆에는 경찰서도 있었다). 그런데도 몇 시간을 계속 그러고 있더라고요." 맨해튼에 사는 사람들은 도시의 소음에 익숙해지기 마련이지만, 견디기 힘든 소음도 있다. 1970년대 후반과 1980년대 초반에 아내와 내가 맨해튼에 있는 아파트 14층에 사는 동안 나는 우리 집 거실 창문에서 2번가 저 멀리 떨어진 시끄러운 술집으로 (몰래) 달걀을 던지는 일에 능숙해졌다. 거기에 나는 술집 주인의 집 전화번호까지 찾아내 술집이 나를 깨울 때마다 그를 깨웠다(그가 전화번호를 바꿀 때까지).

내가 방문했을 때, 데건과 직원들은 청각 장애인과 듣는 데 어려움을 겪는 사람들을 위해 뉴욕 경찰이 곧 실시할 자원 박람회를 준비하고 있었다. 재단은 잘 듣지 못하는 사람들이 법 집행관과 소통할 수 있도록 돕는 정보 카드를 만들었다. 이 카드는 미네소타 복지부가 만든 좀 더 종합적인 카드에 기반을 둔 것이다. 경찰에게 제지당한 청각 장애인이 카드를 보여 주면 오해를 피해 갈 수 있다는 생각에서 출발했다. 예를 들면 이런 카드들이었다. "보청기를 끼거나 인공 귀 이식을 해도 모든 말을 이해할 수는 없습니다", "얼굴에 손전등을 비추지 마세요. 그러면 당신의 입술을 읽을 수 없어서 말을 이해하기 힘듭니다." 이러한 일은 단순한 편의의 문제가 아니다. 자신에게 하는 말을 들을 수 없는 사람들은 가끔 비타협적 혹은 그보다 더 나쁘게 해석될 수 있는 방식으로 행동한다. 만약 그 해석하는 사람이 무장한 상태라면 결과는 끔찍할 수 있다.

제1차 세계대전이 시작되고 초기 몇 달간 영국은 스파이의 침입에 취약하다고 여겨지는 일부 지역에 보초를 세웠다. 하지만 이들이 훈련을 통해 청각 장애인을 이해할 수 있게 될 때까지 보초는 청각 장애인에게 위협적인 존재였다. 이들은 멈추라고 할 때 늘 멈추는 법이 없어서 때로 총에 맞기도 했다.

HHF의 현재 주 관심사는 2016년에 뉴욕시의 학교 보건청이 초등학교에서 진행되는 모든 청력 검사를 중단하기로 한 정책 변화이다. 뉴욕시는 바뀐 정책을 발표하며 두 가지 이유를 제시했다. 첫째는 "이 연령대에서 하는 청력 검사가 기능적으로나 교육적으로나 과연 더 나은 결과로 이어지는지 증명할 수 있는 믿을 만한 연구 결과가 없다."라는 것이었고, 둘째는 "청력 검사를 통과하지 못한 대다수 아이의 청력 손실은 중이의 유체나 외이도의 귀지에서 비롯되며, 이는 일시적 상태다."라는 것이었다.

하지만 데건은 이 모든 것이 잘못되었다고 말했다. 뉴욕시의 새 정책은 주 차원의 검사 요구 그리고 질병통제예방센터Centers for Disease Control and Prevention, CDC, 미국청각학회American Academy of Audiology, 미국소아과학회American Academy of Pediatrics, AAP가 오랫동안 권고했던 사항과 모순된다. 이 세 곳은 모두 정기적이고 반복적인 검사를 권장한다. AAP는 학교에 입학할 때 최소한 6, 8, 10세에 한 번씩, 중학교 때 한 번, 고등학교 때 한 번, 그리고 사전 검사 이력이 없는 새로운 학생이 대학교에 입학할 때 검사를 권장한다. 또한 "다른 건강이나 학습과 관련해 문제가 있는 학생, 말과 언어 또는 다른 발달 지연이 있는 학생, 일찍 청력을 잃은 가족이 있는 학생"에게는 자주 검사를 권장한다(이 모든 현상은 청력 문제의 원인이거나 징후일 수 있다). CDC의 연구 결과를 보면, 갓난아이와 1학년 사이의 아이 중 청력에 문제가 있는 아이들의 비율은 대략 0.14%에서 거의 15%까지 증가했다. 자네트 반스와 제럴드 시어도 학교에서 양질의 청력 검사를 더 자주 받았다면 상황이 더 나아질 수 있었다. 그리고 에미 데건의 경우에도 청각 장애가 끝내 발견되지 않았다면 에미는 계속 자폐증으로 남았을지 모른다. "일시적 상태"는 장기적인 교육적 영향을 미칠 수 있다. 만약 아이의 귀가 유체나 귀지로 가득 차서 읽는 법을 배우는 데 어려움이 있다면 그 사실을 아는 것이 좋지 않을까? 에미 데건과 가장 친한 친구의 남동생에게도 전도성 청각 장애가 있었는데, 장애 원인 중 하나는 중이에 유체가 증가한 것이었다. 하지만 그 역시 처음에는 학습 장애라는 진단을 받았다.

"이 새로운 정책은 아이들에게 불리하게 작용할 겁니다." 데건이 말했다. "사립학교들도 정당한 이유를 들어 아이들이 청력과 시력 검사를 받아야 한다고 주장해요. 모든 아이에게 그들이 필요한 개입을 해 주지 않으면 아이들의 정서적, 사회적, 학업적 성장이 제한되죠. 미처 장애를 발견하지 못한 유치원생이 있을지도 모른다는 생각을 하면 정말 화가 나요. 그런 아이들은 사실 사람들이 하는 말을 들을 수 없을 뿐인데도 느리거나 발달 장애가 있는 아이로 분류되죠. 그런데 유치원도 너무 늦어요. 아이들은 언어와 읽기를 위한 자극이 필요하니까요."

그렇다고 모든 청력 검사가 똑같이 쓸모 있는 것은 아니다. 우리가 사는 작은 코네티컷 마을의 한 유치원에 딸아이가 들어갔을 때, 검사라고는 보건 교사가 "잘 보이니? 잘 들리니?"라고 물어보는 것이 다였다. 실제로 청력 검사는 시행하기 쉽지만, 검사를 통해 확인할 수 있는 장애가 발견되지 않고 치료되지 않는다면, 그 장애는 환자에게 큰 불행이 될 뿐 아니라 장기적으로 납세자에게도 감당할 수 없이 비싼 짐이 된다. AAP가 권장하는 만큼 아이들을 자주 검사하지 않는 것은 말도 안 되는 일이다.

학교 역시 검사를 받아야 한다. 2019년 3월에 나는 은퇴한 환경심리학 교수 알린 브론자프트Arline Bronzaft를 뉴욕에 있는 그녀의 아파트에서 만났다. 1975년에 그녀가 공동 집필자와 함께 발표한 연구 논문은 사실상 우연히 쓰게 된 것이지만, 영향력은 매우 컸다. "리먼 칼리지Lehman College에서 일할 때 제 수업을 듣는 학생 중 한 명이 자신의 아이가 고가 철도 옆에 있는 초등학교에 다니는데, 교실이 너무 시끄러워서 애들이 공부하기가 힘들다고 하더군요." 그녀가 말했다. 이 학교는 맨해튼의 거의 북쪽 끝 인우드에 있는 PS 98이었는데 학교 건물에서 67m 떨어진 곳에 철로가 있었다. 브론자프트의 제자는 다른 부모들과 함께 학교를 고소하려 한다고 했지만, 남편이 변호사였던 브론자프트는 고소를 제대로 하려면 아이들이 피해를 보았다는 것을 증명해야 할 것이라고 말했다. 브론자프트는 열차가 대략 4분 30초 간격으로 지나갈 때마다 철로를 향해 있는 건물 옆 교실의 데시벨 수준이 록 콘서트장의 맨 앞줄 수준으로 증가해, 교사들은 가르치는 것을 중단하거나 소리를 지른 후 다시 학생들의 주의를 끌기 위해 애써야 한다는 사실을 발견했다. 그녀는 교장(그는 적극적으로 행동하는 교장이었다)에게서 3년 치의 읽기 시험 결과를 입수해, 6학년이 되었을 때 건물에서 철로 쪽에 앉은 학생들이 좀 더 조용한 곳에 앉은 학생들보다 11개월이나 뒤처진다는 사실을 시에 증명할 수 있었다.

"그 연구는 많은 관심을 받았습니다." 브론자프트가 내게 말했다. 연구를 진행하면서 그녀는 이 일에 더욱 관여하게 되었다. 광역교통공단을 설득해 학교 부근 선로(궁극적으로는 전체 선로)의 레일과 침목 사이에 고무패드를 설치하도록 했고, 시를 설득해 교실 천장을 소음방지 타일로 덮도록 했다. 마침내 그녀는 1981년에 발표한 후속 연구에서 이러한 조치들이 효과를 거두어 소음에 노출된 학생들과 덜 노출된 학생들 사이의 시험 점수 차가 사라졌다는 사실을 증명할 수 있었다.

보청기

07

Hearing Aids

3,700년 전, 이집트 의사들은 귓구멍에 올리브유, 붉은 납, 개미 알, 박쥐 날개, 염소 오줌을 섞어 넣는 식으로 청력에 문제가 있는 사람들을 치료했다. 이후 세월이 흐르면서 쓰인 또 다른 치료법으로는 수은 알약, 지렁이나 호두껍데기에서 추출한 기름, 유스타키오관 지지기, 돼지기름에 튀긴 복숭아씨에서 얻은 귀 약 바르기, 두개골에 구멍을 뚫어 대체 '소리길' 만들기, 망치로 유양돌기(귓바퀴 뒤쪽에서 아래로 뻗은 관자뼈의 돌기-옮긴이)를 부러뜨려 귀에 충격주기, 난청이 없어지기를 빌며 귀 뒤의 피부를 자극해 고름으로 가득한 수포 일으키기, 전기 충격 가하기, 끓인 소변이나 거의 끓을 정도로 데운 물을 귀에 흘려 넣기, 압축된 공기 진동으로 고막 마사지하기, 목정맥에 피를 내 더 가느다란 핏줄들이 막히지 않게 하기, 환자를 높은 데서 뛰어내리게 하거나 누워서 양치하게 하기, 편도선에 질산은이나 헬레보레 뿌리에서 추출한 독성 물질 바르기, 기도하기,

악령 쫓기, 아편이 있었던 것으로 추정된다. 일부 치료법(입 안에 뜨거운 석탄 넣기)은 듣지 못하는 사람의 침묵이 그들이 말하기를 거부해서가 아니라 듣지 못해서 생긴 결과라는 것을 이해하지 못한 데서 비롯되기도 했다.

베토벤의 청각 장애는 그가 20대였던 1790년대에 시작되었다. 의사들은 그의 귓구멍에 올리브유로 적신 솜을 채우고, 그의 팔에 발진을 일으키는 독성 식물을 휘감고, 거머리를 써서 피를 흘리게 하고, 비교적 조용한 시골 마을로 보내는 등 다양한 방법으로 그를 치료했다. 하지만 실제로 도움이 된 것은 아마 그가 직접 고안한 장치인 것으로 보이는 막대기였는데, 그는 이 막대기를 후에 토머스 에디슨이 같은 목적으로 사용했던 금속판과 비슷하게 피아노에 붙여 두고 이로 물곤 했다. 이 막대기 덕분에 베토벤은 희미하긴 했지만 골전도를 통해 자신의 음악을 들을 수 있었다.

청각 장애는 사기꾼들이 늘 이용하기 좋은 것이었다. 19세기 후반과 20세기 초반에 청력 문제가 있었던 많은 미국인이 인공 고막을 샀다. 이 물건은 사기꾼들이 "눈에 안경을 쓰듯 귀에도" 같은 작용을 한다고 선전한 골무 모양의 고무 삽입물이다. 한 광고는 "고속 교통망을 이용하는 경우 사람들은 아주 강한 소음을 듣기 마련"이기 때문에, 이 물건을 쓰면 최근의 대중교통 혁신으로 인해 지치는 것을 막을 수 있다고 했다. 찰스 린드버그는 듣는 데 문제가 있는 사람들을 "청각 장애인 비행"에 데려간 초기 비행사 중 한 명으로, 이들은 급강하, 나선식 급강하, 연속 옆돌기, 다른 묘기를 통해 결함이 있는 청각 체계를 회복시킨다고 주장했다. 하지만 말도 안 되는 소리처럼 들리는 이 모든 치료법이 완전히 다 말도 안 되는 것은 아니었다. 19세기의 한 영국인은 물에 적신 작은 종잇조각을 자신의 망가진 고막에 덮는 방식으로 어느 정도 기능하는 임시 패치를 만들어 적어도 잃어버린 청력 일부를 회복할 수 있었다. 지금은 옛날보다 돌팔이 치료법이 흔하지 않다. 아직 나는 누군가로부터 "나바호Navajo 족 주술사"가 어머니에게 알려 준 비법을 이용해 만든 약초 혼합물로 아내의 난청을 치료했다고 주장하는 이메일을 주기적으로 받고 있긴 하지만 말이다. 37달러에 이 미끼를 물면 약초를 얻는 대신 그가 하는 이야기만 듣게 될 뿐인데, 그는 그 이유가 자신이 실제로 비밀을 누설하면 세계 보청기 기업 연합이 그를 제거할 것이기 때문이라고 했다.

최초의 보청기는 감싸 쥔 손을 인위적으로 만든 것으로, 고대 이집트인과 그리스인이 그런 식으로 동물 뼈의 움푹 파인 부분을 사용했다는 증거가 있다. 1600년대 후반에 영국의 한 준남작이 여러 대의 '확성기'를 발명했는데, 이 확성기는 성가대 지휘자와 다른 사람들의 목소리를 크게 하는 데 사용되었다. 이로부터 한 세기 후에는 나팔형 보청기가 꽤 흔해졌다. 이 나팔형 보청기를 사용한 것으로 유명한 사람이 바로 제임스 보즈웰James Boswell이 《새뮤얼 존슨의 생애*Life of Samuel Johnson*》를 헌정했던 화가, 조슈아 레이놀즈Joshua Reynolds이다. 레이놀즈의 청각 장애는 이탈리아 여행 중 심한 감기가 오래가면서 시작되었다. 1819년, 영국의 청각 기기 제조업자인 프레더릭 레인Frederic C. Rein은 어렸을 때부터 잘 듣지 못했던 포르투갈의 왕을 위해 "소리가 들리는 왕좌"를 발명했다. 왕에게 탄원하러 온 자들은 왕 앞에서 무릎을 꿇고 왕좌의 팔 끝에 새겨진 사자 머리의 벌린 입에 말해야 했다. 사자의 머리는 여러 개의 도관으로 이어져 있었으며 최종적으로 왕이 귀를 대고 있는 관까지 이어졌다. 레인의 회사는 런던에서 1963년까지 청각 기기를 만들었다.

최초의 전자 보청기는 20세기 초반에 소개되었다. 보청기는 비싸고, 크고 무거웠으며 동작마저 잘 되지 않았다. 그리고 대부분이 테이블 위에 두고 써야 했다. 1921년 웨스턴 일렉트릭Western Electric은 백투폰Vactuphone이라는 보청기를 만들기 시작했다. 무게가 35파운드(약 16kg)였고, 여기에는 거의 컵케이크만큼 큰 베이클라이트Bakelite(헥시온 사의 상표로 합성수지의 일종-옮긴이) 이어폰이 하나 달려 있었다. 수십 년 동안 사람들은 보청기 부품을 몸에 묶거나 튼튼한 주머니 안에 넣고 다녀야 했다. 1940년대에 제니스 사는 소노톤Sonotone 보청기를 사용하는 여성들에게 (대략 담배 한 갑 크기의) 송신기는 "가슴골 안에" 넣고, 배터리는 다른 옷 아래 숨겨진 끈으로 겨드랑이 밑이나 스타킹 윗부분과 거들 아랫부분 사이에 고정하라고 제안했다. 또 학교에 다니는 나이대의 아이들에게는 이 부품을 무료로 제공된 "특수 조끼" 안에 넣거나 샘 브라운 벨트(한쪽 팔을 잃은 한 영국군이 발명한 얇은 사선 어깨끈이 달린 폭이 넓은 벨트)에 부착하라고 제안했다.

1940년대 후반에 벨 연구소가 트랜지스터를 발명하고, 그 결과 다양한 종류의 전자기기에서 필요한 전력량이 감소함에 따라 마침내 "한쪽" 보청기를 만드는 것이 가능해졌다. 이것은 귀 뒤에 착용하거나 안경다리에 감출 수 있을 정도로 크기가 작았다. 할머니의 보청기에 대한 나의 가장 어릴 적 기억은 아마 1960년대의 기억일 것이다. 보청기에는 볼륨을 조정하는 작은 다이얼이 있었다. 하지만 보청기는 부피가 너무 크고 각이 져서, 할머니는 보청기를 적당한 위치에 두는 것을 어려워하셨다. 배터리는 지금의 보청기 배터리와 비교하면 훨씬 컸지만, 손전등 배터리보다는 작았다. 할머니는 가끔 대화 중간에 사람들이 말하는 소리가 안 들린다는 것을 깨달으면 배터리가 다 된 게 틀림없다고 생각하고 가방을 뒤지곤 했다.

오늘날 대부분의 보청기는 여섯 군데의 제조사에서 제작되는데, 그중 스타키 히어링 테크놀로지Starkey Hearing Technologies라는 회사만 미국에 기반을 두고 있다. 이 회사는 미네소타 주 에덴 프레리에 본사를 둔 개인 소유 회사이다(나머지 다섯 회사는 스위스의 포낙Phonak, 싱가포르의 시그니아Signia, 덴마크의 오티콘Oticon, 리사운드ReSound, 와이덱스Widex이다). 나는 2017년 3월에 스타키를 방문했다. 내가 시험부서에 도착하자 접수대의 직원은 평소보다 소리를 키운 듯한 목소리로 인사했다. 아마 직업적인 필요 때문이리라. 나는 귀를 검사하러 온 다른 사람들과 함께 대기실에 앉았다. 그들 대부분은 나보다 나이가 많았지만, 꽤 어린 사람도 있었다. 직원이 내게 "선생님께서 앉은 자리에는 비행사, 왕족, 대통령도 있었다."라고 말했는데, 아니나 다를까 벽을 보니 많은 유명인의 사진이 걸려 있었다. 또 최근에는 1970년대부터 활동했던 유명 록밴드 멤버 두 명도 내가 앉은 곳에 있었다고 했다. 록밴드에게 큰 문제는 연주를 위해서는 다른 모든 소리 너머로 자신의 악기 소리를 들을 수 있어야 한다는 것이다. 옛날에 그들은 자기 쪽을 향해 쐐기 모양의 스피커를 발밑에 둔 다음, 마치 군비 경쟁이라도 벌이듯 자신의 소리가 안 들릴 때마다 계속해서 볼륨을 높였다. 마이클 산투치Michael Santucci('록스타의 청능사'로 알려진 그의 회사 센사포닉스Sensaphonics는 뮤지션을 위한 다양한 인이어 모니터와 보호 장구를 제작한다)는 세계적으로 유명한 어느 밴드의 멤버들이 투어 중 무대 위에서 너무 많은 모니터를 사용하는 바람에, 그중 한 명은 특정 장소에 서면 전정 증상을 겪는다고 말했다. 나보다 앞서 스타키를 방문한 그 록밴드는 수십 년 동안 그들의 청력 문제를 무시해 왔다. "그들은 매우 늙고 고생한 것처럼 보였어요." 스타키 직원이 말했다. "세상에, 정말 힘들게 살았더라고요. 하지만 아직 음악을 한답니다." 그들은 지금 결국 보청기를 하고 있다.

내 차례가 되자 한 검사자가 디지털 이경과 큐렛(끝이 둥글게 파인 긴 철사처럼 생긴 기구)을 이용해 내 귓구멍 속의 귀지를 제거했다. 그곳을 방문하기 전날 밤에 나는 당혹스러울 정도로 귀지가 나올까 봐 조금 긴장했지만, 그때 나는 누군가 귀지를 보는 것에 이골이 난 사람이 있다면 바로 이 사람일 것이라는 사실을 깨달았다. 나는 벽에 고정된 모니터로 그가 하는 일을 지켜보았다. 그 모니터는 모든 것을 40배로 확대하며 큐렛을 건설 현장에서나 보일 법한 무언가로 보이게 했다. 일반적으로 귓속 관은 끝이 약간 꼬인 S자형이다. 그는 귓속 관도 지문처럼 사람마다 모양이 다 다르다고 했다. 나는 색이 옅은 수많은 털(털세포는 아니다)과 고막, 그리고 확대해서 보니 거의 미니밴 크기로 보이는 귀지들을 몇 개 보았다. 그는 내 어깨 위에 올려둔 작은 수건에 귀지를 닦았다. 그리고 내 귓속 관의 벽에 있는 돌기 몇 개를 지적하며 그것이 양성의 뼈 종양인 뼈 과다증이라고 했다. 그는 이 종양이 보통 차가운 물에 반복적으로 노출되면 생기는데, 이는 취약한 내부를 보호하려는 귀의 노력이라고 설명했다. 뼈 과다증은 차가운 물에서 서핑하는 사람들(이 상태를 "서퍼의 귀"라 일컫는 이유)과 수영하는 사람들에게 흔히 발생한다. 크기가 큰 종양은 귓구멍을 아예 혹은 부분적으로 막아서 전도성 난청을 일으킬 수 있다. 나의 〈뉴요커〉 동료 윌리엄 피니건William Finnegan(2016년에 서핑 회고록 《바바리안 데이즈Barbarian Days》로 퓰리처상 전기 부문을 수상했다)도 뼈 과다증으로 청력을 일부 잃고 수술을 받았다. 나는 여름에 따뜻하지 않은 물에서 수영하고 겨울에 가끔 골프도 치지만, 서핑은 한 번도 해 본 적이 없다. "하지만 이 종양은 크기가 작으니까 걱정하지 않으셔도 됩니다." 검사자가 말했다.

귀를 검사하는 동안 나는 작은 방음 부스 안에 놓인 의자에 앉아 있었다. 그리고 한 청능사가 내 귓구멍에 수신기를 집어넣고 밖으로 나가 문을 닫은 다음 헤드셋을 통해 내가 들을 수 있는 음들을 재생했다. 그녀는 아무리 희미해도 음이 들릴 때마다 버튼을 누르라고 말했다. 내가 더는 아무 소리도 들을 수 없게 되자, 청능사는 내 헤드셋으로 단어들을 말하고 그것을 따라 해 보라고 했다. 그다음 각기 다른 볼륨으로 내게 말을 걸면서 가장 편안하게 느껴지는 단계를 고르라고 했다. 그런 다음 그녀는 날카로운 고주파 음들을 몇 개 재생하며 각각의 경우에서 어떤 음이 더 내 이명에 가까운지 알려 달라고 했다. 이런 식으로 그녀는 대략 6,000Hz 부근에서 내 이명을 정확히 찾을 수 있었다.

검사가 끝난 후 그녀는 나의 청력 검사 결과, 즉 청력도를 보여주었다. 거기에는 나의 청력 '임계치', 즉 다양한 주파수에서 일정한 간격을 두고 내가 들을 수 있는 가장 조용한 소리를 데시벨로 측정한 수치가 나와 있었다. 완전히 기능하는 귀를 가진 인간이 들을 수 있는 가장 희미한 소리는 대부분 0dB이다. 듣는 능력이 떨어지면, 소리를 인지하기 위해 각 주파수에서 더 큰 데시벨이 필요하고, 이러한 일이 일어날 때 우리는 임계치가 '상승'(청력을 잃은 사람의 청력도에서 그래프의 선이 위가 아니라 아래를 향하기 때문에 약간 헷갈리는 용어이다) 한다고 말한다. 현실적으로 초등학생보다 나이가 많은 사람 중에 최저 단계에 가까운 소리를 들을 수 있는 사람은 거의 없다(하지만 청각 과민증인 마크는 신생아들도 눈치채기 힘든 아주 희미한 소리를 들을 수 있다). 임계치가 20dB 이하인 성인은 보통 정상 청력으로 분류된다. 그리고 대개 가벼운 수준의 청력 손실은 20dB~40dB, 중간 수준은 40dB~70dB, 심각한 수준은 70dB~90dB, 극심한 수준은 90dB 이상으로 분류된다. 중간 수준의 청력 손실이 있는 사람은 조용한 방에서 평범한 대화를 하는 것이 어려울 수 있으며, 극심한 수준의 청력 손실이 있는 사람은 전혀 들을 수 없다.

나는 청력 검사를 통해 낮은 주파수에서 내 양쪽 귀의 임계치가 약 10dB로 정상 범위의 중간 정도에 가깝지만, 청력이 약 2,000Hz 부근에서 떨어진다는 것을 알았다. 이는 플루트로 연주할 수 있는 가장 높은 음의 주파수에 가깝다. 임계치는 피아노로 연주할 수 있는 가장 높은 음보다 다소 낮은 약 4,000Hz까지 정상 범위를 벗어나지 않았고, 내 왼쪽 귀가 스멀스멀 중간 지대로 진입하려고 하는 8,000Hz, 즉 표의 거의 맨 오른쪽까지 가벼운 손실 수준을 유지했다. 청력도에 따르면 저주파수에서 내 왼쪽 귀는 오른쪽 귀보다 약간 더 잘 들었지만, 2,000Hz 이상에서는 그 정도가 덜했다.

록 음악을 하지 않는 60대 초반의 사람에게 내 결과는 이례적인 것이 아니다. 소음에 의한 청력 손실이 있는 사람 대다수가 높은 주파수에서 먼저 청력이 떨어진다. 많은 경우에 임계치는 약 4,000Hz에서 급격히 상승하다가 6,000Hz 혹은 8,000Hz에서 약간 개선된다(청력도의 선이 이 구간에서 뚝 떨어졌다가 다시 올라가기 때문에 '노치notch'로 알려진 패턴처럼 보인다. 움푹 팬 부분은 최초로 확인된 환자를 따라 때로는 '보일러공의 노치'라 불리기도 한다). 중년층이 시끄러운 술집과 붐비는 댄스 클럽, 떠들썩한 젊은이들로 가득한 대형 파티를 싫어하는 이유 중 하나가 중·고주파수 소리를 잘 듣지 못하기 때문이다. 이들은 고주파수 소리를 점차 들을 수 없게 되면서 다른 사람이 하는 말을 이해하기 힘들어 한다. 이것은 주로 자음이 모음보다 더 높은 음을 내기 때문이며 자음이 사라지면 문장은 엉망이 된다(예를 들면 "face the facts(사실을 직시하다)"를 "fake the stats(통계를 속이다)"와 구분하기 어렵게 된다). 이러한 종류의 청각 장애가 있는 사람에게 소리를 더 크게 내 말하는 것은 별 도움이 되지 않는다. 단지 볼륨을 높인다고 해서 전혀 들을 수 없는 소리가 들리는 것은 아니기 때문이다(음절이 모두 모음으로 끝나는 하와이어는 가벼운 청각 장애가 있는 사람들에게 유용할 수 있다). 어떤 사람의 목소리는 다른 사람의 목소리보다 더 알아듣기 쉽다. 내 오랜 골프 친구 해리의 목소리는 매우 낮은데, 저주파수 소리는 고주파수 소리보다 멀리 이동하기 때문에, 그의 목소리는 몹시 먼 거리까지 전달된다. 나는 언젠가 그가 자신의 골프 동료에게 내가 답을 아는 질문을 하는 것을 듣고 두 페어웨이(티와 그린 사이에 있는 손질된 잔디밭-옮긴이) 떨어진 곳에서 그에게 소리쳐 대답한 일이 있었다. 해리는 내가 전혀 들을 수 없는 톤으로 말하는 그의 동료에게 물었다. "내가 뭐라고 했는지 저 친구가 어떻게 알지?"

대다수 여성의 목소리는 해리보다 훨씬 높다. 이 점을 생각하면 나이 든 아내들이 왜 그렇게 나이 든 남편에게 공통으로 불만을 품는 건지 어느 정도 짐작할 수 있다. 나는 잘 듣지 못하는 할아버지에게 자신이 '할아버지 목소리'라고 이름 지은 목소리를 이용해 말을 건다는 여성의 이야기를 읽은 적이 있다. 그 목소리는 할아버지가 들을 수 있게 그녀가 의식적으로 톤을 낮춘 소리였다. 한편 저주파수에 집중된 청력 손실도 흔하진 않지만 있다. 거의 홀인원을 할 뻔했는데도 우리가 칭찬하지 않았다고 불평했던 내 골프 친구가 이에 해당한다. 아마 그래서 그는 그렇게 오랫동안 보청기를 쓰지 않았을 것이다. 그는 아내의 말을 언제나 그럭저럭 잘 알아듣는다. 그에 비해 고루하기 그지없는 동성 친구들의 말은 그에게 별로 중요하지 않은 듯했다.

나는 난청이 있지만, 진짜 문제라고 하기에는 가벼운 수준이다. 그래서 평범한 상황이었다면 분명히 청능사는 내게 보청기를 권하지 않았을 것이다. 하지만 나는 보청기를 조사하던 중이었기 때문에 스타키의 뮤즈Muse라는 제품을 한 쌍 맞췄다. 보청기는 나의 할머니가 쓰던 것처럼 귀 뒤에 안착시키는 형태였지만, 크기는 훨씬 작았다. 게다가 색깔도 더 다양했다. 내게 보청기를 맞춰 주는 여성이 여러 개의 보청기가 담긴 커다란 쟁반에서 내 머리 색과 어울리는 회색을 골랐다. "머리카락이 없으면 안경 색에 맞추기도 해요." 그녀가 말했다. 코팅된 선은 수신기(오른쪽은 빨간색, 왼쪽은 파란색)로 연결된다. (이를 두고 다른 스타키 직원은 내게 이렇게 말하기도 했다. "40년이 지났는데도, 저는 아직 오른쪽과 빨강은 'r'로 시작한다고 마음속으로 되뇌죠.")

길이가 약 0.5인치(약 1.3㎝), 지름이 부엌용 성냥의 지름만 한 각 수신기는 내 귓속으로 바로 들어간다. 직원이 내게 준 수신기는 끝이 작아서 귓속을 완전히 채우지 않았다. 그녀는 끝이 작아야 내가 "통 속에 머리"를 집어넣은 듯한 느낌이 들지 않을 것이라고 말했다. 귀가 완전히 막히면 그 안에 있는 소리의 탈출로가 없어져서 소리가 이리저리 튕기기 때문이다. 이를 '폐쇄 효과occlusion effect'라 부른다.

내게 보청기가 생기자 청능사가 나를 사무실로 데려가 데스크톱 컴퓨터로 내가 볼 수 없는 무언가를 하며 보청기를 조정했다. 그녀는 내 이명을 감추기 위해 두 개의 감지하기 힘든 음을 보청기에 추가했다. 나는 귀 뒤의 보청기 버튼을 눌러서 하나 또는 다른 하나를 선택하거나 아무것도 선택하지 않을 수 있었다. 그녀는 내게 작은 칫솔을 이용해 보청기를 청소하는 방법과 배터리를 가는 방법을 보여 주었는데, 배터리의 크기는 할머니가 사용하던 것보다 훨씬 작았다. 청능사는 내게 케이스, 건조제가 일부 채워진 보관통, 주황색 이쑤시개처럼 보이지만 실은 일회용 귀지 필터 청소 도구가 들어 있는 통을 주었다. 보청기를 처음 착용했을 때 나는 내 목소리가 좀 짜증스럽게 느껴졌다. 그러다 페이지 넘기는 소리, 문이 삐걱대는 소리, 내 바지에서 나는 놀라울 정도로 다양한 소리도 더 인식하게 되었다. 청능사는 뇌가 낯선 입력을 받아들이는 데 적응해야 하고, 보청기에 익숙해지는 데 한 달 정도 걸리며, 따라서 포기하지 않는 것이 중요하다고 말했다.

진작 시작했어야 하는 때보다 더 오랜 시간이 지난 후에 청력 손실에 대한 조치를 시작한 사람이라면 그 개선 효과가 극적일 수 있다. 귀가 나쁜데도 70세가 되고 나서야 보청기를 맞춘 내 친구는 이메일로 내게 말했다. "어젯밤에 동생 둘과 처제와 함께 아주 시끄러운 술집에 갔었다네. 나는 시끄러운 장소에서 내 보청기를 처음으로 시험해 봤지. 동생 한 명과 먼저 술집에 들어가서 다른 동생과 처제를 기다리고 있는데, 동생 말소리뿐 아니라 거기 있던 사람들이 하는 얘기까지 다 들리더군. 그래서 동생에게 지금 청각 장애인을 대하듯 말하고 있는지 아니면 그냥 시끄러운 술집에서 늘 하듯 말하고 있는지 물었지. 그랬더니 확실히 두 번째라고 하더라고. 그러고 다른 동생과 처제가 도착했을 때도 그들이 말하는 소리가 어찌나 잘 들리던지 난 너무 놀라서 같은 질문을 할 수밖에 없었다네. 그런데 이번에도 같은 대답이 나왔지!"

2018년, 한 레딧Reddit(미국의 유명 소셜 웹사이트-옮긴이) 사용자가 난청이 있는 레딧 사용자들에게 보청기나 인공 귀 이식을 하고 난 후 처음에 그들을 가장 놀라게 한 것이 무엇인지 물었다. 대답은 이러했다. 방귀, 변기 물 내려가는 소리, 오줌 누는 소리, 냉장고, 햇빛은 소리를 내지 않는다는 사실, 내리는 비는 소리가 나지만 내리는 눈은 소리가 나지 않는다는 사실, 짜증스러운 키보드 소리와 사무실의 평범한 소음들, 옷끼리 부딪치는 소리, 보청기 마이크 바로 옆을 스치는 머리 빗질 소리, 나이프나 포크가 접시를 긁는 소리, 시계 소리, 상어의 고요함, 비교적 조용한 장식장의 경첩, 성대모사는 진심과 빈정댐을 구분하는 데 사용될 수 있다는 것, 불은 연속된 폭발음처럼 들리지 않는다는 것, 목소리가 다 같진 않다는 것, 노래에 명료한 가사가 있다는 것, 음악에는 베이스라인 이상의 것이 있다는 것, 식료품점에 배경 음악이 흐른다는 것, 그리고 "이상하게도 정말 소리가 날 것만 같은데 여성의 가슴에서 소리가 나지 않는다는 것"이었다.

한편 갑자기 들을 수 있게 된 사람들은 이따금 안 들릴 때의 평온함을 그리워한다. 레딧에 올라온 같은 질문에 한 여성은 그녀의 할머니가 양쪽 귀에 인공 귀 이식술을 받고 난 후 "연못의 개구리들이 도무지 입을 다물지 않는 바람에 더는 연못가에 앉아 책을 읽을 수 없게 되어 엄청 화를 냈다."라고 대답했다. 또 이런 대답도 있었다. "아내는 오랫동안 보청기 사용을 거부했죠. 그리고 우린 4차선 고속도로가 뒤에 있는 집을 샀어요. 전 꽤 소음을 잘 견뎠습니다. 그러다 아내가 새 보청기를 장만하고 집에 왔을 때, 그녀는 뒷마당에 갔다가 돌아와 제게 묻더군요. '대체 이 집을 왜 산 거야?'"

스타키의 회장이자 주 소유자인 윌리엄 오스틴William F. Austin은 1942년 미주리 주 닉사에서 태어났다. 그는 미네소타 의대에 다니면서 부업으로 삼촌이 운영하는 작은 보청기 수리점에서 일했다. 수리점에서 일하던 중, 그는 사람들이 더 잘 듣도록 돕는 것이 의술을 업으로 하는 것보다 인류에 더 도움이 될 것이라 결정하고 학교를 그만두었다. 1970년, 그는 당시 귓구멍에 맞춰 끼우는 플라스틱 보청기 부품인 귓본을 제조하던 작은 회사인 스타키 연구소를 1만 3,000달러에 인수했다. 몇 달 후 그는 커스텀 마스터Custom Master라는 모델로 직접 보청기를 만들기 시작했다.

오스틴은 감이 좋은 판매자였다. 그는 초기에 몇 가지 획기적인 아이디어를 냈는데, 그중에서도 90일 무료 체험과 1년 품질 보증 같은 것들은 나중에 다른 회사들이 따라 하기도 했다. 1983년, 레이건 대통령이 스타키 보청기를 착용한 모습이 대중에게 공개되면서 오스틴은 엄청난 마케팅 효과를 얻었다. 당시 〈뉴욕타임스〉는 다음과 같이 보도했다. "백악관 관계자는 이미 레이건 대통령이 마치 안경처럼 자유자재로 보청기를 꼈다 빼는 습관을 들인 상태라고 전했으며, 대통령이 보좌관들에게 보청기를 주로 백악관에서 열리는 회의에서 사용할 것이라고 말했다고 전했다." 레이건의 청력이 안 좋아진 주요 원인은 그가 1930년대에 영화를 제작하던 중 누군가가 그의 오른쪽 귀 부근에서 발사했던 38구경 권총 때문으로 보인다. 레이건의 귀 주치의 존 윌리엄 하우스John William House(미국에서 여전히 가장 유명한 이과 진료소 중 하나인 하우스 클리닉House Clinic과 주요 연구 기관인 하우스 이어 연구소House Ear Institute를 설립한 하워드Howard의 동생)가 말했다. "대통령이 보청기를 착용하면 다른 사람들이 보청기를 통해 문제를 완화할 수 있다는 사실을 깨닫는 데 도움이 될 것입니다." 정말로 그랬다. 스타키의 매출은 거의 즉시 두 배로 뛰었고 다른 회사의 매출 역시 증가했다. 오스틴이 나중에 말했다. "눈 깜짝할 사이에 주문이 밀려들었죠. 우리는 보청기를 천장까지 쌓아 놓았습니다." 회사는 빠른 속도로 다른 나라까지 확장되었다.

현대식 보청기와 비교하면 로널드 레이건이 처음 쓴 보청기는 당시의 모든 보청기가 그랬던 것처럼 기술 면에서 원시적이었다. 트랜지스터와 배터리 성능의 개선으로 보청기는 좀 더 감추기 쉬워지고 착용하기 편해졌지만, 여전히 아날로그 장치였고, 축음기처럼 소리를 크게 내는 것 이상의 일은 하지 않았다. 그러다 반도체와 디지털 신호 처리 기술의 발전으로 새로운 가능성이 열렸다. 1990년대 중반부터 마이크로프로세서가 빠른 속도로 크기가 줄고 성능이 좋아지면서 마침내 두 제조사에서 최초의 디지털 보청기가 나왔다. 디지털 보청기의 장점은 희미한 신호를 선명하게 하고 이득이 필요한 주파수 범위에 정확한 양의 이득을 가함으로써 아날로그 보청기보다 더 섬세하게 소리를 조작할 수 있다는 것이었다.

이러한 기술 혁명이 시작되자 미네소타대학의 청각학 교수인 다이앤 밴 태슬Dianne Van Tasell은 자신의 경력에 변화를 주기로 했다. 그녀는 보청기와 보청기 신호 처리 과정을 가르치고 있었다. 그녀가 내게 말했다. "전 실제로 해 보지 않고 이런저런 말만 하는 사람들에게 질린 상태였습니다." 그녀는 약간만 알고 있었던 스타키의 사장 제리 루지카Jerry Ruzicka를 만나 스타키가 새로운 디지털 기술을 들여와야 한다고 말했다. "스타키와 다른 회사들은 아날로그 보청기를 만드는 일에 만족하고 있었죠." 그녀가 내게 말했다. "그러한 보청기 제조에 필요한 도구와 설비에도 많은 투자를 한 상태였고요. 스타키는 '글쎄, 그런 디지털 물건은 그냥 지나가는 유행일 뿐이야!' 하고 생각하는 회사 중 하나였어요. 그래서 전 제리에게 스타키가 잘못된 내기를 하고 있다고, 곧 다른 이들에게 당하고 말 거라고 했죠. 그리고 스타키가 저를 고용해서 제가 고용하고 싶은 사람을 고용하게 해 주면 자체적으로 디지털 보청기를 개발하겠다고 말했습니다." 제리가 동의했고, 그렇게 밴 태슬은 스타키에서 정규직으로 일하게 되었다.

"물론 그 일이 얼마나 힘들지는 몰랐어요." 그녀가 말을 이었다. "보청기는 기술적으로 정말 경이로운 물건이죠. 처음 스타키에서 일을 시작했을 때 우리는 텍사스 인스트루먼츠Texas Instruments를 방문해 그들에게 디지털 보청기 솔루션을 찾고 있다고, 우리는 당신들이 엄청난 단위로 칩을 만든다는 사실을 알고 있다고, 우리를 위해 기성 칩을 맞춤제작 해 주길 원한다고 말했어요. 그들은 기꺼이 그 일을 하려고 했지만, 우리가 필요한 칩의 크기와 전력량을 이야기하자 이러더군요. '뭐라고요? 농담하시는 거죠!'" 보청기의 문제는 모든 부품이 아주 작아야 하는 동시에, 소형 배터리에서 나오는 전류로 하루에 10시간은 동작해야 한다는 것이다. 그런데 사용자들은 이 소형 배터리가 최소 일주일은 지속되길 기대한다. "그들이 그런 칩은 없다고 하더군요." 밴 태슬이 말했다. "그래서 보청기 회사들이 자체적으로 저전력 칩을 개발하는 데 그처럼 엄청난 돈을 투자해 온 거예요. 그래서 지금 누구보다도 저전력에 관해 잘 알고 있는 거고요." 스타키가 첫 디지털 보청기를 개발하기까지는 5년이 걸렸고, 그 프로젝트가 끝나자 밴 태슬은 스타키를 떠났다. 그녀가 해내려고 한 것을 해냈기 때문이기도 했고, 또 회사에 대한 환상이 깨졌기 때문이기도 했다.

보청기 조정이 끝나자마자 나는 스타키를 생산하는 곳을 둘러보게 되었다. 그곳은 공장이라기보다는 평범한 사무실에 가까웠고, 많은 사람이 허리 높이의 칸막이가 세워진 곳에서 책상 위에 놓인 컴퓨터 모니터 앞에 앉아 있었다. 안내를 맡은 사람은 스타키에서 40년을 일한 브루스 스웬슨Bruce Swenson이었다. "생산은 실제로 저쪽 끝에서 시작됩니다." 스웬슨이 말했다. 그래서 우리는 그곳부터 투어를 시작했다.

내 보청기는 '기성품'이다. 내 보청기를 조립해 준 사람은 이미 다양한 크기로 만들어진 많은 보청기 이어텁 중 하나를 골랐다. 이에 반해, 많은 사람이 착용하는 귓구멍을 완전히 채우는 보청기는 청각 장애가 심한 사람들을 위한 것으로, 환자의 귀에 끈끈한 물질을 주입해서 만든 실리콘 본으로 맞춤 제작한다. 이 귓본은 작은 헨리 무어Henry Moore 조각상 혹은 촘촘하게 짜낸 치약 더미처럼 보인다. 두 개의 귓구멍은 정확히 똑같지 않으며, 모양도 원통형과는 거리가 멀다. 귓구멍이 좀 특이하게 생긴 사람들은 가끔 공장에서 바로 본을 만들기 위해 미니애폴리스로 간다. 그리고 페덱스가 매일 아침 전 세계에 있는 청능사의 사무실로부터 나머지 귓본을 배달한다. 주문은 물건이 도착한 날을 기준으로 색깔로 구분되며, 스타키에서 조립하는 사람들은 모든 주문을 4일 이내에 처리하는 것을 목표로 24시간 3교대로 일한다.

보청기 제조사는 한때 물리적인 귓본을 가지고 직접 작업했다. "저희는 이것을 자르고, 갈고, 고치고, 세부 작업을 하고, 코팅 재료에 담갔었죠." 스웬슨이 말했다. "많은 노동력이 필요한 과정이었고 개인적인 작업이었습니다. 하지만 이 작업을 두 번 연속 같은 식으로 해 본 적은 없습니다. 만약 개가 사용자의 보청기를 삼키면, 사용자는 이전 본이 아닌 다른 본을 보내야 했죠." 실리콘은 시간이 흐를수록 줄어들었던 이전의 주입 재료보다 일관된 결과를 보여주긴 했지만, 변동성은 여전히 많았다.

지금은 모든 성형이 디지털식으로 가능하다(본을 디지털로 뜨는 시스템도 있지만, 아직 가격이 비싸고 완전히 믿을 만한 것도 아니어서 아직 실리콘을 대체하지 못했다). 귓본은 우유병 뚜껑만 한 크기의 받침대 위에 장착되어, 3차원 레이저 스캐너(위에 컴퓨터 모니터가 달린 자그마한 금속 상자) 안에 놓였다. 스웬슨이 말했다. "돌리고, 떨어뜨리고, 돌리고, 떨어뜨리고. 스캐너가 양쪽 귀의 본을 동시에 스캔하고 나면, 저희는 2분 안에 그 결과를 디지털 파일로 얻을 수 있죠." 스타키는 1991년부터 디지털 모형화로의 전환을 연구했는데, 실제 작업 환경을 구축하는 데는 그로부터 12년이 더 걸렸다. "요즘은 모두 3D 프린팅을 들어 봤겠지만, 그때만 해도 그건 〈스타워즈〉에나 나올 법한 기술이었습니다." 스웬슨이 말했다. "디지털 전환이 다 끝났을 때, 저희는 수작업하던 기술자들이 소프트웨어 프로그램으로 정확히 같은 기술을 사용해 정확히 같은 일을 하도록 재교육했죠. 덕분에 이제 그들은 옷에 먼지 하나 묻히지 않고 퇴근한답니다." 스타키는 만약의 경우를 대비해 실리콘 귓본을 보관하지만, 모든 작업은 디지털 파일로 이루어진다. 이들은 기본적으로 포토샵프로그램을 이용해 이미지를 자르고, 형상화하고, 조작한다. 목표는 사용자에게 편하게 맞을 뿐 아니라 모든 필요한 전자 부품을 수용할 수 있는 보청기 외형을 만드는 것이다.

나는 스캔한 누군가의 귓구멍 이미지를 컴퓨터 화면에서 회전시키고 있던 다른 기술자 뒤에 섰다. "다양한 조각 도구를 이용해 결함이 있는 부분을 바로잡거나 고칠 수 있죠." 그가 말했다. 실리콘이 닿지 않는 귓구멍의 구석구석은 공기 방울로 채워진다. "대부분의 결점은 눈에 잘 띕니다. 실리콘이 귀 표면에 닿았다면, 피부 구조를 확인할 수 있죠. 여기 있는 모공처럼요. 하지만 실리콘이 공기에만 닿았다면 유리처럼 반짝거리는 이미지만 볼 수 있어요. 게다가 일직선으로 뻗은 귓구멍은 어디에도 없답니다. 따라서 화면에서 일직선과 급격한 하락이 확인되면 저희는 본에서 무언가가 잘못되었다는 것을 알게 되죠." 기술자는 화면 가장자리에 있는 리본에서 선택한 가상 도구를 이용해 공기 방울 때문에 생긴 오목한 곳을 채우고, 또 다른 도구를 이용해 통풍구 역할을 할 통풍관을 하나 만들었다. 그리고 마우스로 필요한 전자 부품을 나타내는 상자 모양의 틀을 만들었다. 그러고는 틀을 약간 기울여 간신히 부품을 넣을 공간을 찾아냈다. 다음으로 마치 3차원 나침반처럼 방향 축 이미지를 떠올리게 하는 아이콘을 클릭해 모든 것이 올바른 방향을 가리키는지 확인할 수 있었다. "이제 저는 이어팁에 대한 상세 작업을 할 겁니다." 그가 말했다. 그는 이어팁이 고막과 부딪치지 않도록 조각 도구를 이용해 끝부분의 재료를 조금 깎았다. "저희는 기본적으로 가상세계에서 보청기를 만든 다음, 실제 세계로 나가서 그다음 작업을 하죠."

작업이 끝나자 그는 자신이 작업하던 파일을 저장한 다음 생산팀으로 보내 디지털 외형이 물리적 외형으로 바뀔 수 있도록 했다. 스웬슨은 그 일이 진행되는 장소를 내게 보여 주었다. 형광등, 베이지색 벽, 베이지색 바닥, 냉장고 크기만 한 베이지색 기계 등 그곳은 꼭 복사실처럼 보였다. 알고 보니 그 기계들은 사우스캐롤라이나의 한 회사에서 만든 3D 프린터였다. 프린터의 30㎝ 정도 앞에는 노란색과 검은색이 섞인 경고 테이프가 바닥에 붙어 있었다. 내용은 만약 작동하는 기계 중 하나에라도 부딪치면 전체 보청기 외형이 망가질 위험이 있으니, 방문객은 뒤로 물러서 있으라는 것이었다.

각각의 기계 안에서는 구불구불한 파란 빛이 투명한 액체가 담긴 통의 표면 위를 춤을 추듯 움직이고 있었다. 스웬슨이 설명하길, 그 빛은 자외선 레이저 빔이며, 액체는 빛에 노출되면 굳어지는 레진이라고 했다(내게도 이와 같은 종류의 레진이 집에 있는데 한쪽 끝에 자외선 전구가 달린, 펜처럼 생긴 용기 안에 들어 있다. 최근에 나는 아내의 푸드 프로세서 통에 생긴 미세한 금에 이 레진을 발라주었다). 레이저는 아래부터 위로, 단면별로, 한 번에 한 개씩 아주 얇은 층을 쌓으며 보청기 외형을 만들고 있었다. 우리가 보고 있던 기계에는 15개의 보청기 외형이 들어 있었는데, 스웬슨은 그것이 60% 정도 완성된 것이라고 했다. 레이저가 통을 가로질러 완전히 한 번 통과하자 단이 약간 아래로 내려갔다. 그다음 와이퍼가 레진의 표면을 지나가며 공기 방울을 제거하고 형성되는 외형의 가장 위 표면을 다시 적시자, 레이저가 다시 움직였다. “레이저는 400번에서 450번 이동합니다.” 스웬슨이 말했다. “외형이 완성되면, 단은 다시 레진 밖으로 올라오죠. 한 번 이렇게 만드는 데 대략 한 시간 반이 걸려요.” (내가 방문했을 때, 스타키는 레이저가 아닌 LED가 적용된 기계로 시스템을 업그레이드하는 것을 계획 중이었다. 이렇게 되면 비용을 절감하는 것도, 투명하지 않은 색상의 외형을 만드는 것도 가능해진다.)

내가 3D 프린터를 처음 본 것은 2006년 런던에 있는 영국의 한 기술 회사 본사에서였다. 엔지니어들은 그들이 작업 중이던 구조물의 물리적 모형을 만드는 데 3D 프린터를 사용했다. 그런데 엔지니어들이 이 장비를 쓰는 것을 너무 좋아해서 회사는 여러 규칙을 적용해야 했다. 업계에서 3D 프린팅을 활용하는 주된 이유는 소위 빠른 프로토타이핑 때문이다. 새로운 제품을 만들려고 하는데 필요한 부품이 서랍 안에 없거나 아마존에서 구할 수 없을 때 컴퓨터가 설계를 도와주는 프로그램으로 필요한 것을 그리면 책상을 떠나지 않고도 순식간에 필요한 물건을 얻을 수 있다. 3D 프린터의 가격은 3D 프린터를 갖춘 회사가 예전처럼 많은 규칙을 내걸지 않을 정도로 내려가긴 했지만(심지어 형편없는 TV 가격보다 저렴한 가격으로 가정용 모델을 살 수도 있다), 3D 프린팅은 크거나 복잡한 것 혹은 상당한 양의 물건을 만들기에 아직 비싼 방법이다. 하지만 이는 맞춤 보청기를 제작하기에는 이상적이다.

"저희가 사용하는 프린팅 기술은 틀니와 크라운을 만들기 위해 치과학에서 처음 사용되었던 기술입니다." 스웬슨이 말했다. "역사적으로 청각 산업은 치과 산업이 먼저 길을 찾아 나가도록 했죠. 그들이 모든 생체적합성 검사를 마치면 우린 그것을 가져다 쓰는 식이었어요." 치과 기구와 보청기는 요구 사항이 비슷하다. 둘 다 크기가 작아야 하고, 정확하게 만들어져야 하고, 생물학적으로 중성이어야 하며, 인간의 구멍 안에서 살아남아야 한다.

보청기 외형이 완성되면, 회사에서 가장 경험이 많은 일부 근로자들이(대다수가 20년 이상 같은 일을 했다) 최종적으로 모양을 확인하고 전자 부품을 설치한다. 그들의 감독관이 내게 말했다. "이 일을 하는 사람들은 완성된 외형을 바퀴 모양의 기구에 대고 최대한 얇게 보청기를 만듭니다. 왜냐하면 아무도 보청기를 드러내고 싶어 하지는 않으니까요. 그렇죠?" 가장 까다로운 작업은 내부 부품을 설치하고 모든 선을 연결하는 일이었다. 그가 말했다. "실제로 이들은 듣기와 관련된 부품을 직접 수신기에 꽂습니다. 그런 다음 기계적인 되먹임 소리나 기계적인 휘파람 소리가 나지 않도록 정확히 딱 맞는 위치를 찾아 수신기를 앞뒤로 아주 조금씩 움직이죠."

아주 작은 모델을 제외하고 거의 모든 모델에 쓰이며 청각 장애가 있는 많은 사람에게 유용한 보청기 부품은 텔레코일(보청기에 수화기를 갖다 댈 때 생기는 하울링을 방지하기 위한 코일-옮긴이) 혹은 T코일이라는 것인데, 이 부품은 특정 상황에서 독립된 음원으로 동작하는 작은 구리 안테나이다. T코일은 처음에 사용자가 쉽게 전화기를 사용할 수 있게 하려는 목적으로 보청기에 추가되었다. T코일이 켜지면 전화기로부터 직접 수신되는 전자기 신호를 위해 보청기의 마이크가 동작하지 않는다. 오늘날 T코일은 많은 TV 제품을 포함해 다른 기기들과도 함께 동작하며, 오디오 유도 루프(T코일이 설치된 기기로 신호를 직접 보내는 안테나)가 설치된 공공장소에서도 동작한다. 예를 들어 유도 루프가 설치된 극장에서 연극을 볼 때, 보청기에서 T코일 기능을 켜면(자동으로 전환되도록 설정되어 있지 않다면) 두 줄 앞에서 누가 기침하는 소리나 속삭이는 소리가 아닌 무대 위에서 들려오는 말만 또렷이 들린다.

그날 늦게 나는 제이슨과 엘리자베스 갤스터(회사 내 꽤 많은 부부 중 한 쌍)의 안내로 스타키의 주 연구소를 둘러보았다. 제이슨은 청각학 연구실의 상급 관리자였고, 엘리자베스는 연구직 청능사였다. 그들은 스타키가 아닌 둘이 석사 학위를 받은 밴더빌트Vanderbilt에서 만났는데, 둘 다 이명에 관심이 있었다. 제이슨은 이명을 직접 겪고 있었고, 엘리자베스는 이명을 가리는 스타키의 제품 개발에 참여하고 있었다. 그 제품 중 하나가 나 역시 일할 때 가끔 쓰는 스타키 릴랙스Starkey Relax라는 스마트폰 앱이다. 이 앱은 이명을 가리는 다음과 같은 12개의 소리를 제공한다. 차임벨, 열대 우림, 파도, 비, 마림바, 어쿠스틱 기타, 수다, 폭우, 자연, 떨리는 선풍기, 탁탁 소리를 내는 불, 스타키 안정음(스타키 보청기에서 이용할 수 있는 이명 완화 옵션과 비슷한 백색 소음의 일종). 이 모든 소리는 볼륨, 음높이, 변동률의 조정이 가능하고, 어느 한 소리가 지겨워지면 다른 소리로 바꿀 수 있다. 게다가 자신만의 소리 파일을 만드는 것도 가능하다. 정말 굉장하다.

"제가 청각학과 지금 하는 일에 끌린 이유는 항상 소리에 마음을 사로잡혀 있었기 때문이죠." 제이슨이 말했다. "철없던 저는 열여섯 살에 카오디오를 더 큰 것으로 바꾸고, 또 얼마 안 있다 더 큰 것으로 바꾸고를 반복했죠. 선생님께서는 반 마일이나 떨어진 거리에서 자동차가 질주하는 소리를 분명히 들어본 적이 있으실 거예요. 흠, 왠지 열여섯 살에는 그게 아주 멋지다고 생각했거든요. 전 귀를 혹사했죠." 그것이 대략 25년 전의 일이었다. "지금 제 청력 임계치는 꽤 정상이지만, 귀울림은 계속되고 있답니다." 그는 잘 때 선풍기를 켜놓고 잔다.

갤스터는 나를 기다란 벽 쪽으로 안내했다. 벽에는 그들 자신이 받은 것을 포함해 스타키 직원들이 받은 특허 사본들이 가득했다. 그러다 우리는 바쁜 사람들이 잔뜩 모여 있는 아주 크고 천장이 높은 방을 들여다보게 되었다. "이 방은 현대판 대학 연구실입니다." 제이슨이 말했다. "제가 대학에 다닐 때 환경이 바로 이랬어요. 벽을 따라 엄청나게 많은 장비가 줄지어 있었다는 점만 빼면요. 지금 우리는 그 모든 장비를 데스크톱 컴퓨터 안으로 꾸려 넣은 단계까지 발전했죠."

우리는 받침대 위에 놓인 십여 대의 확성기가 사무실 의자 하나를 빙 둘러싸고 있는 방에서 멈췄다. 확성기들은 지름이 약 12피트(약 3.7m)되는 원형으로 배열되어 있었고, 벽은 방음재로 덮여 있었다. "이곳은 저희가 환자 중 한 명을 데려와 시험을 진행하는 곳입니다." 그가 말했다. "이 스피커들을 이용해 아주 복잡한 소음 환경을 시뮬레이션할 수 있죠. 저희는 사람들에게 이처럼 동적인 청취 환경에서 말을 이해하거나 다른 일을 완성하도록 요청합니다." 먼 벽에는 보통 시험 대상자들에게 지시하는 용도로 사용되는 화면이 하나 설치되어 있었는데, 당시 그 화면에는 방음재 한 장이 덮여 있었다. 제이슨이 말했다. "저희는 항상 매우 미세하게 음향을 조절하지만, 어떤 시험에서는 텔레비전 화면에서 튕겨 나오는 음향 반사가 너무 강해서 화면에 방음재를 대야 하죠."

다른 방에서는 보청기가 귓구멍 안팎에서의 다양한 적대적 환경을 재현하는 스트레스에 노출되며 '가속된 노화'를 겪고 있었다. 이를테면 먼지처럼 날리는 탤크 구름에 장시간 노출되기, '소금기 있는 안개'가 자욱한 오븐에서 구워지기, 1m 높이의 폭포 바닥에 며칠간 잠겨 있기 등의 스트레스였다. 그 방의 뒤쪽에는 시험으로 인한 손상을 찾는 데 사용되는 주사형 전자현미경이 있었다. 엘리자베스가 말했다. "저희는 28일 안에 보청기를 5년 쓴 것처럼 만들 수 있죠." 이와 관련해 다른 스타키 직원이 나중에 내게 해 준 얘기가 있다. 그녀의 아버지가 나와 같은 뮤즈 보청기를 장만하고 보청기에 적응해 가던 어느 날, 그는 뜻하지 않게 보청기를 낀 채 샤워를 하러 들어갔다. 그는 그 사실을 깨닫고 당황해서 보청기를 샤워부스 밖으로 던졌지만, 보청기가 그만 변기 안에 빠지고 말았다. 그는 다시 보청기를 꺼냈는데, 그런데도 보청기는 괜찮았다.

요즘은 많은 보청기에 블루투스 무선 기술이 적용되어, 헤드폰 대신 보청기로 음악을 듣고 TV를 보고 전화를 받는 것이 가능해졌다. 우리 누나의 보청기는 블루투스 기술이 적용된 최초의 보청기 중 하나다. 하지만 블루투스를 동작시키기 위해서는 듣고 싶은 기기의 오디오 신호를 받아 보청기로 전달하는 작은 장치를 목에 걸어야 한다. 이 장치가 필요한 이유는 보청기에 사용되는 블루투스 버전이 그렇게 강력하지 않기 때문이다. "보청기는 여러분이 접하는 다른 어떤 무선기기보다 강도가 약합니다." 갤스터가 말했다. 보청기는 아스피린 한 알만 한 크기의 1.45V 배터리로 일주일간 동작해야 한다. 게다가 특히 이 정도로 전력 수준이 낮으면 머리와 몸은 전파를 흡수하는 스펀지처럼 작용해 (예를 들면) 왼쪽 귀의 보청기와 오른쪽 주머니에 있는 아이폰 사이의 통신을 차단한다.

좀 더 최근에 나온 블루투스 보청기는 목에 거는 장치가 없어도 된다. 제이슨은 내게 한 모델의 내부 안테나를 보여 주었다. 안테나는 고리 모양의 동박으로 만들어져 있었는데, 마치 한 마리의 금속 나비처럼 보였다. "안테나는 보청기의 내부를 감싸 여러분이 오른쪽과 왼쪽을 구분하게 합니다." 그가 말했다. "안테나는 우리가 왜 이 물건들을 자체적으로 개발해야 하는지 보여 주는 좋은 예죠. 우리가 개발을 안 하면 이 물건들은 지금 없을 테니까요." 연구소의 다른 구역에서 그는 안테나를 개발하는 데 사용됐던 아주 커다란 상자처럼 생긴 장비실을 보여 주었다. 밖에서 보면 마치 냉동창고처럼 보이는 전파 무반사실이었다. 무반사실 내부의 벽과 바닥, 천장은 탄소 기반 발포 고무로 된 피라미드 모양의 콘으로 촘촘히 덮여 있었는데 흡사 초대형 달걀판 같았다. 콘은 무반사실 안에서 동작하는 모든 송신 기기의 전파를 흡수해 신호가 벽과 바닥, 천장에서 울리는 것을 방지한다. "전 이곳을 스타게이트Stargate라고 부르죠." 그가 말했다.

나는 안으로 들어가 보았다. 무반사실은 콘이 음파까지 흡수해 소름이 끼칠 정도로 조용했다. 방의 중간쯤에는 마치 받침대 위의 흉상처럼, 사람 키만 한 스탠드에 귀가 달린 노란색 플라스틱 머리가 장착되어 있었다. 머리의 별명은 호머Homer였다. "호머 안에는 사람 머리의 주파수 특성을 모방한 젤이 들어 있습니다." 제이슨이 말했다. 호머는 호머를 조정하기 위해 사용되는 레이저와 센서 들로 둘러싸여 있었다. 그리고 무반사실 밖에서 기술자 한 명이 호머에게 전파를 쏘아 어떤 신호가 차단되고 어떤 신호가 통과되는지를 확인했다. 무반사실 밖에 있는 네 개의 커다란 모니터에 다양한 형태로 울긋불긋한 패턴들이 비쳤다. 제이슨이 말했다. "여기를 보시면 저희가 측정하는 것이 무엇인지 보실 수 있습니다." 그는 패턴의 모양이 사실상 원형인 한 모니터를 가리켰는데, 이는 모든 신호가 그들의 목표물에 도달하고 있음을 뜻했다. "이러한 모습은 본질적으로 보청기가 우주에 떠 있을 때나 볼 수 있는 그림이죠." 그가 말했다. 나머지 세 모니터는 호머가 받는 다양한 간섭 정도를 나타내는 식으로 변형된 패턴을 보여 주었다. 제이슨은 이러한 실험이 중요한 이유가 블루투스 신호를 몸으로 보내려고 할 때 "머리가 문제가 되기" 때문이라고 했다.

제이슨은 스타키에서 실시한 연구 중에 보청기로 해결할 수 있는 청각 장애와 해결할 수 없는 청각 장애에 관한 내용도 있다고 말했다. 이들이 관심을 가진 영역 중 하나는 사람들이 말을 이해하는데 시각적 단서를 얼마나 활용하느냐에 관한 것이었다. 그는 연구 결과 청력이 좋은 사람도 무의식적으로 입술을 읽으며 이것이 전체 이해력의 20%까지 기여한다는 사실이 밝혀졌다고 말했다. 이를 증명하기 위해 그는 자신의 입술을 종이로 가렸다. "시각적 단서를 얻을 수 없으면, 이런 행위만으로도 듣기가 어려워지고 더 큰 노력이 필요하게 됩니다." 그가 말했다. "그러다 시각적 단서를 다시 찾으면" 그가 입술에서 종이를 뗐다. "그제야 편안해지는 거죠."

물론 이러한 단서를 얻으려면 듣는 사람은 말하는 사람의 입을 볼 수 있어야 한다. 내 친구 패티 막스Patty Marx가 말했다. "폴과 나는 우리 집에서 서로 같은 구역에 있을 때만 말을 걸 수 있다는 규칙을 정했지. 예를 들면 내가 침실에 있을 때 나는 부엌에 있는 폴에게 소리칠 수 없다네. 왜냐하면 우린 서로 다른 구역에 있으니까. 그러다 누군가가 규칙을 위반하면 '넌 내 구역에 없어.' 하고 조용히 이야기할 수 있지. 문제는 구역의 경계가 어딘지 서로 의견이 다르다는 거야. 게다가 항상 규칙도 어기고 말이지." 나의 누나도 아이들이 어렸을 때 이와 비슷한 규칙을 갖고 있었다. 아이들은 미니밴 뒤에 앉으면 절대 그녀에게 말을 걸 수 없었다.

청각 체계는 놀라울 정도로 시각 체계와 상호작용하며, 특정 상황에서 우리의 뇌는 시각을 통해 얻은 정보를 청각을 통해 얻은 정보보다 우선한다. 1976년, 아이가 말을 배우는 과정을 연구하던 해리 맥거크Harry McGurk와 존 맥도널드John MacDonald 그리고 영국의 연구원들은 우연히 다른 소리를 내는 화자의 오버 더빙 영상을 통해 사람들이 말소리를 다르게 인지할 수 있다는 사실을 발견했다. 구글에서 '맥거크 효과McGurk Effect'를 찾으면 리버사이드 캘리포니아 대학University of California, Riverside 심리학 교수 로렌스 로젠블룸Lawrence Rosenblum이 "바, 바, 바"라고 말할 때 "바, 바, 바"가 들리는 BBC의 영상을 볼 수 있다. 하지만 로젠블룸이 "파, 파, 파"라고 말하는 영상을 보면서 같은 오디오 클립을 들으면, 여러분은 오디오 클립이 바뀌지 않았는데도 "파, 파, 파"를 듣게 된다. 다른 많은 지각적 착각과 달리 이 효과는 여러분이 그 속임수를 알게 되어도 사라지지 않는다. 로젠블룸이 말했다. "지금까지 25년 동안 맥거크 효과를 연구하면서 셀 수 없이 여러 번 이 자극을 접해 왔지만, 전 아직도 그 효과를 경험하고 있습니다. 어쩔 수가 없죠." BBC 영상 일부에서 로젠블룸은 두 개로 나뉜 화면에 각각 등장하는데, 그가 '바'라고 말하는지 '파'라고 말하는지를 구분하는 것은 우리가 어느 화면을 보고 있느냐에 따라 달라진다. 그가 말했다. "언어 두뇌는 단지 보이는 정보를 받아들일 뿐 여러분이 어떤 외부 지식을 가져오든 상관하지 않습니다." BBC 영상의 유튜브 댓글 중 'Bozeman42'라는 사람은 영화 〈닥터 스트레인지러브Dr. Strangelove〉를 반복해 보면서 자신이 맥거크 효과를 경험했다는 사실을 깨달았다고 썼다. 케네디 대통령이 영화가 완성되기 직전에 암살되자, 영화 제작 후 스탠리 큐브릭은 슬림 피큰스Slim Pickens에게 그의 대사 중 하나에서 '댈러스'위에 '베가스'를 더빙하게 했다. Bozeman42는 "난 항상 '데가스Degas에서의 꽤 좋은 주말'을 들으며 그가 대사를 망쳤다고 생각했다. 정말 깜짝 놀랐다."라고 댓글에 썼다.

말의 전후 상황 또한 듣기에서 한 몫을 담당하며 이는 대다수가 생각하는 것보다 더 큰 역할을 한다. 꽤 조용한 방에서 당신이 당신에게 이야기하는 사람의 입을 볼 수 있어도, 그 사람이 하려는 이야기가 뭔지 미리 대략 알고 있다면, 아마 당신은 그 사람이 하는 말을 더욱더 이해하기 쉬울 것이다. 논리적이지 않은 말이나 갑작스러운 주제 변경은 대화를 더욱 이해하기 어렵게 한다. 매사추세츠 안이과 병원의 한 청능사는 내게 완전한 잡음처럼 들리는 음성 파일을 하나 들려 주었다. "당신이 이 내용을 전혀 알아듣지 못했다는 것을 증명할 과학적 연구 결과를 보여 드리죠." 그가 말했다. 그러고는 같은 파일의 왜곡되지 않은 버전을 들려주었다. 나는 그제야 내가 들은 것이 호머 심슨의 목소리였다는 사실을 깨달았다. 그리고 그가 다시 왜곡된 파일을 재생했을 때 나는 호머가 말하는 모든 내용을 이해할 수 있었다. "이런, 저 개는 나보다 교육을 더 많이 받았군. 저 개는 정말이지 슈퍼개라니까!"

"두뇌는 최고의 청각 기관이죠." 청능사가 설명했다. 듣는 능력이 떨어질수록 뇌는 더욱 열심히 일해야 한다. "청력을 잃은 사람들에게 우리가 할 수 있는 한 가지는 그들에게 작은 요령을 하나 가르치는 것이에요. 이를테면 당신은 '뭐라고요?'라고 되묻는 대신 '네, 좋아요. 두 시에 만납시다.'라고 이야기하는 겁니다. 그러면 전 '아니요, 전 세 시라고 말씀드렸어요.'라고 대답하죠. 그러니까 시간을 잘못 들었을 때 그런 식으로 말을 바꿔서 본인이 이해하지 못한 부분을 채우는 거예요. 그편이 '네?'라고 대답하는 것보다 좀 더 자연스럽죠."

청능사가 이번에는 다른 녹음파일을 재생했다. 이번 파일은 단순한 잡음이라기보다는 왜곡된 말처럼 들렸는데, 나는 여전히 내용을 전혀 이해하지 못했다. 그가 말했다. "단어 한 개를 말씀드릴게요, '잘라'." 그러고 그가 파일을 다시 틀자 나는 쉽게 "싹을 잘라 버려라(이 말을 한 사람은 〈앤디 그리피스 쇼The Andy Griffith Show〉의 TV 캐릭터 바니 파이프Barney Fife였는데, 청능사가 말해 주기 전까지는 몰랐다)."라는 말을 생각해 낼 수 있었다. "제가 한 단어(약간의 맥락)를 들려드리면, 전체 단어가 딱 제 자리를 찾아가죠." 그가 말했다. "학교에서도 청각에 문제가 있는 아이들에게 어휘 목록을 미리 주거나 수업 전에 한 장을 예습하게 하면 같은 효과를 볼 수 있습니다. 이건 AM 라디오로 음악을 듣는 것과 비슷해요. 우리는 아는 노래가 나오면 라디오 신호가 아무리 지지직거려도 음악을 즐길 수 있죠."

이 모든 사실은 기계에도 적용된다. 앤디 아론Andy Aaron은 IBM에서 일하는 연구원이다. 최근 몇 년 동안 그가 참여하고 있는 프로젝트 중 하나는 미국의 유명 퀴즈쇼 〈제퍼디Jeopardy!〉에서 승리한 IBM의 인공지능 기술인 왓슨Watson의 목소리를 만드는 일이다. "컴퓨터 음성 인식에는 두 가지 시스템이 있습니다." 아론이 내게 말했다. "우선 소리를 듣고 방금 들은 음소가 무엇인지 결정하는 음향 모델이 있습니다. 당신이 'school'이라고 말하면 이 음향 모델은 S_K_OO_L을 듣죠. 하지만 그것만으로는 충분치 않아요. 여기에는 언어 모델도 필요합니다. 왜냐하면 만약 M_AY_L을 말하는 경우, 기계가 당신이 'mail(우편)'을 말하는지 'male(남성)'을 말하는지 어떻게 알 수 있을까요? 기계는 문맥을 찾아 주변에 있는 단어들을 살펴봅니다. 문장에 '배달……'이라는 말이 나오면 컴퓨터는 당신이 'mail'을 말했다는 것을 알 수 있죠. 당신이 말할 때 컴퓨터는 모든 단어를 앞에 나온 단어들과 대조해 살펴봅니다. 또 다른 방법으로, 컴퓨터는 당신이 말하려는 것을 끊임없이 예측합니다. 예를 들어 당신이 '방금 ……에서 돌아왔어I just got back from the……'라고 이야기할 때, 컴퓨터는 다음에 올 확률이 높은 단어들의 목록(사무실, 병원, 회의)과 확률이 낮은 단어들의 목록(갔다, 주변에, 아마도)을 갖고 있죠." 심지어 인식의 정확도를 높이기 위해 말하는 사람의 입술 움직임까지 분석하는 컴퓨터 시스템도 있는데, 이러한 시스템이 필요한 이유는 사람이 맥락에서 벗어나는 소리를 해석하기 어려워하는 것처럼 기계도 이러한 문제를 어려워하기 때문이다. 아론이 말을 이었다. "임의의 단어로 문장을 구성하면, 음성 인식 프로그램은 앞으로 나올 단어를 예측할 수 없게 돼서 문장을 제대로 옮기지 못합니다."

보청기가 필요한 사람들이 보청기를 착용하면서 느끼는 장점 중 하나는 세상과의 상호작용이 육체적으로 덜 힘들어졌다는 것이다. 제이슨이 말했다. "이런 인식 이론이 있죠. 기본적으로 인간의 정신적 에너지는 한 잔의 물처럼 유한하며, 우리는 이 에너지를 다양한 활동들, 이를테면 차를 운전하고, 대화하고, 책을 읽는 등의 활동에 할당한다는 겁니다. 하지만 청력을 잃으면 단순히 듣는 데에도 많은 에너지가 필요해서, 하고자 하는 다른 일에 쏟을 에너지가 적어진다는 거죠."

그날 늦게 스타키의 최고마케팅경영자인 크리스 맥코믹Chris McCormick이 내게 2014년에 처음 소개된 스타키의 할로Halo 보청기

한 쌍을 보여 주었다. 할로 보청기에는 애플과 협력해 개발한 블루투스 기능이 적용되어 있어서 어떤 애플 기기의 오디오 파일이든 재생할 수 있다(애플의 엔지니어들은 이 정도로 낮은 전압을 다루는 데 익숙하지 않았기 때문에 생각보다 오랜 시간 동안 이 기능을 개발했다). 할로 보청기는 요즘 나오는 다른 많은 보청기와 마찬가지로 환경이 변하면 자동으로 설정이 바뀐다. 보청기는 붐비는 장소에서 대화할 때 바람 소음을 제거하고 음절 사이사이의 배경음을 줄인다. 또 스마트폰 앱과 연동해 사용할 수도 있다. 이 앱은 휴대전화의 가속도계가 차를 타고 이동하는 보청기 착용자를 감지하는 즉시 보청기를 맞춤형 자동차 모드로 전환한다. 맥코믹이 말했다. "스타벅스에 자주 간다면 그러한 특정 환경(바리스타가 커피콩을 갈고 손님들이 이야기하는 환경)에 맞도록 보청기를 미세하게 조정하고 위치 정보를 저장해 두면, 다음에 주차장에 들어섰을 때 보청기는 이전에 설정한 모드로 바뀌게 되죠." 또한 이 보청기에는 '보청기 찾기' 기능이 있어서 잃어버렸을 때 전화기 상에 나타나는 신호를 이용해 보청기의 위치를 찾을 수 있다. 바로 지난주에도 한 방문객이 이 기능을 이용해 스타키 셔틀버스에서 잃어버린 보청기를 찾았다.

맥코믹은 내게 스타키의 사운드렌즈 시너지SoundLens Synergy보청기도 보여 주었다. 각각의 보청기는 보청기를 구동시키는 배터리보다 겨우 조금 커 보였다. 마치 땅딸막하고 살찐 캔디콘candy corn(옥수수 시럽과 설탕으로 만든 사탕의 일종-옮긴이) 같았다. 그가 내게 보여준 모델은 블루투스 기능이 탑재되기에는 너무 작았지만, 귓속 깊숙이

들어갈 수 있었다. "많은 사람이 보청기가 겉으로 드러나는 걸 원하지 않죠." 그가 말했다. "아직 사람들이 신경 쓰는 겉치레 문제도 있고 해서, 우리는 완전히 보이지 않는 기기를 만듭니다. 한번 써 보시면 보청기가 귀에 하는 콘택트렌즈처럼 느껴질 거예요." 그는 보청기 한 짝을 귀에 밀어 넣고 고개를 옆으로 돌렸다. 나는 가까이에서 들여다보았지만, 보청기의 흔적조차 찾을 수 없었다. 그에게 그럼 보청기를 어떻게 빼느냐고 묻자 그는 나일론 필라멘트로 된 작은 선을 당겨 보청기를 빼는 모습을 보여 주었다. 그가 말했다. "끝에 공 모양의 작은 물체가 달린 낚싯줄 같은 건데, 사실상 부러질 수가 없는 거죠. 그 작은 선이 부러지기 전에 귀가 먼저 빠져버릴 수는 있어도요."

그 후로도 스타키는 신제품 몇 가지를 더 선보였다. 그중에 리비오Livio라는 보청기가 있는데, 스타키의 설명에 따르면 핏빗Fitbit처럼 안에 관성 센서가 들어 있어 '건강 점수'를 계산하는 전용 앱을 이용해 사용자의 걸음 수를 셀 뿐 아니라 '몸과 두뇌의 건강까지 모니터' 할 수 있다. 게다가 이 보청기는 27개의 외국어를 거의 동시에 번역할 수 있다고 한다. 비록 이 기능을 위해서는 스마트폰, 인터넷 연결, 구글 번역기의 우스꽝스러운 한계를 자주 인내할 필요가 있지만 말이다. 사용자는 보청기에서 실행과 관련된 몇 가지 설정을 할 수도 있다. 다시 말하지만, 여기에는 스마트폰의 도움이 필요하다.

보청기에 관한 실망스러운 사실 하나는, 마침내 청능사를 찾아가 수천 달러를 쓰기로 한사람이 대개 보청기를 쓰는 순간부터 짜증을 느낀다는 것이다. 그들은 몇 주 동안 자신의 멋진 보청기를 끼고 다니다가, 서랍 속에 넣어 두고 다신 손도 안 댄다거나, 잃어버리고 나서 다시 사지 않는다거나, 레이건 대통령이 처음에 그랬듯 어쩌다 한 번 착용하고 만다. 그럴 때 그들이 화를 내는 이유는 보청기가 걸음 수를 세지 않아서, 파리의 택시 운전사와 대화하는 데 도움이 되지 않아서가 아니다. 그들은 보청기가 자신들이 진짜로 관심을 두는 일, 즉 더 잘 들리게 하는 일을 제대로 하지 못해서 화를 낸다.

나는 내 보청기를 받고 난 후 하루 이틀이 지나서야 보청기에서 뭔가 짜증스러운 소리가 난다는 사실을 발견했다. 보청기는 조용한 환경에 있을 때 쉬— 하는 소리를 계속 낸다. 이 소리는 손가락 꺾는 소리, 키보드 소리, 불 켜는 소리, 책 페이지를 넘기는 소리 등 갑작스러운 소음과 반응하면 그 크기가 약간 커진다. 이유는 보청기가 감도를 높여 침묵에 대응하고 있다가, 감도를 낮춰 빠르게(동시에는 아님) 소음에 대응하기 때문이다. 그 결과 잠깐의 지연 후 각 소리에 반응해 크기가 약간 커진 쉬— 하는 소리가 계속 배경음으로 깔리게 된다. 나는 이 소리를 비교적 조용한 환경에 있을 때만 알아차리며, 내 청력이 지금보다 더 안 좋아진다면 아마 전혀 알아차리지 못할 것이다. 하지만 이 소리는 보청기가 도움이 될 환경에서도 보청기를 끼고 싶지 않을 만큼 나를 괴롭힌다.

사람들이 보청기에 실망하는 가장 일반적인 이유는 제일 비싼 보청기조차도 안경이 나쁜 시력을 교정하는 것처럼 나쁜 청력을 교정하지 못한다는 것이다. 만약 여러분의 안구가 빛이 망막에 올바로 닿지 못하게끔 형성되어 시야가 흐릿하다면(근시, 원시, 난시, 노안의 경우), 올바른 교정 렌즈를 쓰기만 해도(혹은 라식과 같은 외과적 처치를 통해) 여러분은 안경이 필요하지 않은 사람이 보는 것처럼 완벽히 세상을 볼 수 있다. 나의 아내는 초등학교 2학년 때 처음 안경을 쓰고 놀라서 이렇게 소리쳤다. "저 트럭 안이 보여!" 그러자 친구가 똑같이 놀라며 물었다. "엑스레이 시력이 된 거야?" 나도 5학년 때 비슷한 경험을 한 적이 있는데, 그때 나는 새 안경을 쓰고 보니 나무 위에 달린 나뭇잎 하나하나까지 보인다는 사실을 깨달았다. 보청기는 소리를 이런 식으로 들리게 할 수 없다. 만약 5,000Hz 이상의 주파수를 감지하는 능력을 모두 잃었다 해도, 그 능력을 되돌려 줄 보청기는 아무 데도 없다. 보청기는 지금 듣는 희미한 소리를 크게 키워 줄 수 있지만, 당신을 로큰롤을 알기 전의 사람으로 바꿔 줄 수는 없다.

기술의 발전 역시 보청기의 사용을 번거롭게 만든다. 현대식 배터리는 놀라울 정도로 작다. 만약 관절염이 있는 손가락이나 노화로 인한 손 떨림이 없다면 이는 놀라운 성취일 것이다. 하지만 그런 증상이 있다면, 보청기의 플라스틱 배터리 뚜껑을 열어 들여다보고, 오래된 배터리를 들어내고, 새로운 배터리를 케이스에서 꺼내고, 보호용 접착지를 벗겨 내고, 다시 이 모든 것을 딱 맞게 닫는 것은 어둠 속에서 바늘을 꿰는 것만큼 어려울 수 있다. 수십 년간 주요 제조사들은 보청기를 더 작고 덜 눈에 띄게 만들고, 청력 손실과 거의 관련이 없는 기능을 추가하는 데 초점을 맞춰 왔다. 그 결과 보청기의 가격은 크게 올랐지만(보통 한쪽 귀에 3,000달러 이상), 만족도는 그에 상응하는 만큼 오르지 않았다.

내가 스타키를 방문했을 때, 스타키는 초소형 청각 기기 기술과 상관없는 이유로 기삿감이 되어 있었다. 2015년 9월, 회사의 설립자이자 회장인 윌리엄 오스틴은 사장인 제리 루지카와 최고 재무책임자인 스콧 넬슨Scott Nelson을 포함해 몇몇 직원을 해고했다. 그로부터 2개월 후, 연방 요원들이 루지카와 넬슨의 집을 불시 단속했고, 2016년 법무부는 검사가 "회사를 상대로 한 장기간에 걸친 대규모 사기"라고 칭한 혐의로 이 두 명과 다른 세 명을 기소했다. 법무부에 따르면, 피고인들은 10년 동안 "스타키와 소니온Sonion(스타키 보청기 부품 주요 공급사)의 소유인 자금과 사업 기회를 횡령하고 악용하기 위해 공모"했다.

재판은 2018년 1월에 시작되었고, 재판이 진행되는 동안 오스틴의 평판은 좋지 못했다. 그는 자신이 회사 운영에 최소한만 관여했다고(스타키에서는 비밀이 아니었다) 털어놓았다. 그가 밝힌 내용 중 특히 흥미로웠던 이야기는 자신이 천사와 이야기를 나눈 적이 있다는 것이었다. 재판은 6주간 진행되었고, 재판이 끝나기 직전에 판사는 오스틴의 증언 중 일부가 거짓으로 드러났다는 점을 들어 그의 증언을 인정하지 않았다. 루지카는 8건의 사기죄로 유죄 판결을 받고 징역 7년을 선고받았으며, 다른 피고인 중 한 명은 3건의 유죄 판결을 받고 징역 2년을 선고받았다. 넬슨은 재판이 시작되기 전에 사기

공모에 대한 유죄를 인정했고, 다른 사람들에게 불리한 증언을 했다. 그 역시 징역 2년을 선고받았다.

2017년, 오스틴은 루지카의 뒤를 이을 사장으로 그의 네 번째 부인의 아들인 브랜든 사왈리히Brandon Sawalich를 선택했다. 하지만 회사의 많은 이들이 그가 사장 자격이 없다고 생각했다. 미켈라 틴데라Michela Tindera는 2018년 〈포브스Forbes〉의 한 기사에서 재판 중 스콧 넬슨이 "사왈리히가 2011년경까지 여러 가지 개인 비용(아이스 스케이트장, 닭장, 잔디 서비스, 애견 호텔, 심지어 어항 청소까지)을 회사에서 내게 했다."라고 증언했다고 썼다. 그뿐만 아니라, 넬슨은 사왈리히가 사내에서 여성을 "상습적으로 성희롱"하는 것으로도 유명하다고 말했다. 틴데라는 기사에서 2001년 한 젊은 직원을 성폭행해 결국 소송까지 가게 된 후 2003년에 종결되었던 혐의 등 몇 가지 사건을 인용했다.

이 모든 일은 회사에 좋지 않은 영향을 미쳤다. 스타키의 매출은 회사의 문제가 공개되면서 떨어졌고, 재향 군인의 보청기 구매 비중도 줄었으며, 직원들의 소송 가능성을 포함한 법적인 문제들도 계속되고 있다. 무엇보다 스타키 재판은 보청기 사업의 경제성을 여실히 보여 주었다. 보청기 사업은 오스틴을 억만장자로 만들 만큼 그리고 너무 많은 이윤을 창출해 회사의 내부자들이 유혹을 이기지 못할 만큼 수익성이 좋았다. 다른 주요 보청기 제조사들은 스타키의 문제 덕분에 그들이 경쟁적으로 유리하게 되었다고 생각할 수 있겠지만, 장기적으로 보면 잠재 고객이 어떤 물건을 사기로 하든 간에 자신이 바가지를 쓴다는 결론을 내리면, 다른 제조사들 역시 고통을 받게 된다.

낙인

08

Stigma

Volume Control

2013년, 방송인 찰리 로즈Charlie Rose가 그의 PBS 프로그램 전체를 청력 손실이라는 주제에 할애하는 동안 출연자 중 두 명(2000년에 노벨상을 수상한 과학자 에릭 캔들Eric Kandel과 로즈 자신)이 방송 중에 보청기를 끼고 있었다. 하지만 논의의 주된 주제가 보청기인데도 프로그램이 시작한 지 거의 한 시간이 지나도록 캔들과 로즈는 둘 다 자신들이 보청기를 착용하고 있다는 점을 언급하지 않았다. 내게 털 세포가 어떻게 생겼는지 보여 주었던 하버드 의대 데이비드 코리 교수 역시 이 프로그램에 출연해 로즈의 귀를 능숙한 솜씨로 들여다보았다. 화면으로 80대 후반인 캔들의 보청기가 보였다. 그는 자신이 젊을 때만큼 듣지 못한다는 사실이 알려지면 사람들이 그와 그의 노벨상을 무시할 거라고 생각했을까? 로즈는 자신의 심장 문제를 터놓고 말했다. 그런데 왜 쇼의 주제와 관련된 자신의 경험은 이야기하지 않은 걸까?

나와 이야기를 나눴던 샌안토니오대학 로버트 도비 교수가 말했다. "요즘은 크게 눈에 띄지 않는 보청기를 갖는 것이 가능해졌지만, 보청기에 대한 부정적 인식은 여전하고, 특히 여성보다 남성들 사이에서 더하죠. 어떤 사람들에게 보청기는 노쇠의 징후, 활력 상실, 능력 상실을 의미합니다. 많은 사람이 청소년기 혹은 그 이전부터 안경을 쓰기 시작하는데, 안경이 항상 매력적인 것으로 여겨지진 않지만, 그렇다고 약해진 능력에 대한 신호로 여겨지지도 않죠. 하지만 대부분 사람에게 보청기는 옳든 그르든 정말로 나이를 먹었다는 신호입니다." 안경을 쓴 아이들은 안경을 썼다는 이유로 괴롭힘을 당할 때도 있지만("야, 눈 네 개!"), 텔레비전과 영화에서 안경은 보통 지성을 상징한다(물론 괴짜, 흥분한 과학자, 정신없는 교수도 안경을 쓴다). 자신이 슈퍼모델이나 할리우드 스타, 프로 선수를 뛰어넘는 존재임을 쉽게 드러내는 방법은 기자들과 이야기할 때 안경을 쓰는 것이다. 시력이 완벽한 사람도 가끔은 자신의 안경 쓴 모습이 맘에 들어서 안경을 쓰기도 한다.

잘 듣지 못하는 사람에 대한 부정적 인식은 보청기의 역사보다 훨씬 오래되었다. 이러한 인식은 청각 장애 자체의 특성에서 비롯된다. 듣지 못하는 것은 언어 습득에 심각한 장애가 되는데, 우리는 언어를 인간이 짐승과 구분되는 특징으로 생각한다. 수백 년 동안 사람들은 (들을 수 없기 때문에) 말을 못 하는 사람이 분명히 생각도 못 할 것으로 짐작했고, 그래서 그들을 그냥 겉모습만 사람일 뿐인 '벙어리'라고 여겼다. 하지만 이러한 편견이 그들을 강하게 만들었고,

강하게 만들고 있다. 청력 손실로 인한 장애를 성공적으로 극복하는 데는 (심지어 오늘날에도) 안경을 쓰고 장애를 극복하는 것보다 훨씬 큰 노력이 필요하다.

앨리스 콕스웰Alice Cogswell은 1805년 코네티컷 주 하트퍼드에서 태어났다. 그리고 2년 후 그녀는 뇌척수막염으로 거의 모든 청력을 잃었다. 당시 뇌척수막염은 청각 장애의 주요 원인이었으며 반점열, 가성폐렴, 카타르열, 겨울 유행병 등 여러 개의 이름으로 불릴 정도로 흔한 병이었다. 앨리스의 아버지 메이슨 피치 콕스웰Mason Fitch Cogswell은 뛰어난 의사였지만(그는 미국에서 최초로 백내장 제거 수술에 성공했다), 그가 딸을 위해 할 수 있는 치료는 없었다. 1812년, 그는 코네티컷의 장관총연합회General Association of Congregational Ministers에 주에 거주하는 청각 장애인을 조사해 달라고 요청했다. 조사 결과 청각 장애인은 84명으로 집계되었고, 그는 이 숫자를 학교 설립을 위한 활동에 활용했다. 그런데 이는 사람들의 보편적 관심사가 아니었다. 청각 장애가 있는 아이들은 거의 늘 가망 없는 장애아로 여겨졌고, 심지어 잘사는 가정에서도 이 아이들을 교육하는 데 지속적인 노력을 기울이지 않았다. 그래서 콕스웰은 병원이나 교육 기관이 아닌 종교 단체의 도움을 재빨리 구해 다녔는데, 당시 청각 장애인 교육을 해야 한다는 주장의 대부분이 일찍이 기독교 성직자들에게서 비롯되었기 때문이다. 이들은 설교도 못 듣고 성경도 못 읽는 사람들이 구원의 희망을 품지 못하는 것을 걱정했다. 가톨릭교 성인인 베벌리의 요한John of Beverley이 성인으로 공표된 데는 그가 귀먹은 소년에게 단어 몇 개를 말하도록 가르친 이유도 있었다. 이 업적은 수 세기 동안 문자 그대로 기적으로 여겨졌다.

1814년 봄, 앨리스가 아홉 살이 되었을 때, 콕스웰의 이웃집 아들 토머스 갤러뎃Thomas Gallaudet이 병에서 회복 중인 그의 부모님을 뵈러 왔다. 그는 예일대에서 학위 두 개를 받고 앤도버 신학교Andover Theological Seminary에서 성직자가 되기 위한 공부를 하고 있었다. 그는 어느 순간 앨리스가 다른 아이들과 놀지 않는다는 사실을 발견했고, 앨리스의 상태에 관한 이야기를 듣게 되었다. 그는 그녀에게 자신의 모자를 건네고 막대기로 땅바닥에 H-A-T라는 글자를 썼다. 앨리스는 그 개념을 빠르게, 정말 빠르게 이해했고, 그것을 본 갤러뎃은 자신의 미래가 성직에 있는 것이 아니라 청각 장애인을 위한 학교에 있다고 마음먹게 되었다.

어쨌든 이것이 이 이야기의 공식 버전이다. 이야기가 분명히 압축되었고 어느 정도 과장된 면도 있지만, 내용은 꽤 정확할 것이다. 앨리스의 아버지와 그의 이름난 친구 몇 명은 돈을 모아 갤러뎃을 수십 년 동안 청각 장애인 학교가 존재했던 유럽으로 보냈다(새뮤얼 존슨은 1773년에 제임스 보스웰James Boswell과 스코틀랜드를 여행하고 다음과 같이 썼다. "에든버러에는 다른 도시에서 볼 수 없는 철학적 호기심의 대상이 있는데 그것은 말하고, 읽고, 쓰고, 연산하는 법을 배우는 농아 학교이다"). 갤러뎃의 과제는 유럽 학교들을 조사하고 돌아와서 미국에 그와 비슷한 무언가를 세우는 것이었다.

갤러뎃은 처음에 영국으로 갔다. 그곳에서는 브레이드우드

Braidwood라는 가문이 사실상 영리가 목적인 청각 장애 교육 기관을 독점 운영하고 있었다. 브레이드우드 가는 갤러댓에게 그들의 운영 방식을 가르쳐 주긴 하겠지만, 미국으로 돌아간 후에는 그 비법을 비밀에 부쳐야 하고, 브레이드우드에 그가 가르치는 학생 각각에 대한 로열티를 내야 한다고 말했다. 그들의 제안을 고민하던 중 그는 프랑스에서 청각 장애인 학교를 운영하는 한 가톨릭 성직자의 강의를 런던에서 듣게 되었다. 갤러댓은 나중에 그 학교를 방문했고, 그곳에 다니던 로랑 클레르Laurent Clerc라는 학생을 설득해 1816년에 함께 미국으로 돌아왔다. 다음 해 하트퍼드에서 갤러댓과 클레르는 오늘날 한 보험회사의 본사가 자리하고 있는 호텔에 방 하나를 빌려 '코네티컷 농아 교육 및 지도소Connecticut Asylum for the Education and Instruction of Deaf and Dumb Persons'를 열었다. 다양한 나이로 구성된 학생 7명이 첫 수업을 받았고, 그중에는 이제 12세가 된 앨리스 콕스웰도 있었다. 클레르가 선생님이었다.

시설의 이름은 시간이 흐르면서 약간 길어졌다가(미국 하트퍼드 농아 교육 및 지도소American Asylum, at Hartford, for the Education and Instruction of the Deaf and Dumb), 다시 꽤 짧아졌다. 지금의 이름은 그냥 '미국 청각 장애인 학교ASD, American School for the Deaf'이다. 1922년 이후 이 시설은 원래 있던 곳에서 몇 마일 떨어진 웨스트하트퍼드West Hartford에 자리를 잡았다. 이곳은 번영한 교외 주택지로, 과거에는 54에이커(약 6만 6,000평) 상당의 농지였다. 지금 이 학교에는 3세에서 21세 사이의 144명 학생이 재학 중이며, 그중 92명은 기숙사에 산다. 토머스 갤러뎃의 여덟 아이 중 막내가 첫 학장을 지낸 워싱턴 D.C.의 갤러뎃 대학을 포함해, ASD는 미국에 있는 모든 청각 장애인 학교의 '모교'다.

토머스 갤러뎃이 결국 영국인이 아닌 프랑스인과 함께 일하게 된 것은 역사적으로 그리고 교육학적으로 의미가 있다. 브레이드우드 가 사람들은 주로 현재 '구화법'으로 알려진 방법, 즉 청각 장애가 있는 학생에게 입술을 읽고 말하는 법을 가르쳤다. 어느 정도 청력이 남아 있는 아이들에게는 이 방법이 통했지만, 언어 발달 전에, 그러니까 언어를 배우기 전에 듣지 못하게 된 아이들이나 다른 이유로 완전히 듣지 못하는 아이들에게는 통하지 않았다. 반대로 프랑스인들은 '수화법'을 선호했다. 그들은 주로 수화를 통해 의사소통했다. 갤러뎃과 클레르가 대서양을 가로지르며 6주 반에 걸쳐 미국으로 돌아오는 동안, 갤러뎃은 클레르에게 영어를 좀 가르쳤고, 클레르는 갤러뎃에게 프랑스식 수화를 가르쳤다.

클레르가 사용한 수화는 파리의 청각 장애인 사이에서 여러 세대에 걸쳐 유기적으로 생겨난 수화에 기반을 둔 것이었다. 프랑스 청각 장애인 학교장은 성공적인 가르침이 유창한 의사소통에 달려 있고, 따라서 잘 들을 수 없는 사람에게는 말이나 입술을 읽는 것보다 수화가 훨씬 효과적이라는 사실을 알고 있었다. 하지만 교장은 자신만의 '체계적인' 개정으로 기존 방식을 어지럽혔다. 그가 그렇게 한 목적은 사용자가 단어 순서, 성별, 문법 등 모든 복잡한 특징들을 포함해 프랑스어를 정확히 표기하고 말하도록 하기 위함이었다(예를 들어 명사는 검지가 다른 검지 주위를 특정 방향으로 빙 도는 식으로 표현되었다). 하지만 클레르와 그의 학생들, ASD의 다른 교사들은 점차 그러한 번거로움을 버리고 학교의 학생들이 외부에서 가져온 복합적인 몸짓과 수화 개념을 받아들이게 되었다. 현재 미국식 수화로 알려진 이것(미국과 캐나다의 영어권 지역에서 청각 장애인이 주로 쓰는 수화)은 ASD의 교실에서 시작되어 언어학자들이 '언어 접촉'이라고 부르는 진화적 절차를 거치며 성장했다. 이 수화는 ASD 학생과 교사들의 공동 작품이었다.

또 매사추세츠 주 케이프코드 인근에 있는 마서즈빈야드Martha's Vineyard 섬 칠마크Chilmark 지역의 학생들도 미국 수화에 중요한 기여를 했다. 이들 상당수는 학교 초기의 입학생들이었다. 당시 칠마크는 아마 미국 전역에서 선천적 청각 장애가 가장 많이 발생한 지역이었을 것이다. 1800년대 후반에 칠마크 인구의 약 4%(그리고 칠마크 지역 중 스쿼브노켓Squibnocket이라는 마을 주민의 4분의 1)가 듣지 못하는 사람들이었다. 당시에는 그 이유를 이해하기 어려웠지만, 지금 우리는 그들에게 청각 장애가 집중되었던 것이 세대를 거치면서 그 영향이 크게 증대된 특정한 열성 유전 돌연변이 때문이었다는 것을 안다. 이 유전 돌연변이는 당시 고립된 농어촌 내에서 가능한 결혼 상대가 제한되면서 생겨났다. 최초의 돌연변이는 영국 켄트 부근의 이와 비슷하게 고립된 농촌 지역에서 발생했다. 이후 한 명 이상의 초기 정착자가 빈야드 섬으로 옮긴 것으로 추측된다.

나는 40년이 조금 넘게, 아내는 그보다 15년 더 오랫동안 매 여름 한때를 칠마크에서 보냈다. 하지만 그녀가 처음 방문했던 1960년대 초반에도 칠마크의 청각 장애인 공동체는 더는 존재하지 않았다. 그러한 곳이 사라졌다는 사실은 어느 정도 실질적인 교육의 힘을 입증한다. 청각 장애인이 아닌 칠마크의 많은 주민이 ASD를 다녔고 섬 밖에서 일자리를 구했는데, 그중 몇 명은 청각 장애인을 가르치기도 했다. 그리고 섬으로 돌아온 사람들도 마서즈빈야드가 점점 더 붐비고 다각화됨에 따라 점차 그들이 태어나 대대손손 살았던 거주지 밖에서 결혼했다. 청각 장애의 원인이 유전 돌연변이로 확인된 마지막 칠마크 주민은 1952년에 사망했다.

나는 청각 장애인과 관련된 칠마크의 역사를 전혀 모르고 있다가, 나와 아내가 매년 여름 가는 곳에 있는 한 낡은 헛간 선반 위의 부서져 가는 스크랩북에서 1920년대 초반의 것으로 보이는 날짜를 알 수 없는 신문 조각을 우연히 발견했다. 그 기사는 원래 〈보스턴 헤럴드〉에 실렸던 기사를 다시 인쇄한 것처럼 보였다. 기사를 쓴 에델 아르메Ethel Armes 기자는 칠마크를 우체국장, 가게 주인, 목사가 모두 청각 장애인인 마을이라 소개하고, 감자가 필요했던 새로온 주민의 경험을 다음과 같이 썼다. "우리는 마지막으로 남은 감자를 옆 농장으로 가지고 가서 우리가 원하는 것을 보여 주었다. 그 집 농부의 아내는 집으로 들어가 망원경을 가지고 산비탈 저 위쪽에 있는 다른 농가에 신호를 보냈다. 얼마 안 있어 그 이웃 역시 망원경을 가지고 나타났다. 몇 가지 짧은 신호가 오간 후 우리 문 앞으로 감자 한 무더기가 왔다. 칠마크의 모든 집에는 망원경이 있다.

그리고 그곳에는 은퇴한 선장도 있다." 여성들은 서로에게 신호를 보냈고, 망원경과 결합된 그들의 수화는 섬에서 전화기가 드물었던 시기에 전화와 같은 역할을 했다.

1970년대 후반, 마서즈빈야드 섬을 방문한 브라운대학의 인류학 대학원생 노라 엘렌 그로스Nora Ellen Groce는 한 노인의 안내를 받으며 오래전 칠마크에 살았던 청각 장애인들에 관한 이야기를 들었다. 그녀는 노인이 말하는 청각 장애가 분명히 유전적인 것이라고 생각했다. 그녀는 미국과 영국에서 몇 해에 걸쳐 인터뷰와 조사를 한 후 그 결과를 박사 논문으로 썼다. 그리고 1985년 하버드 대학 출판부가 이 논문을 《이곳의 모든 사람은 수화로 말했다*Everyone Here Spoke Sign Language*》라는 책으로 출판했다(그녀는 현재 런던대학교 역학 및 공중 보건학 교수이다). 그로스의 책은 인류학적 탐정물로도, 인간답게 행동하는 인간에 관한 감동적 이야기로도 훌륭하다. 그로스는 이 책을 통해 칠마크에서 거의 300년간 듣지 못하는 것이 창피한 일이 아니었다고 결론짓는다. 적어도 18세기 초반에 이르러서는 그 지역 주민의 대다수가 어릴 때부터 자연스럽게 수화를 배웠고, 청각 장애가 없는 거의 모든 주민이 영어와 수화를 동시에 자유롭게 구사할 수 있었다(그로스는 그들이 사용한 수화가 마서즈빈야드 섬에 최초로 정착한 청각 장애인들이 이주해 온 영국의 한 지역에서 비롯되었다고 가정한다). 실제로 칠마크 지역에서 수화는 아주 평범한 것이었기 때문에, 몇 년 후 그로스가 나이 든 주민들을 인터뷰할 때 이들은 가끔 누가 청각 장애가 있었고 없었는지를 잘 떠올리지 못했다. 듣지 못하는 것은 이들에게 그냥 평범한 일이었다. 섬에서 태어난 사람들은 대개 나중에 다른 곳을 가 보고 청각 장애가 고향에서처럼 흔한 것이 아니라는 사실을 알고 놀랐다.

그로스는 1861년에 칠마크에 사는 16세 아이가 7~8세에 갔던 소풍에 관해 쓴 글을 자세히 인용한다. "우리는 기다란 테이블에 달콤한 케이크를 두었고, 거기에는 다양한 종류의 케이크와 파이, 오렌지, 체리, 레모네이드, 유리병 안에 든 아름다운 꽃이 있었다. 나는 남자아이와 여자아이 몇 명과 함께 흙무더기 위에서 놀았다. 그러다 아이들 몇 명이 땅에 떨어진 조개에 대해 말해서 우리는 사람들이 먹을 수 있도록 조개를 구워 놓은 곳으로 달려갔다. (……) 소풍이 끝나고 우리는 모두 즐겁게 바다로 걸어가 잠시 바다를 바라보며 함께 이야기했다. 즐거운 소풍이었다." 아이가 쓴 글 어디에서도 분명히 아이에 관한 가장 흥미로운 사실을 암시하는 내용은 찾을 수 없다. 아이는 태어날 때부터 청각 장애가 있었다(이 글은 아이가 4년 반을 다닌 ASD의 쓰기 숙제였다). 그로스는 모든 칠마크의 가정이 여러 세대에 걸쳐 청각 장애와 직접 연관되어 있으며, 그녀가 인터뷰한 사람들이 기억을 떠올리는 중 말과 수화를 자주 구분하지 못한다는 사실을 발견했다. 그녀는 이웃 노인과의 다툼에 관한 한 주민의 설명을 인용한다. "그 여자가 나한테 소리를 지르길래 내가 좋은 말로 꺼지라고 했지. 생각해 보니 우린 수화로 소리를 지른 것 같군." 청력이 정상인 주민들도 가끔은 곁에 듣지 못하는 사람이 없는데도 서로에게 수화로 얘기하곤 했다. 이를테면 지저분한 농담을 하다 결정적인 대목이 나올 때, 다른 배에 있는 어부와 소통할 때(팔을 머리 위로 쭉 뻗어 멀리서도 손이 잘 보이도록), 수업 중 선생님 뒤에서 이야기할 때, 마을 모임에서 방 건너편에 있는 친척이나 친구와 이야기할 때 그랬다. 마을을 방문한 한 목사는 예배가 끝난 후 앞자리에 앉아 있던 여성이 그가 설교하는 내내 안절부절못하며 손을 꼼지락거리고 있었다고 말했는데, 사실 그녀는 단지 옆에 앉은 청각 장애인 남편을 위해 통역하는 중이었다는 이야기를 듣게 되었다(이 여성은 교회에서 눈에 띄지 않도록 손을 무릎에 두고 수화했는데, 그 모습이 마치 양말을 뜨는 사람처럼 보였다).

아마도 칠마크에서 가장 주목할 만한 사실은 청각 장애인이 배제되는 활동이 아무것도 없었으며 청각 장애인만을 위한 활동 역시 없었다는 점일 것이다. 그로스는 이렇게 결론짓는다. "본토에서는 심각한 청각 장애가 진짜 장애로 여겨지지만, 장애는 장애가 나타나는 지역사회가 정의한다고 생각한다. 우리가 빈야드 사람들을 장애인으로 분류할 수는 있지만, 그들은 분명히 장애인으로 여겨지지 않았다." 그녀는 한 귀먹은 농부를 예로 들었는데, 그는 자동차가 섬에 들어오기 시작한 이후 말의 귀에서 특정한 움직임을 보고 마차 뒤에 자동차가 따라오고 있음을 알 수 있었다고 한다. "그들은 이 뉴잉글랜드 사회에서 삶의 모든 면에 자유롭게 참여했다. 그들은 정상 청력을 가진 친척과 친구, 이웃이 하는 것과 같은 방식으로 성장하고, 결혼하고, 가정을 일으키고, 생계를 꾸려 나갔다. 섬의 한 노인은 이렇게 말했다. '당신이 다른 목소리를 가진 사람에 관해 별 생각이 없듯, 나도 듣지 못하는 사람에 관해 별 생각이 없소.'"

수화의 전성기는 ASD가 설립된 지 60년 후, 1880년 밀라노에서 열린 제2회 국제 청각 장애인 교육협회Second International Congress on the Education of the Deaf에서 정식으로 끝이 났다. 회의에 참석한 대표들은 그 무렵 미국과 다른 나라에서 지지를 얻고 있던 주장(명확한 발음법은 청각 장애인을 사회에 복귀시키고 그들에게 더 완전한 언어 지식을 가르친다는 면에서 분명히 수화보다 뛰어나다)에 찬성하며 전 세계의 모든 청각 장애인 학교에서 수화 사용을 금지하기로 투표했다. 1996년에 출판된 책《금지된 신호, 수화에 반대하는 미국 문화와 운동*Forbidden Signs: American Culture and the Campaign Against Sign Language*》에서 더글러스 C. 베인턴Douglas C. Baynton은 수화 반대자들을 "과학적 자연주의, 특히 진화론적 관점에서 세상을 보며 수화를 '열등한 인종', '하등 동물'과 연관 지어 생각하는, 문화적·언어적 다양성의 성장에 겁먹은 세대"로 특징짓는다. ASD와 갤러뎃 대학은 모두 구화법만 사용해야 한다는 운동에 저항했고, ASD는 다른 방법과 함께 수화도 계속 가르쳤다. 하지만 청각 장애인을 대상으로 하는 교육의 성격은 근본적으로 변해 버렸고, 청각 장애인에 대한 낙인도 역사가 쉽게 다른 방향으로 돌아설 수 있었던 순간에 더욱 극심해지고 지독해졌다.

오늘날 미국식 수화는 아직 존재하고 심지어 더 널리 쓰이고 있으므로, 구화법이 수화를 완전히 대체한 것은 아니다. 하지만 청각 장애인은 어떤 식의 수화를 쓰든 다음 세기 대부분 동안 엄청난 스트레스를 받았다. 수화 금지로 인한 한 가지 결과를 보면, 대부분의 청각 장애인 학교에서 청각 장애 교사들이 들을 수 있는 교사로 교체되었고, 한때 청각 장애인 공동체였던 곳이 해체되었다. 수화 반대 운동의 대표 주자 중 한 명은 어머니가 청각 장애인이었고 전화기를 발명한 것으로 가장 유명한 알렉산더 그레이엄 벨Alexander Graham Bell이었다. 그는 잘 듣지 못하는 사람들에게 기술적으로 도움이 될 수 있는 것이 있을까 고민하던 중 전화기를 발명했다. 벨은 청각 장애인에게 수화를 가르치고 기숙학교에서 그들을 교육하는 것은 그들이 서로 결혼하도록 장려해 장애를 영구화하고 그에 따라 인간종을 약화하는 것이라고 주장했다. IQ 테스트를 발명한 알프레드 비네Alfred Binet, SAT를 발명한 칼 브리검Carl Brigham과 마찬가지로 벨도 우생학자였다. 1883년, 그는 뉴헤이븐New Haven의 전미 과학 아카데미에서 발표한 논문을 통해 "동물이라면 갖고 있다고 알려진 유전 법칙이 인간에게도 적용된다면, 여러 세대를 거쳐 진행된 선천성 농아들의 근친 결혼은 다양한 종류의 청각 장애인 인류를 만들어 냈을 것이다."라고 주장했다. 그는 역시 유전적인 것이라 믿는 다른 특정 질환에 대해서는 별로 걱정하지 않았다. 왜냐하면 "간질 환자와 결혼하는 간질환자나 폐결핵 환자와 결혼하는 폐결핵 환자는 보지 못했기 때문"이다. 이에 반해 청각 장애인은 벨이 인간 유전자 전체의 힘에 특별한 위협이 된다고 믿는 것을 선택했다. 그리고 그 위협은 청각 장애인이 청인은 이해할 수 없는 의사소통 수단을 가졌다는 사실로(칠마크의 주민은 제외) 인해 더욱 커졌다.

구화법에 대한 인도주의적 주장을 살펴보면, 구화법의 목적은 청각 장애인을 수화하는 사람보다 말하는 사람이 더 많은 세상으로 통합시키는 것이다. 하지만 역사적으로 이러한 주장은 들을 수 없는 사람보다 들을 수 있는 사람이 훨씬 더 자주 제기해 왔다. 그리고 이 주장은 의사소통이 아닌 말을 강조하기 때문에, 청각 장애인을 청인에게서만이 아니라 서로에게서도 고립시키는 결과를 낳곤 했다(벨과 다른 이들이 명백히 의도한 대로). 밀라노에서 열린 협회에서 갤러뎃이 방문했고 클레르가 다녔던 프랑스 학교의 근본적 통찰(구화법 교육은 서로를 이해하지 못하는 사람들 사이에서는 실현될 수 없다)은 사실상 무시되었다.

수화법이 다시 관심을 받게 된 것은 1960년대부터였다. 당시 (들을 수 있는) 언어학자이자 갤러뎃 대학 영어학과장이었던 윌리엄 스토크William Stokoe는 두 권의 획기적인 책을 통해 미국식 수화와 다른 수화들이 진짜 언어임을 설득력 있게 주장했다. 청인들은 수화를 일종의 팬터마임이나 육체적 암호의 집합으로 생각하는 경향이 있다. 마치 내가 자주 다니는 골프클럽의 캐디들이 페어웨이 저 멀리에서 골퍼들에게 티샷이 끝난 지점(러프, 벙커, 워터 해저드, 나무 뒤에 처박힘)을 알려줄 때 사용하는 손짓들처럼 말이다. 하지만 미국식 수화와 다른 진짜 수화에는 다른 언어와 마찬가지로 문법과 추상적 기호, 복잡한 기본 구조가 있다. 여러 가지 면에서 수화는 뉘앙스와 몸짓 개개의 변화폭이 더 커질 수 있으므로 말보다 융통성이 있고 표현력도 좋다. 영어 구문은 선형으로, 단어는 단어 뒤를 따른다. 이에 반해 미국식 수화는 표정, 자세, 그리고 손가락, 손, 팔, 다른 신체 사이의 수많은 시·공간적 관계를 동시에 통합하기 때문에 가끔은 4차원으로 표현되기도 한다. 단점은 비디오를 제외하면 기록이 어려워 보존이 어렵다는 것이다(마서즈빈야드에서 사용됐던 수화는 20세기까지 살아남았지만, 지금은 이를 아는 사람이 아무도 없다). 수화에서 인쇄기에 해당하는 것은 아마도 유튜브일 것이다.

수화가 실제로 언어라는 증거는 신경학에서 찾을 수 있다. 올리버 색스Oliver Sacks가 《목소리를 보았네*Seeing Voices: A Journey into the World of the Deaf*》(1989)(《무한한 흥미*Infinite Jest*》보다 주석이 많지만 대단히 흥미로운 책)에 썼듯, 좌뇌의 언어 중추에 손상을 입은 청각 장애인은 우뇌의 통제하에 우리가 하는 "비문법적인 표현 동작(어깨 으쓱하기, 손 흔들며 인사하기, 주먹 휘두르기 등)"을 할 수 있지만, 수화는 할 수 없다. 다시 말해 내가 앞서 말한 캐디들이 하는 것과 같은 손짓 신호는 할 수 있지만, 수화는 할 수 없다. 수화는 제한해야 할 사항이나 '목발' 같은 것이 아니다. 수화가 필요한 사람들이 그것을 배우지 못하고 사용하지 못하게 하는 것은 누구에게도 득이 되는 일이 아니며, 분명히 '사회'에도 좋지 않다.

지난 20년간 수화와 청각 장애인 교육은 구화법 이후 다시 시작된 압력을 받아 왔다. 역설적으로 이 새로운 압력은 주로 보청기와 인공 귀 이식 등 듣는 데 어려움이 있는 사람들을 돕기 위한 기술이 발전하면서 생겨났다. 대다수 사람은 기술 혁신을 좋은 것으로 생각하지만, 기술과 인류 모두에게 이 문제는 단순하지 않으며, 가끔 가장 중요한 결과는 알고 보면 의도하지 않았던 것이기도 하다. 그에 관한 내용이 11장에서 계속된다.

평범한 보청기를 넘어

09

Beyond Conventional Hearing Aids

오래전 1980년대 초 〈하퍼스Harper's〉에서 수석 기자로 일하는 동안, 나는 생을 마감할 때 몸에 해야 하는 것에 관한 기사를 쓴 적이 있다. 무엇보다도 그 과정에서 나는 죽는 데 왜 그렇게 많은 돈이 드는지 알게 되었다. 장례 업계는 늘 로비스트들에게 엄청난 투자를 해 왔고, 그 결과 많은 주에서 장의사의 개입 없는 시체 처리를 허용하지 않으며, 많은 묘지에서 관은 콘크리트로 된 무덤 틀이나 함에 들어가야 한다. 사실상 관을 위한 관인 셈이다. 화장할 시체도 보통 관이 있어야 하며, 그 밖에도 오로지 계산서를 늘리기 위해 존재하는 것 같은 수많은 요구 사항과 관습, 관례, 절차가 있다. 병든 숙모를 가짜로 만들어 장례용품을 보러 갔을 때, 직원은 내가 관심을 표한 것보다 상당히 덜 '최저가'인 관(유명 브랜드)의 매트리스 견고성을 시험해 보라고 재촉했다.

그간 보청기 사업 역시 수익을 극대화하고 경쟁을 줄이는 방향으로 구조화되어 왔다. FDA는 보청기를 의료기기로 분류하는데, 의료기기는 "모든 부속품과 부품, 액세서리를 포함한 기구, 장치, 도구, 기계, 삽입물, 체외 시약 또는 기타 유사하거나 관련된 물품"과 그 밖에 다른 81개의 단어로 정의된다. FDA가 보청기 공급에 필요한 요구 사항을 제시하면 주에서 나름의 요구 사항을 추가한다. 수십 년간 우리는 의료 전문가의 감정(라디오, 전화기, TV 같은 다른 오디오 강화 기기를 살 때는 필요하지 않은 것)이 우선되지 않으면 보청기를 구매할 수 없었다. 보청기 가격에는 청능사가 제공하는 서비스가 포함되어 있으며, 보청기가 동작하는 방식이 거의 다 마음에 들지 않더라도, 또 굉장히 비싼 최신 모델이라 해도 사용자는 사소한 조정 외에는 보청기를 직접 조정할 수 없다.

이러한 상황은 2017년에 의회가 FDA에 소비자들이 별도의 처방 없이도 보청기를 사고 직접 조정할 수 있게끔 보청기의 범주를 정하도록 요구하는 법안을 통과시키면서 바뀌기 시작했다. 2019년 초, FDA는 그러한 보청기를 적어도 한 개 승인했고(자세한 설명은 뒷부분에) 이 글을 읽을 때쯤 여러분은 아마 기존의 보청기보다 상당히 저렴한 가격으로 보청기나 그와 비슷한 기기를 살 수 있을 것이다. 현재 청력 향상 기기의 판매와 맞춤에는 큰 변화가 일고 있다. 앞서 1장 후반에 인용한 과학자의 말처럼 "인류 역사에서 지금보다 청력을 잃기에 더 좋은 때는 없었다."

다이앤 밴 태슬(스타키에 자신을 고용해 디지털 보청기 개발팀을 만들라며 제리 루지카를 설득했던 미네소타대학 교수)은 2002년에 회사를 그만두었다. 그녀가 내게 말했다. "그때 저는 배후에서 어떤 일이 벌어지는지를 보았죠. 제가 정말 괴로웠던 것은 소비자에게 해를 끼치면서까지 전 조직이 긁어모은 어마어마한 이윤이었습니다. 보청기 회사들은 청능사들과 협력해 주 면허 제도를 만들고 유지했는데, 이 때문에 소비자 가격이 너무 올라갔고 감당할 수 있는 사람이 거의 없게 되었죠." 그녀가 특히 화났던 것은 보청기 업계의 누구도 소비자가 사소한 조정 외에 다른 조정을 할 수 있게 하는 데 관심이 없었다는 것이다. "보청기 제조는 고도의 지능이 요구되는 일이 아니에요." 그녀가 계속했다. "우리가 하는 일은 사람들의 머리에 보청기를 이식하거나 귀에 전극을 심는 일이 아니죠. 사람들이 양질의 음악을 듣기 위해 오디오의 그래픽 이퀄라이저를 조정할 수 있다면, 보청기도 조정할 수 있어요." 하지만 스타키의 경영진과 다른 제조사들은 그녀에게 전통적 사업 모델을 무너뜨릴 수 있는 혁신에 아무런 관심이 없다고 말했다. "그래서 말했죠. 좋아요, 이제 전 여기 끼고 싶지 않군요. 전 뭔가 실제로 발전이 있는 일을 해 보고 싶거든요."

스타키를 나온 후, 밴 태슬은 사용자가 직접 조정할 수 있는 동시에 전화기나 건강 추적기처럼 쉽게 살 수 있는 보청기를 만들고 싶어 하는 스타트업 몇 군데와 협업했다. 그녀가 말했다. "예외 없이 그러한 회사에는 늘 훌륭한 아이디어와 훌륭한 과학자들이 있었지만, 그들은 규제에 관해서 아는 것이 없었어요. 또 현실을 모르고 마냥 태평했기 때문에 지금의 제도로 인해 얼마나 좌절하게 될지 알지 못했죠." 그래서 태슬은 그 일을 그만두고 남편과 함께 투손으로 가 지역대학 HTML(웹페이지 언어) 강좌에 등록했다.

그러던 어느 날 그녀는 인트리콘IntriCon이라는 회사에서 연락을 받았다. 웹사이트에 따르면 이곳은 "신체에 착용하는 소형·초소형 의료 및 전자 제품"을 만드는 미네소타의 작은 회사였다. 인트리콘은 보험에 가입한 사람들에게 혜택 차원에서 청능사의 개입 없이 직접 보청기를 제공하기로 한 대형 보험회사 유나이티드 헬스케어United Healthcare의 일을 돕고 있었다. 인트리콘은 보청기를 만드는 데 동의했지만, 사용자들이 먼저 인터넷을 통해 보청기를 맞출 수 있어야 유나이티드헬스케어가 이를 나눠 줄 수 있었다. 인트리콘은 온라인으로 청력을 평가할 방법을 마련하기 위해 밴 태슬을 고용했고, 1년이 채 안 되어 그녀와 그녀가 만든 팀은 그 일을 모두 해낼 수 있었다.

"그 과정에서 전 유나이티드헬스케어 사람들에게 FDA가 가만 있지 않을 거라고 말했죠." 그녀가 말했다. "그랬더니 그들이 그러더군요. '걱정하지 마세요. 우리 회사에는 이러이러한 변호사들이 있습니다.' 그래서 우리는 온라인으로 청력을 평가할 방법을 개발했지만, 보험회사가 그 프로그램을 시작하자마자 즉각 보청기 업계에서 격렬한 항의가 시작되었고, FDA는 그로부터 약 4주 후 프로그램 정지 명령을 내렸어요. 이 모든 일은 유나이티드헬스케어가 사내 변호사들이 규제에 관해 뭔가 알고 있을 거라고 잘못 생각했기 때문에 벌어졌죠. 하지만 그들은 그 문제를 알지 못했고, 결국은 아무것도 못 하게 되었답니다."

유나이티드헬스케어의 보청기 프로그램이 FDA 때문에 중단되긴 했지만, 그 일은 밴 태슬에게 보청기 자가 맞춤이 가능한 생각임을 확인시켜 주었다. 그녀는 인트리콘에서 자신이 한 일을 노스웨스턴대학의 통신 과학부장인 수밋 다르Sumit Dhar에게 설명했다. 그는 듣는 데 도움이 필요한 사람 중 왜 극소수의 사람만이 실제로 자가 맞춤 기능을 찾는지에 오랫동안 관심을 두고 있었다. 밴 태슬이 이 문제를 연구하기 위해 국립보건원에 같이 컨소시엄 보조금을 신청하자고 제안하자, 다르는 보청기 사용자에게 사용자 제어 기능을 제공할 방법에 관해 고민해 왔던 대학원생 앤디 사빈Andy Sabin을 그녀에게 소개했다. 밴 태슬이 내게 말했다. "앤디가 스마트폰을 쓱 꺼내더니 말했어요. '아, 네, 그런 비슷한 걸 이미 만든 적이 있어요.' 전 그걸 보고 말했죠. '세상에, 맞아!' 저는 그 학생을 칭찬하며 그가 한 일이 정말 훌륭하다고 말해 주었어요. 그러고는 이제 제가 다니던 지역대학으로 돌아갈 수 있겠다고 말했죠. 하지만 그가 말하더군요. '잠깐만요! 그런데 이걸 가지고 어떻게 해야 할지 모르겠어요!'"

음향 분야에서 일하는 많은 사람이 그렇듯, 앤디 사빈도 음악을 하다 이 일을 하기로 마음먹었다. "전 좀 실패한, 그저 그런 뮤지션이죠. 그래서 음악을 만드는 기술에 더 매력을 느낀 것 같아요." 그가 내게 말했다. "고등학교 때 이미 지하실에 녹음 스튜디오가 있었고, 대학에 다닐 때도 곁다리로 내내 녹음을 했죠. 거기에 청각 체계도 공부했고요." 그는 뮤지션들과 함께 일하는 동안 결국 같은 문제였던 여러 버전의 문제로 거듭 충격을 받은 적이 있다. "녹음 스튜디오에 앉아 있는데, 예를 들면 밴드의 기타리스트가 이렇게 말하곤 했죠. '기타 소리를 좀 더 '몽롱하게' 만들어야지.' 혹은 그와 비슷한 정말 고차원의 형용사를 썼어요." 처음에 사빈은 연주자들이 자기들도 모르는 말을 하고 있다고 생각하고 그러한 요구를 무시했지만("믹서에 '몽롱하게'라는 다이얼은 없으니까요."), 결국 그는 그들의 머릿속에서 들리는 소리를 재현하려면 어떤 음향 특성을 정확히 조정해야 하는지 그들이 기술적으로 모르기 때문에 그렇게 애매한 표현을 한다는 결론을 내렸다. "그리고 정말 흥미로운 점을 하나 발견했죠." 사빈이 계속했다. "그처럼 우리가 조정해야 하는 모든 도구는 기술에 중점을 두고 있어요. 음향 특성은 신호 처리와 대역폭, 주파수 영역과 연결되어 있죠. 하지만 예술가들은 그런 건 생각하지 않으니까요."

논문을 쓰던 사빈은 연주자들이 만들고 싶어 하는 소리를 그들에게 질문한 다음 여러 예시를 들려주었다. "그들에게 물어 봤죠. '자, 이게 '몽롱하다'라는 건가요? 저건 어때요? 이건 얼마나 몽롱하죠?' 그런 다음 컴퓨터로 신호 처리 특성과 그들이 찾는 소리 사이의 관계를 파악했어요. 작업을 마치고 난 후, 전 '몽롱함' 다이얼을 하나 만들 수 있었죠." 그는 음악 스튜디오의 믹서와 같은 프로그램인 프로 툴Pro Tools과 음악 앱 개러지밴드GarageBand용으로 플러그인을 하나 만들었고, 마이크와 함께 실행되는 그와 비슷한 프로그램을 하나 더 만들었다. 두 프로젝트 모두 매출 면에서는 뛰어나지 않았지만, 그는 자신이 만든 소프트웨어가 보청기용으로 수정될 수 있다는 사실을 알게 되었다.

"듣는 데 어려움을 겪는 사람들의 문제는 뮤지션들의 문제와 정확히 일치하죠." 사빈이 말했다. "보청기가 그처럼 비싼 이유 중 하나는 청능사가 개입해야 하기 때문이에요. 실제로 보청기 가격이 높은 것은 청능사의 시간을 사기 때문인데, 보청기를 사용자에게 맞추는 청능사의 역할은 음악 제작을 하는 녹음 엔지니어의 역할과 매우 비슷하죠." 사빈은 시끄러운 식당에서 보청기를 꼈는데 그런 환경에서 소리가 들리는 방식이 마음에 들지 않는 누군가를 예로 들었다. "그들은 청능사에게 연락해 2주 후로 약속을 잡아요. 그러고는 만나서 이렇게 얘기합니다. '2주 전에 식당에 갔는데 보청기 상태가 아주 안 좋았어요.' 그러면 청능사가 말하죠. '음, '안 좋았다'라는 것이 정확히 어떤 의미인가요?' 그들은 그에 관한 이야기를 주고받습니다. 그런 다음 청능사는 그들의 대화를 바탕으로 보청기를 조정하고 말하죠. '이렇게 하면 2주 전에 겪으셨던 문제가 해결될까요?'"

사빈과 밴 태슬 모두에게 이러한 상황은 좀 터무니없어 보였다. 사빈이 말했다. "그 자리에서 바로 보청기를 조정할 수 있는 앱이나 리모컨, 버튼이 있다면 적절한 소리를 만들기가 좀 더 쉬워지지 않을까요? 분명히 그럴 것 같은데요, 그렇죠?" 청력 손실과 심각한 이명이 둘 다 있는 나의 투자 은행가 친구 제임스 골드는 청능사가 실제 식당에서 그의 보청기를 조정하도록 한다. 그가 5인용 자리를 예약하면 청능사가 필요한 장비를 준비해 함께 값비싼 저녁을 먹으며 보청기의 설정치를 조정하는 것이다. 하지만 이러한 선택을 모두가 할 수 있는 것은 아니다. 게다가 정말로 시끄러운 환경에 맞춘다고 해서 보청기의 성능이 꼭 더 좋아지는 것도 아니다.

질병통제예방센터CDC에는 수년간 축적된 방대한 청력 검사 결과 자료들이 있다. 사빈은 컴퓨터로 데이터베이스 내의 청력도를 분석해 청력 손실이 인간이 감지할 수 있는 주파수 범위 전체에 임의로 분포되어 있지 않다는 사실을 발견했다. 같은 패턴이 반복되고 통계상 변동성은 대부분 낮았다. "청력 손실은 정형화된 형태를 띠고 있어요. 실제로 국제 표준화 기구 ISO에 '65세 남성', '70세 여성'과 같은 기준이 있을 정도로 일정한 형태를 띠고 있죠." 그가 말했다. "결과적으로, 가능한 보청기 설정의 조합은 엄청나게 많지만 사실상 누군가에게 도움이 되는 설정 범위는 아주 작아요."

이처럼 예측 가능한 특성 덕분에 청능사들은 대부분의 보청기 사용자가 생각하는 것보다 더 기계적으로 보청기를 조정한다. 디지털 보청기의 등장으로 특정한 주파수 범위 내에서 증폭을 선택적으로 추가하거나 없애는 것이 가능해졌지만, 패턴이 너무나 뻔하기 때문에 청능사들이 항상 이 과정을 거치는 것은 아니다. 대신 그들은 표준 프로그램에 크게 의존한다. 이 연구 기반 프로그램은 오로지 환자의 청력도로만 결정되는 완전한 설정치로 구동된다. 현재는 캐나다와 호주에서 각각 개발된 두 개의 프로그램이 거의 보편적으로 사용되고 있다.

"보통 보청기 제조사는 판매자(보청기 맞춤 소프트웨어를 사용하는 청능사)가 두 프로그램 중 하나를 사용하도록 합니다." 한 청능사가 내게 말했다. "가끔은 제조사가 프로그램을 직접 만들기도 하죠. 청능사는 맞춤 소프트웨어에 고객의 청력도를 입력하고 보청기를 거기에 연결합니다. 그다음 캐나다나 호주 프로그램 또는 제조사 전용 프로그램을 선택하면 모든 설정치가 자동으로 보청기에 로딩되죠. 보청기는 사용자에게 그런 식으로 맞춰집니다." 스타키가 애플과 공동 개발한 것처럼 블루투스를 지원하는 보청기의 경우에는 사용자가 직접 전화기의 전용 앱을 통해 일부 설정을 조정할 수 있지만, 접근할 수 있는 범위가 제한적이다. 대다수의 보청기에서 주요 맞춤 작업은 청능사가 사용하는 프로그램이 자동으로 수행한다. 또한 원칙적으로 청능사는 마이크와 연결된 가느다란 관을 보청기 너머 귓구멍까지 삽입하고 외부 스피커에서 소리를 재생함으로써 입력된 설정치를 조정하고 확인한다. 보청기가 실제로 고막 옆에서 얼마나 큰 소리를 내는지를 기초로, 입력된 볼륨을 조정해 보청기가 전체 주파수 범위에 필요한 만큼 이득을 전달하는지 확인하는 것이다. 이처럼 '실제 귀를 살펴보는' 이유는 귓구멍의 크기와 모양이 보청기의 성능에 영향을 주기 때문이다. 똑같이 프로그램된 두 개의 기기에서 나오는 소리는 큰 귓구멍보다 작은 귓구멍에서 더 크게 들릴 것이다. 게다가 듣지 못했던 주파수를 갑자기 더 큰 볼륨으로 들을 수 있게 되면 오랫동안 그 소리를 듣지 못했던 사람들은 불안감을 느낄 수 있다. 두뇌는 곧 이에 적응하겠지만, 적당한 양의 이득이 가해지지 않는다면 사람들은 예전과 마찬가지로 잘 듣지 못할 것이다. 이처럼 보청기 조정은 사용자에게 새 보청기를 계속 쓰느냐와 서랍 속에 처박아 두느냐의 차이를 만들 수 있다.

CDC의 청력 자료를 조사하던 사빈과 밴 태슬은 다이얼이 사실상 단 두 개뿐인 사용자 조작 앱을 개발함으로써(사빈이 뮤지션용으로 만든 앱과 비슷하다) 청능사가 하는 거의 모든 일을 재현하는 것이 가능하다는 사실을 알게 되었다. 그들은 다이얼 중 하나를 '크기', 다른 하나를 '미세 조정'으로 이름 지었다. '크기' 다이얼을 돌리면 사용자는 볼륨 조정 이상의 일을 하게 되는데, 사실 그들이 조정하는 것은 캐나다와 호주 표준 프로그램에 있던 것처럼 전 주파수 범위에 걸쳐 미리 입력되어 있던 설정치이다. 하지만 사빈과 밴 태슬은 사용자가 자신의 기기를 조정하기 위해 그 내용을 다 알 필요는 없다고 생각했다. "우리는 제어 장치를 아주 단순하게 만들어서 우선 한 다이얼로만 꽤 잘 들릴 때까지 보청기를 조정한 다음, 다른 다이얼로 나머지를 조정하면 끝나겠다고 생각했죠." 밴 태슬이 말했다. 그들은 자신들이 개발한 제어 프로그램을 '이어머신EarMachine'이라 불렀다.

사빈과 밴 태슬이 이 일에 매달리고 있을 때, 운 좋게도 국립보건원이 보청기의 경제성과 접근성을 높이기 위한 목적으로 중소기업혁신연구Small Business Innovation Research 보조금을 신청받는다고 발표했다. 그들은 발 빠르게 이에 지원했고, 동시에 '이어머신'을 사업

화하려면 사업 경험이 있는 파트너가 필요하다는 사실을 깨달았다. 마침 밴 태슬은 그가 박사 과정을 밟고 있을 때 만났던 청능사인 케빈 프랑크Kevin Franck의 최근 소식을 들었던 참이다. 박사 외에도 경영학 석사 학위를 갖고 있던 프랑크는(청능사로서는 특이한 조합) 스타트업에 마케팅 관련 자문을 제공하는 전략 컨설팅 회사에서 일하고 있었다. 더군다나 그는 인공 귀 이식을 한 사람들이 자신의 기기를 조정할 수 있게 하는 프로젝트에 참여한 경험도 있다. "완벽하게 들어맞았죠." 사빈이 말했다.

연구 보조금을 받게 된 셋은 여러 명의 보청기 사용자를 대상으로 보청기 제어 테스트를 진행했다. 이 연구는 사용자가 최소 청능사들이 하는 만큼 자신의 기기를 조정할 수 있다는 그들의 생각을 확신시켜 주었다(프랑크는 전에 인공 귀 이식을 한 사람들에게서도 같은 결과를 발견했다). 프랑크가 말했다. "우리는 이중맹검(시험자와 피시험자의 행동에 영향을 미칠 수 있는 모든 정보를 시험이 끝날 때까지 밝히지 않는 것-옮긴이) 방식을 이용해 다수의 보청기 사용자들을 데려와 먼저 청능사가 그들의 보청기를 맞추게 했고, 다음으로 사용자에게 우리가 개발한 앱을 제공하고 직접 보청기를 맞추게 했습니다. 그런데 보청기 사용자와 청능사가 설정한 값이 별로 다르지 않은 데다, 사실 사용자들은 자신이 설정한 값을 더 선호한다는 사실도 알게 되었죠." 그 밖에도 프랑크와 사빈, 밴 태슬은 자신의 기기를 직접 조정하는 사람들이 더 많은 통제력과 더 많은 권한이 주어진다고 느끼기 때문에 보청기를 포기하고 서랍 속에 처박아 둘 가능성이 적다는 것을 알게 되었다.

그 후 프랑크와 사빈, 밴 태슬은 보청기 제조업체들을 찾아갔다. "보청기는 뭐랄까 보편적인 물건이죠." 밴 태슬이 말했다. "덮개를 벗기면 다 똑같아요. 우리는 제조사들에게 만약 그들이 보청기의 덮개를 열어 주면, 우리가 개발한 도구를 그 안에 적용하고 사용자들이 직접 보청기 특성을 조정할 수 있는 간단한 인터페이스를 제공할 것이라고 말했어요. 그리고 청능사들이 보청기의 초기 조정을 마치고 나면, 그때부터는 사용자들이 보청기를 직접 조정할 수 있어서 다시 청능사를 찾을 필요가 없다고 말했죠."

그들은 보청기 제조사들이 이 일을 같이하고 싶어 안달이 날 줄 알았지만, 그렇지 않았다. 프랑크는 주요 보청기 회사 여섯 군데에 모두 연락했는데 패턴이 항상 같았다. "우린 맨 처음 기술팀에 연락했고, 기술자들은 그 소식에 흥분하는 것 같았죠." 사빈이 말했다. "하지만 그러고 나서 기술팀은 우리를 사업하는 사람들에게 넘겼는데, 아니나 다를까 그들은 '우리도 이 생각이 맘에 들지만, 고객들을 화나게 하고 싶진 않습니다.'라고 하더군요. 잠시 후 저는 그들이 말하는 고객이 보청기를 쓰는 사람들이 아니라는 사실을 깨달았어요. 그들이 말하는 고객은 바로 청능사였죠." 한 개 이상의 회사에서 자신들이 '이어머신'을 사는 데 관심이 있다면, 그것은 오로지 '이어머신'을 없애기 위한 관심일 것이라고 말했다. "아주 당당하게 이야기하더군요." 밴 태슬이 말했다. "그리고 이런 식으로 말했죠. '아, 그래요, 여러분이 하신 일은 효과가 있을 겁니다. 하지만 청능사들은 그걸 좋아하지 않을 거예요. 그러니까, 아니요, 저흰 이 일을 절대 하지 않을 겁니다.' 그들에게 시장 점유에 대해서는 신경 쓰지 않느냐고 물어보니 신경 쓰지 않는다고 솔직히 대답했죠. 왜냐하면, 그들은 이미 충분히 돈을 벌고 있으니까요."

그래서 세 명은 소비자 가전 회사를 향했다(특히 밴 태슬은 이러한 일을 즐겼다). "그때 제 나이가 예순넷인가 다섯이었고, 앤디와 케빈은 그보다 훨씬 어렸어요." 그녀가 말했다. "우린 작은 안경을 쓰고 스키니 바지를 입은 30대 남자들을 만났죠. 그나저나 늘 남자였네요. 커피를 갖다 주던 여직원만 빼면요. 우리는 회의실로 들어갔고 남자들은 노트북을 꺼내 놓았는데, 그 모습이 마치 앤디와 케빈이 엄마를 데리고 온 것 같았어요. 결과적으로 아무도 저를 함부로 대할 수 없었답니다. 더 재미있었던 건 과학 부문을 발표한 사람이 바로 저란 거였죠."

이 세 명이 모두 함께 일하기를 간절히 원했던 회사는 오디오 장비 제조업체인 보스Bose였다. 보스는 거의 50년간 MIT에서 교수를 지낸 아마르 보스Amar Bose가 1960년대에 설립한 회사다. 보스의 아버지는 영국이 분명 그를 처형할 것으로 생각하고 이를 피해 1920년에 인도에서 미국으로 피신했다(그는 캘커타대 재학 당시 인도의 독립을 위해 투쟁하다 졸업 직전에 미국으로 왔다). 아마르는 1929년에 필라델피아에서 태어났다. 어렸을 때 그는 고장 난 장난감 기차 세트를 구해 고치면서 전기공학의 기초를 독학했고, 제2차 세계대전 중에는 부모님의 지하실에 자신이 마련한 작업장에서 라디오를 수리하며 가족의 부양을 도왔다(인도산 직물을 수입하던 아버지의 사업은 전쟁으로 완전히 망했다). "전 아버지와 작은 약속을 하나 했죠. 좋은 성적만 유지한다면 일주일에 네 번만 학교에 가도 되고, 그에 대해 아버지가 두통이나 뭐 다른 핑계를 대주겠다는 것이었죠." 보스가 후에 그때를 떠올렸다. "선생님들은 모두 이 일을 알고 계셨어요. 학교에 안 가는 날은 항상 금요일이었기 때문에 선생님들은 월요일에 '라디오를 얼마나 고쳤니, 보스?' 하고 묻곤 하셨죠."

그는 MIT에서 전기공학 학사와 석사 학위를 받은 다음 네덜란드에서 1년간 일했고, 그다음 해에는 인도에서 풀브라이트Fulbright 프로그램(미국에서 만든 국제 교환 프로그램-옮긴이)에 참여했다. 그는 풀브라이트가 끝나고 MIT의 교수단에 들어갔다. 그가 나중에 한 말에 따르면, 학교에 신입생으로 처음 들어갔을 때(입학처에 그의 라디오 수리 가게에 대해 말해 준 동창 덕분에 대기자 명단에서 구제된 후), 자신이 동급생들보다 학력 면에서 훨씬 준비가 덜 되었다는 사실을 깨닫고는 살아남기 위해 누구보다 열심히 공부하기로 결심했다. 그래서 일주일에 딱 두 시간, 일요일에 라디오 듣는 시간만을 자신에게 허락했다. 이처럼 학부 시절을 힘겹게 보내면서 그는 가르침에 대한 신념을 갖게 되었고 어려운 개념을 이해하는 속도가 느린 학생들에게 매우 잘 공감하게 되었다. MIT에서의 교수 생활이 끝나갈 무렵(그는 2001년에 은퇴했다) 그의 수업은 아주 유명해져서 학부생들은 빨리 강의를 등록하지 않으면 교수님이 떠나 좋은 기회를 놓칠지 모른다고 걱정했다. 당시 학생 중 한 명이었던 리 자미르Lee Zamir가 그때를 떠올렸다. "저횐 교수님이 언제라도 은퇴할 수 있다고 들었어요. 그래서 학생들 사이에선 '준비될 때까지 기다렸다가 수업을 들을 것인가 아니면 이제 기회가 없을지 모르니 지금 빨리 수업을 들을 것인가?' 하는 논쟁이 있었죠. 전 제가 애초에 원했던 때보다 1년 일찍 수업을 들었어요. 운에 맡기고 싶진 않았거든요." 한 동료 교수는 보스가 "복잡한 물건을 단순하게 만드는 예술가"라고 표현했다.

보스의 삶을 결정지은 순간은 1956년에 찾아왔다. 그는 케임브리지에 있는 자신의 아파트에 스테레오 시스템을 갖추려고 값비싼 스피커 한 쌍을 들였다. 그런데 거기서 나오는 소리가 라이브 공연의 소리와 전혀 달라 그는 완전히 당황했다(특히 현악기가 그랬다). 그 때의 경험으로 그는 평생 음향에 관심을 두게 되었고, 1964년 나티크Natick 공업 단지에 보스 법인을 설립했다. 그는 회사를 단순히 전자기기를 만드는 곳이 아닌 벨연구소 같은 기초 연구 시설로 보았고, MIT를 절반 정도는 일종의 공식적인 부속기관으로 보았다. 회사와 대학의 관계는 보스가 사망하기 2년 전인 2011년에 공식화되었다. 그때 그는 대학이 주식을 팔지도 경영에 참여하지도 않는다는 조건으로 MIT에 회사의 무의결권주 대부분을 기부했다.

현재 보스의 음향 연구 책임자는 빌 라비노비츠Bill Rabinowitz다. 그는 뉴저지에서 어린 시절을 보내고 러트거즈Rutgers대학에서 전기공학 학사를 마친 후 MIT대학원을 다녔다. 베트남 전쟁이 한창일 때 그는 미사일 설계를 하고 싶지 않았다. 그래서 '감각 통신'이라는 전기 기술 수업을 들었고, 수업은 대부분 청각에 관한 내용이었다고 했다. 그는 일리노이대학과 MIT에서 청각 관련 연구를 하며 보청기와 인공 귀 이식에 관한 실질적인 연구를 했다. 그러다 보스에서 연락을 받고 그곳에서 일하게 되었는데, 그가 맡은 일은 주로 복잡한 지각적 요소를 지닌 프로젝트와 과제였다(너무 복잡해서 기술자만으로는 안 되는 일들이었다).

다이앤 밴 태슬은 수년 동안 라비노비츠를 알고 지냈다. 그들은 나이가 엇비슷했고 같은 시기에 대학원을 다녔다. 밴 태슬이 말했다. "전 그에게 우리가 만든 '이어머신'에 관해 이야기했어요. 그러자 빌은 보스가 고객들에게 가장 많이 받는 질문이, 왜 보스는 보청기를 만들지 않느냐는 거라고 하더군요." 케빈 프랑크도 보스에 아는 사람이 있었다. 아마르 보스의 제자였던 리 자미르는 MIT에서 석사를 마친 다른 많은 사람과 마찬가지로 보스에서 일했다. 지금까지 보스는 보청기에 관한 질문이 들어올 때마다 항상 부정적인 대답을 내놓았었다. 규제 환경이 엄격하기 때문이기도 했고, 보스의 헤드폰이 늘 귀를 덮는 형태였기 때문이기도 했다(현대식 보청기로는 너무 컸다). 하지만 연방법이 점차 바뀌는 것으로 보이자, 보스는 소음방지 이어폰을 포함해 기존 헤드폰보다 더 작은 인이어 기기를 만들기 시작했다. "그 기기들은 보청기와는 여전히 거리가 멀었지만, 적어도 그와 같은 용도로 우리 제품을 쓰는 누군가를 상상할 수는 있었죠." 라비노비츠가 말했다. 또한 보스는 오디오 애호가들도 한결같이 복잡한 제어 장치를 잘 사용하지 않는다는 아마르 보스와 다른 이들의 의견에 따라, 제어는 단순하지만 정교한 오디오 장비를 제작한 오랜 역사가 있었다. 보스는 2014년에 '이어머신'을 매수했고, 프랑크와 사빈, 밴 태슬은 보스의 직원이 되었다. "우리는 보청기가 사람들의 손에 들어가는 방식에 대한 판도를 우리가 바꿀 수 있겠다고 생각했죠." 라비노비츠가 말했다.

나는 2017년 3월에 프랑크와 함께 점심을 먹었다. 밤새 눈이 내려 내가 고른 집 근처의 식당은 평소처럼 붐비거나 시끄럽지 않았다. "곤란하게 됐는데요." 프랑크가 말했다. 그는 뉴욕으로 가는 중에 나한테 들러 '이어머신'이 적용된 보스의 '히어폰Hearphones'이라는 제품을 써 보게 해 준다고 했다. 히어폰은 사용자가 직접 설정을 조정할 수 있는 고성능 이어폰으로 시끄러운 장소에서 소리를 더 잘 들을 수 있게 하는 기능이 있으며, 당시 한정판으로 출시되었었다. 그래서 프랑크는 '히어폰'을 시험해 볼 수 있도록 내가 아는 가장 시끄러운 식당을 골라 달라고 부탁했었다.

도토리 크기만 한 이어폰 한 쌍이 목에 두르는 초커 같은 목밴드에 선으로 연결되어 있는 히어폰의 생김새는 오늘날의 보청기와 비교하면 기술적 후퇴처럼 보인다(거의 동시에 개발된 보스의 콰이어트컨트롤QuietControl 소음방지 이어폰과 똑같이 생겼다). 히어폰이 보청기에 익숙한 사람에게는 투박해 보이겠지만, 여느 보청기처럼 그 모습을 가리도록 만들어지지 않았다는 사실은 많은 장점을 제공한다. 히어폰에는 커다란 안테나, 큰 충전 배터리, 고품질의 스피커, 귓구멍 안에 담을 수 있는 것보다 더 많은 기술을 담을 수 있는 공간이 있다. 이러한 특징 덕분에 히어폰은 기본적으로 보청기가 할 수 있는 일을 하는 동시에 보청기가 할 수 없는 일도 한다.

나는 히어폰을 껴 보았다. "이 장치를 잘 테스트해 보는 방법 중 하나는 조용히 말하는 겁니다." 프랑크가 말했다. 그가 설명하는 동안 나는 몇 분 전에 내려받은 스마트폰 앱으로 다양한 설정을 조정했다. 주로 조정하는 것은 '월드 볼륨'이라고 적힌 슬라이더(이어머신의 크기 다이얼이 변형된 형태)였다. "슬라이더를 위로 움직이면 세상을 아주 시끄럽게 만들 수 있죠." 프랑크가 말했다. "히어폰은 보청기와 같은 종류의 이득을 사용해요. 즉 작은 소리만 증폭시키고 큰 소리는 더 크게 만들지 않죠. 작은 소리가 잘 들리지 않는데 큰 소리까지 더 크게 만들면 별 도움이 되지 않을 테니까요." 나는 0부터 100까지 이어진 눈금 위에서 볼륨을 올릴 수 있었고 프랑크가 조용히 이야기할 때도 그의 말을 쉽게 이해할 수 있었다.

히어폰의 가장 좋은 특징 중 하나는 보스가 그 유명한 소음방지 기술을 적용해 반대 방향으로도 슬라이더를 밀 수 있다는 것이다(-50까지). 슬라이더를 0 이하로 조정하면 내가 소음방지 헤드셋으로 쓰던 것과 똑같이 방 전체를 더 조용하게 만들 수 있다. 이러한 헤드셋은 들어오는 음파를 분석해 그와 동일하지만 위상이 완전히 반대인 음파를 생성하는 방식으로 동작한다(어떤 주먹을 날려도 그 주먹을 다시 돌려주는 조끼를 입어서 타격을 하나 마나 하게 만드는 것과 약간 비슷하다). 1986년, 보스는 중간에 비행기의 연료를 채우지 않고 9일 내내 세계 일주를 하는 두 명의 비행사를 위해 소음방지 헤드셋을 만들었고, 비슷한 시기에 같은 진동 상쇄 원리를 자동차 서스펜션에 실험적으로 적용해 운전자가 덜컹거림을 느끼지 않고 과속방지턱을 넘을 수 있게 했다(유튜브에서 'Bose active suspension'을 찾아 보자). 이 서스펜션 기술(차가 이동할 때 항상 평평한 지면 위를 이동하는 것처럼 느끼게 하기 위해 마이크로프로세서, 자석, 서보모터가 사용되는 기술)은 비용이 너무 많이 들어서 상업적으로 실현되지 못했고, 오늘날 컴퓨터 제어 서스펜션 같은 흔해진 자동차 기능이 개발되면서 이후 몇 십 년간 대부분 불필요한 기능으로 여겨졌다. 하지만 보스는 이 충격 방지 개념을 현재 보스라이드Bose Ride라는 조직에서 여전히 판매 중인 트럭 좌석에 적용했다. 가격은 비쌌지만 관리자들은 트럭 운전사들이 한 번에 몇 시간씩 매일같이 견뎌 온 진동을 줄이면 생산성이 늘고 의료 비용도 준다는 사실을 알게 되었다.

프랑크가 계속했다. "편안하게 느껴지는 볼륨을 일단 찾으셨으면, 오른쪽에 있는 슬라이더를 보세요. 그 슬라이더는 좀 더 미세한 조정을 하죠. 슬라이더를 밑으로 내릴수록 저음이 강해지고 소리가 풍성해져요. 반대로 고음부 쪽으로 올리면 더 많은 자음을 들을 수 있고요." 화면 하단에 있는 버튼으로는 세 가지 방향 중 하나를 선택할 수 있다. 나는 바로 앞에 앉아 있는 프랑크의 소리에만 집중할 수도 있었고, 180도 범위의 소리를 들을 수 있었으며, 아예 방 전체의 소리를 들을 수 있었다. "지금은 '집중' 모드로 되어 있어요." 그가 말했다. "그래서 지금 보고 계시는 곳에서 들리는 소리는 다른 어느 곳의 소리보다도 크게 들리죠. 그런데 사람들이 좌우로 앉아 있으면 방향성이 너무 많아져서 제 말이 들리는 만큼 다른 사람들의 말은 들리지 않게 돼요. 그럴 때는 모드를 '앞쪽'으로 바꾸면 다른 사람들의 소리를 들을 수 있죠."

나는 그렇게 했다. 그리고 다시 '모든 곳'으로 모드를 바꿨더니 고개를 돌리지 않고도 내 뒤에서 나는 소리를 들을 수 있었다. 주로 몇몇 요리사와 웨이터 들이 서로 이야기하는 소리와 주방에서 쾅쾅대는 소리였다. 나는 프랑크와 대화하는 동안 배경 음악을 틀어 놓을 수 있었고(히어폰의 성능 좋은 스피커와 큼지막한 배터리 덕분에 더욱 탄탄하고 강력한 버전의 블루투스 기술을 이용할 수 있었으므로, 가장 비싼 무선 보청기보다 훨씬 성능이 좋았다), 다른 모든 것들과 별개로 음악의 볼륨만 높이거나 낮출 수 있었다. 그리고 만약 전화가 울렸다면, 전화를 받을 때 이어폰 안에 내장된 두 개의 지향성 마이크가 자동으로 내 입 쪽을 향했을 것이다. 앱은 집중 대화, 그룹 대화, 음악, TV, 이렇게 미리 정해진 4개의 모드를 제공한다. 나는 그중 어느 모드라도 사용할 수 있었고, 저장된 설정을 조정해 모드를 변경할 수 있었으며, 최대 10개까지 직접 모드를 만들어 추가할 수도 있었다. 또 좌우 균형을 조정하고 심지어 한쪽을 아예 안 들리게 만들 수도 있다.

"저희가 사람들에게 하는 이야기를 들려 드리죠." 프랑크가 말했다. "집에 있다가 직장에 가기 위해 기차역으로 걸어간다고 상상해 보세요. 가는 길에 팟캐스트가 듣고 싶어져서 그것을 틉니다. 그러고는 히어폰의 월드 볼륨을 높이고 '모든 곳'으로 모드를 바꾸죠. 역으로 걸어가는 동안 팟캐스트뿐만 아니라 주위에서 나는 차 소리와 그 외 다른 소리도 듣고 싶을 테니까요. 하지만 기차에 오르면 월드 볼륨을 -50까지 쭉 내립니다. 그러면 이제 우리 귀에는 팟캐스트 소리만 들리죠. 마침내 직장에 도착해서 회의에 들어갈 때 월드 볼륨을 다시 올리고 모드를 조정합니다. 이 모든 일을 하는 데 앱은 필요 없어요. 기기에도 제어 버튼이 있으니까요. 원한다면 히어폰을 그냥 종일 목에 걸어 둘 수 있고, 사용하지 않을 때는 귀에서 이어폰을 빼 옷깃 밑에 매달아 두거나 집어넣을 수도 있죠." 유선 이어폰이 무선 이어폰보다 특히 좋은 점은 이어폰 한 짝이나 두 짝 모두를 귀에서 빼내 작은 케이스에 넣지 않아도 되니 케이스 따위는 잊어버릴 수 있다는 것이다.

히어폰은 법적으로 보청기가 아니다. 하지만 보청기와 같은 마이크로프로세서를 사용하고, 보청기처럼 홍보되진 않았지만 같은 문제를 다룬다. 그리고 보청기를 숨기는 행위보다는 성능에 최적화되었기 때문에 특히 가격(나는 500달러에 이 물건을 샀다) 외에도 중요한 장점들이 상당히 많다. 히어폰의 많은 매력 중 하나는 귓구멍 안에서의 소음방지다. 귀를 실리콘 귀마개나 이어폰 혹은 귓본을 떠서 만든 보청기로 완전히 막으면, 귓구멍은 반향실로 바뀐다. "귀를 막고 이야기를 하거나 혹은 그냥 걷기만 해도 소리가 웅웅대고 울리잖아요." 프랑크가 말했다. 이 웅웅거리는 소리는 우리가 말하고 걷고 씹으면서 스스로 만들어낸 저주파 소리로, 두개골을 통해 골전도로 귓구멍에 이른다. "이러한 소리는 귓구멍으로 들어가지만, 밖으로 나오지는 못해요." 프랑크가 말을 이었다. "진동이 고막에 부딪쳐 그저 울리기만 하니까 정말 사람 미치는 거죠." (이는 이른바 폐

쇄 효과 혹은 통 속에 머리를 집어넣은 효과라는 것으로, 앞서 7장에서 설명한 내용이다)

보청기 제조사는 보청기에 관 형태의 환기구(갇힌 소리의 탈출로)를 만들어 폐쇄 문제를 해결한다. 이 방법은 청력을 손실한 대부분 사람처럼 낮은 주파수의 증폭이 그다지 필요하지 않은 사람들에게 효과가 있다. 하지만 이 관은 보청기가 증폭시킨 고주파수 소리 역시 나가게 하므로 그러한 소리가 보청기의 외부에 있는 마이크에 닿으면 되먹임 소리를 일으킬 수 있다. "청능사들은 끊임없이 폐쇄 문제와 필요한 곳에 이득을 가하는 일 사이에서 균형을 맞추죠." 프랑크가 말했다. "그들은 사용자에게 폐쇄감 때문에 얼마나 괴로운지 묻고, 무척 괴롭다고 하면 귓본에 더 큰 구멍을 뚫습니다. 하지만 일단 그렇게 되면 보다 높은 주파수에 필요한 이득을 줄 수 없게 되죠. 마치 환자의 불평을 때려잡는 두더지 게임처럼요." 그리고 그는 자신과 사빈, 밴 태슬이 그처럼 보스와의 '이어머신' 거래를 열망했던 가장 큰 이유가 그들이 폐쇄 문제에서 역사적인 성공을 거두었기 때문이라고 했다.

히어폰을 개발 중일 때 보스는 본사에 표적 집단을 초대했다. "우리는 페이스북에 광고를 몇 개 올리고 프레이밍햄Framingham에서 75마일(약 120㎞) 이내에 살면서 보스의 제품을 구매해 본 적이 있는 사람들을 초대했죠." 프랑크가 말했다. "그리고 시끄러운 장소에서 더 잘 들을 수 있도록 돕는 기기를 한 번 써 달라고 말했어요." 그들은 지하 회의실을 가짜 카페로 꾸미고 술집에서 녹음한 소음을 튼

다음 볼륨을 높였다. 또 TV가 놓인 가짜 방을 만들어놓고 시험자들에게 히어폰을 이용해 TV에 직접 손대지 않고 각자에게 편안한 수준으로 볼륨을 조절할 수 있음을 보여 주었다(TV 소리가 얼마나 커야 하는지에 대한 의견 불일치는 알려진 대로 부부간 스트레스의 원인이 된다).

"우리는 한 시간 반 동안 이들이 제품의 어떤 점을 좋아하고 어떤 점을 좋아하지 않는지 들었죠." 프랑크가 말했다. "우리는 사람들이 히어폰을 어떻게 사용하는지 이해할 수 있다는 것, 그리고 조정이 안 된다고 고객지원팀으로 전화를 걸어 그들을 청능사 대하듯 하지 않을 거란 걸 확인하고 싶었어요. 또 규제 관점에서 아무도 '히어폰'을 보청기로 혼동하지 않도록 하고 싶었죠."

오랫동안 보스에서 기술자로 일해 온 댄 게이저Dan Gauger는 이 어머신을 구매해 히어폰을 개발하자는 결정에 참여했다. 나는 프랑크와 점심을 먹고 난 두 달 후에 게이저를 만났다. 그가 내게 말했다. "친구 중에 6~7년간 보청기를 껴온 60대 후반의 친구가 있는데, 다른 평범한 소비자와 다르게 그 친구는 소리와 청각에 굉장히 관심이 많고, 사물이 소리를 내는 방식에도 상당히 관심이 많아서 청능사에게 자신이 직접 보청기를 조정할 수 있도록 자신의 맞춤 소프트웨어 사본을 달라고까지 했죠." 게이저와 그의 친구는 히어폰이 아직 개발 중일 때 한 학회에 함께 참석했다. "그때 전 히어폰의 시제품을 하나 갖고 있었는데, 어느 날 밤 그 친구가 사람들이 많은 시끄러운 식당에서 저녁을 먹으며 그걸 써 보더군요. 그리고 다음 날은 훨씬 조용한 호텔 식당에서 점심을 먹으며 썼고요. 그러고는 죽은 듯이 조용한 회의실로 저를 데려갔죠. 각 장소에서 친구는 '히어폰'과 그가 개인적으로 맞춘 3,000달러짜리 보청기를 비교했습니다. 그리고 제게 말했어요. '조용한 회의실에서는 내 보청기가 좀 더 나은데, 다른 곳에서는 확실히 너희가 만든 게 낫더라.'"

나는 2018년에 보스를 방문했다. 회사의 본사는 보스턴에서 서쪽으로 20마일(약 32㎞) 떨어진 매사추세츠 고속도로 바로 옆, 마운틴Mountain이라는 커다란 언덕 위에 있다. 회사 단지는 사실상 쉐라톤 프레이밍햄 호텔의 길 건너편에 있는데, 이 호텔은 매사추세츠 고속도로를 지나가면서 보면 약간 중세 성 같기도 하고 반 목재 골조의 튜더식 저택 같기도 하다(안에서 보면 실망스럽게도 평범한 호텔과 다를 게 없다). 나는 빌 라비노비츠(다이앤 밴 태슬의 오랜 친구이자 보스의 이어머신 구매 결정에 관여한 사람)를 그의 사무실에서 만났다. 그는 청바지에 체크셔츠를 입고 있었고, 컴퓨터 화면에는 내가 앉은 곳에서 제목이 보이지 않는 청각 관련 학술 논문이 띄워져 있었다.

나는 그에게 그 자신의 청력은 어떠한지 물었다. "제 나이에 적당한 수준이죠." 그가 말했다. "그런데 확실히 고주파수 소리는 잘 못 듣습니다. 이렇게 조용한 방에서 이야기할 때는 아무런 도움도 필요하지 않아요. 하지만 시끄러운 장소나 강연장에 가면 그들 중 일부는 너무 작게 이야기한다고 느끼게 되죠. 소리도 울리고요. 어떤 회의에는 히어폰을 쓰고 참석하기도 하지만, 회사 밖에서는 전혀 쓰지 않습니다. 단 가족들과 식당에 갈 때는 예외죠. 전 청력 테스트를 여러 번 받아 봤습니다. 아내가 청능사거든요. 전 그녀를 연구 프로젝트 중에 만났어요. 아내는 늘 제게 귀가 심각하게 안 좋다고 말하죠. 제 생각엔 아내의 귀가 더 안 좋은 것 같은데, 아내는 제 말을 믿지 않더군요."

그는 보스가 새로운 스피커의 내구성을 시험하는 벙커Bunker라는 방으로 나를 데려갔다. "스피커는 정말 까다로운 물건이죠." 그가 말했다. "기본적으로 스피커는 공기를 이동시켜야 하는데, 이 이동하는 것들이 골칫거리예요. 왜냐하면 스피커는 세심하게 설계하지 않으면 스스로 망가질 수 있거든요. 그래서 저희는 제품이 소비자의 손에 들어가기 전에 최악의 신호를 24시간 내내 몇 주 동안 재생하면서 오류를 잡으려고 노력하죠. 꼭 고문하는 방 같다니까요." 우리는 선반 위에 전자 장비들이 놓인 방으로 들어갔다. 방이 웅웅대며 울렸다.

"여긴 아니에요." 라비노비츠가 말했다. "이것들은 그냥 증폭기죠." 그곳에는 다양한 종류의 귀를 덮는 청각보호장구가 있었는데, 그가 내게 잘 맞는 기기 하나를 찾아보라고 했다. "지금 보청기를 착용하고 계시면 빼세요." 그가 말했다. "이 방 때문에 보청기가 망가지진 않겠지만, 혹시 모르니 여기 탁자 위에 두는 게 좋겠군요." 두꺼운 콘크리트 벽에는 섬뜩한 경고(어린이 금지, 심장 질환이 있는 사람 금지)로 뒤덮인 주황색 강철 문이 있었다. 그가 문을 열었고 우리는 기밀실로 들어갔다. 그가 내게 뒤에 있는 주황색 문을 꽉 잡아당기라고 했다. 그러고서 그는 다른 강철 문을 열었고 우리는 마침내 벙커로 들어갔다.

나는 아주 고성능의 귀마개를 하고 있어도 그 방에서 생명의 위협을 느꼈다(소리가 물리적인 힘이라는 명백한 증거). 오디오 비평가인 톰 크레비엘Tom Krehbiel은 언젠가 똑같은 방을 방문하고서 "천 개의 작은 손으로 끊임없이 CPR을 받는 느낌"이라고 썼다. 라비노비츠는 내게 커다란 스피커에 손을 올려놓게 했는데, 극히 높은 볼륨으로 매우 낮은 주파수의 소리가 재생되고 있었다. 표면이 너무 강하게 진동해서 만지는 것만으로도 아플 정도였다. 또 다른 스피커에서는 극히 높은 볼륨으로 매우 높은 주파수의 소리가 재생되고 있었고 손을 대니 뜨거웠다. 우리는 1~2분 후 기밀실로 돌아갔다. 나는 더 꾸물거리고 싶지 않았다.

다음으로 라비노비츠는 아마르 보스가 1980년대에 만든 다른 시험실로 나를 데려갔다. 그곳은 리버브실Reverb Room이란 곳으로 무반향실과 반대되는 개념의 장소였다. 바닥과 벽, 천장이 벙커에 있던 것만큼 두꺼웠고, 소리가 매우 잘 반사되었으며, 방 안의 어느 것도 서로 직각을 이루지 않았다. 라비노비츠는 내게 벽을 거울로 생각해 보라고 했다. 그는 만약 거울 중 하나에 레이저를 비추면, 마치 당구공이 부딪쳐 튀어나오듯 그 빔은 거울에서 비스듬히 튕겨 각진 표면에서 다른 표면으로 이리저리 계속 튕길 것이고, 방 전체가 빛으로 가득 찰 것이라고 했다. 그는 그 각진 표면이 음파에도 같은 작용을 한다고 말했다.

"이 방은 등방성 혹은 확산 음장을 만드는데, 이는 소리가 모든 방향에서 똑같이 들려오는 공간에 있는 것 같은 느낌이 들게 하죠."

라비노비츠가 말했다. "식당의 극단적인 버전 혹은 울림이 심한 교회 같은 거예요." 보스는 특히 소음방지 헤드폰을 시험하기 위해 이 리버브실을 이용한다. 테이블 위에는 모양새를 확인하기 위한 작고 동그란 화장 거울과 함께 많은 헤드폰이 놓여 있었다. 그가 말했다. "소음방지는 대다수 사람이 생각하는 것보다 훨씬 어려운 기술입니다. 소리가 한 방향에서만 들려온다면 소음방지 기기를 만드는 것은 그렇게 어렵지 않아요. 하지만 우리가 비행기를 타거나 스타벅스에 앉아 있을 때, 소리는 어디에서든 들려오죠. 그래서 소음방지 제품을 설계할 때 우리는 제품들이 이러한 환경에서 잘 동작하기를 바랍니다." 리버브실은 거의 벙커만큼이나 머물기가 불쾌했다. 마치 누군가가 내 머리를 공격하는 것만 같았다. 보스의 다른 연구원이 내게 말하길, 한번은 그레이트풀 데드Grateful Dead(1965년에 결성된 미국의 록밴드-옮긴이)의 로드 매니저가 리버브실을 둘러보고는 "이거 보스턴 가든Boston Garden(보스턴에 위치한 실내 경기장-옮긴이)에서 나는 소리랑 완전 똑같은데!"라고 말했다고 한다.

FDA는 히어폰을 보청기와 구별해 개인용 소리 증폭 제품PSAPs으로 분류한다. 2009년 FDA가 발표한 지침에 따르면, 보청기는 "손상된 청력을 보완하기 위해 만든 착용 가능한 소리 증폭기기"인 반면, PSAP는 "손상된 청력을 보완하기 위함이 아닌, 청력이 정상인 소비자들이 여가 활동과 같은 다양한 이유로 특정 환경에서 소리를 증폭시킬 수 있도록 만든 착용 가능한 전자제품"이다. 4년 후, FDA는 이러한 차이를 재확인하며 PSAP 제조업체들에게 어떤 식으로든 그들의 제품이 청력 손실과 관련된 문제를 해결하기 위한 것임을 암시하지 말라고 경고했다. 그러한 문제에는 "가까이 있는 사람의 말을 듣기 어려움, 붐비는 실내에서 대화를 이해하기 어려움, 극장에서 영화 대사를 이해하기 어려움, 조용한 실내가 아닌 곳에서는 강의를 듣기 어려움, 전화나 초인종 소리를 듣기 어려움, 환경 소음이 대화의 이해를 방해할 수 있는 상황에서 듣기 어려움" 등이 포함되었다. 그래서 보스는 히어폰의 홍보 자료에 청력 손실에 관한 어떤 언급도 하지 않는다. 대신 소음방지 기능을 강조하며 히어폰을 "시끄러운 환경에서 좀 더 잘 들을 수 있도록 특별히 고안되어, 소음이 많은 곳에서의 대화를 더 쉽고 편하게 만들어 주는 대화 강화형 헤드폰"으로 설명한다.

PSAP나 그와 유사한 제품들은 오래전부터 우리 주변에 있었지만, 그중에는 아주 형편없는 물건들도 있다. 그러나 최근 몇 년 동안 일부 제조사들은 효과도 좋으면서 가격도 합리적인 모델들을 선보여 왔다. 그 효과와 가격은 전미 과학 아카데미와 대통령의 과학기술 부문 자문단이 PSAP가 상대적으로 가벼운 청력 손실이 있는 사람들에게 합리적인 선택이 될 수 있다고 말할 정도였다. 정말 좋은 PSAP들은 보청기와 동일한 기술이 적용되어 있어도 훨씬 저렴하다. 마음에 들지 않을 물건을 사게 될 위험은 항상 있다. 이러한 위험은 보청기에도 해당하는데, 보청기를 잘못 사는 실수에는 더 많은 돈이 든다.

히어폰이 소개된 지 얼마 지나지 않아 케빈 프랑크는 보스를 떠나 매사추세츠 안이과 병원의 청각학과 책임자가 되었다(프랑크는 7장에서 내게 호머 심슨과 바니 파이프의 왜곡된 오디오 파일을 틀어 주었던 청능사다). 나는 2018년 봄에 그의 사무실을 방문했고, 그는 내게 히어폰의 전신인 이어머신(아이폰만 있다면 아직 무료로 내려받을 수 있다)부터 시작해 당시 구할 수 있었던 그가 좋아하는 PSAP 몇 개를 보여 주었다. "이어머신의 유일한 문제는 선으로 연결된 헤드폰이 있어야 한다는 거죠. 따라서 헤드폰 잭도 필요하고요." 그가 말했다. 그 이유는 무선 헤드폰을 쓰면 사용자가 말하는 사람의 입 모양과 들리는 소리 사이에 생기는 불편한 시간 지연을 눈치챌 것이기 때문이다. 이는 레이턴시(지연)로 알려진 블루투스 성능의 한계로 인한 것인데, 이러한 지연은 무선 신호를 보내고 받고 처리하는 데 걸리는 시간 때문에 발생한다(히어폰의 경우에는 마이크가 블루투스와 연결된 전화기가 아닌 이어폰에 있어서 레이턴시가 문제되지 않는다) "하지만 예를 들어 저녁 식사자리라면 저는 제 전화기를 테이블 맞은편으로 살짝 밀 수 있고, 그러면 마이크가 선생님 쪽으로 가까워지기 때문에 전 소리를 아주 잘 들을 수 있어요. 제게 익숙한 전화기를 이용해 정확히 들을 수 있는 거죠."

다음으로 그는 비슷한 방식으로 동작하지만, 스마트폰이 필요하지 않은 기기를 보여 주었다. 그 기기는 소닉 테크놀로지 프로덕트Sonic Technology Products의 슈퍼이어SuperEar 소리 증폭기 중 하나였다. 캘리포니아에 있는 이 회사는 PSAP뿐 아니라 비행기 창가 좌석을 위한 분리형 선반, 설치류와 다른 해충을 쫓기 위해 초음파 신호를 내보내는 장치도 만든다. '슈퍼이어' 모델은 세 가지가 있으며, 공짜까지는 아니지만 각 50달러, 60달러, 80달러로 가격이 저렴하다. "사용자는 그냥 헤드폰만 끼면 되죠." 프랑크가 말했다. 각 모델은 다양한 액세서리와 함께 두 종류의 헤드폰으로 제공되며, 그중 하나는 다른 하나보다 사람들의 눈에 덜 띄게 만들어졌다. 수신기는 셔츠 주머니에 들어갈 만큼 작다. 사용자는 수신기를 테이블 위에 두거나 벨트에 달 수 있고, 수신기의 제어장치로 설정을 조정할 수 있다. 프랑크의 지시에 따라 매사추세츠 종합 병원은 현재 모든 입원 환자에게 자신의 청력을 평가해 달라고 요청하고 있다(일종의 자가 분류). 청력 문제가 있는 사람의 침대 위에는 안내 포스터가 붙어 있으며, 청력 문제가 있지만 보청기가 없는 사람에게는 '슈퍼이어' 기기가 제공된다. 이 포스터를 보고 의사와 간호사 들은 목소리를 높이고, TV와 다른 음원을 끄고, 청각 기기가 필요한 환자에게 기기를 켜 달라고 말한다. 환자들은 의사의 지시 사항을 듣지 못하거나 들은 내용을 오해하면 의사의 지시를 따를 수 없다. 게다가 의사들도 일상적으로 환자가 가진 청력 문제의 심각성을 과소평가하는 경향이 있다. "50달러면 식염수 한 봉 값이죠." 프랑크가 말했다. "잘 듣고 싶은 생각이 있다면 기꺼이 사지 않겠어요? 저희가 바라는 것은 일단 환자들이 이러한 지침을 따른 덕분에 의사의 말을 더 잘 알아들을 수 있게 되었다는 사실을 깨달으면 자기 귀에 정말 문제가 있다는 사실 또한 깨달을 것입니다. 그러면 몸이 괜찮아져 병원을 나갔을 때 자신의 청력에 대한 해결책을 찾게 되죠." (존스홉킨스 병원과 피츠버그대학병원도 비슷한 프로그램을 도입했다.)

그는 다음으로 내게 CS50+를 보여 주었다. 일리노이 주에 본사가 있는 사운드 월드 솔루션Sound World Solutions이라는 회사에서 만든 PSAP였다. CS50+는 귀 뒤에 걸치는 전통적 보청기처럼 보이기도 했고, 리무진 기사들이 흔히 쓰는 블루투스 전화 이어폰처럼 보이기도 했다. 프랑크가 말했다. "이건 배터린데요. 충전해서 쓸 수 있고, 끼워서 쓰는 거고, 귀 뒤쪽에 자리하죠. 마이크는 여기와 여기, 다른 보청기들처럼 두 개가 있고, 앱을 내려받아서 직접 설정을 조정할 수도 있어요. 350달러에 말이죠." CS50+는 귓구멍을 막아서 특히 두 짝을 모두 착용하는 경우 폐쇄감이 문제될 수 있다. "뉴히어라Nuheara라는 회사는 이어버즈처럼 생긴 PSAP를 팔아요." 프랑크가 계속했다. "가격은 300달러 정도지만, 써 보면 폐쇄 문제를 다루는 게 상당히 어렵다는 것을 알게 되죠. 보스의 히어폰은 소음방지를 이용해 폐쇄 문제를 처리한다는 점에서 특별합니다. 제겐 그 점이 히어폰의 핵심이죠."

이 외에 다른 PSAP도 시중에 나와 있으며, 여러분이 이 책을 읽고 있을 때쯤 그 수는 더 늘었을 것이다. "제가 PSAP를 정말 좋아하는 이유는 이 기기들 덕분에 가벼운 청력 손실이 있는 사람이 수천 달러를 쓰지 않고도 보청기에서만 가능했던 신호 처리 같은 종류의 이점을 얻을 수 있게 되었다는 것이죠." 프랑크가 말했다. 그는 일단 사용자들이 PSAP의 기본적 이점을 확신하면, 문제가 있는 경우 청능사가 그들이 더 많은 이점을 얻을 수 있도록 도울 수 있다고 말했다. "되먹임 소리가 발생하면 그것을 없애줄 맞춤 귓본이 필요합니다. 하지만 다음에는 폐쇄 문제가 생겨 환기구가 필요하죠. 혹은 눈에 띄지 않는 기기를 원할 수도 있고요. 더 많은 것을 원할수록 더 많은 절충이 필요한 법이고, 원하는 것들 사이의 균형을 맞추기 위해서는 이 모든 일에 잘 훈련된 사람이 필요합니다." 그는 이 분야에서 위험 요인이 낮은 입문 제품으로 PSAP가 이상적이라고 말했다. 아마 PSAP는, 난청이 심하지 않고 유별나지도 않은 사람에게는 충분할지 모른다.

보스는 법적으로 히어폰을 보청기라고 부를 수 없다. 하지만 나는 할 수 있다. 내 생각에 히어폰은 보청기라면 마땅히 갖춰야 할 모든 면에서 보청기보다 효과가 좋다. 보청기보다 더 정확한 소리를 들려주며 쉭쉭 거리는 소리도 내지 않는다. 나는 평소에 히어폰을 일반적인 헤드폰으로 사용하지만, 일하는 중에 교회 성가단원인 아내가 부엌에서 노래 연습을 하면 소음방지 헤드폰으로 사용한다. 한번은 또래의 골프 친구들과(이들은 테이블에서 히어폰을 돌려가며 보았다) 스포츠 바에 갔을 때 착용했고, 최근에는 아내와 다른 두 커플과 함께 저녁을 먹으러 갔을 때도 착용했다. 그리고 나는 히어폰을 극장에서도 이용한다. 불이 꺼지기 전에 볼륨을 높이면 극장 저 멀리에 있는 사람들이 팝콘을 씹으면서 나누는 지루한 대화가 어찌나 분명히 들리는지 놀라곤 한다. 사실 요즘 영화는 소리가 너무 커서 볼륨을 올리기보다는 낮추는 일이 더 많다. 한 가지 안 좋은 점은 영화가 시작한 후에 볼륨을 조정하려고 전화기를 꺼내면, 옆에 앉은 사람이 내가 페이스북 뉴스피드를 확인하는 것으로 생각하고 그 망할 전화기를 치우라며 뭐라 하는 것이다(이후 나는 재킷으로 전화기를 가린 채 볼륨을 조작하는 법을 터득했다. 헤드셋에 제어 버튼이 달려 있긴 하지만 크기가 작다.).

2017년, 의회는 OTCOver the Counter 보청기법을 통과시켰다. 이 법은 FDA에 경도에서 중도 난청이 있는 사람들을 대상으로 보청기의 새로운 범주를 만들도록 요청해, 이들이 청능사의 도움 없이도 보청기를 구매할 수 있도록 하는 법이다. 상원에서 엘리자베스 워런Elizabeth Warren과 척 그래슬리Chuck Grassley가 공동 발의했고, 투표 결과는 94대 1이었다(이 법안에 유일하게 반대한 상원의원은 버니 샌더스Bernie Sanders이다. 그의 반대는 FDA가 연루된 다른 문제와 관련 있었다). 이 법안이 통과될 수 있었던 결정적 요인은 메릴랜드 주 베데스다Bethesda에 본부를 두고 전국에 지부를 둔 미국 난청 협회Hearing Loss Association of America, HLAA의 철저한 교육적 노력이었다(특히 HLAA와 그 지부들은 청력 문제가 있는 사람들을 대상으로 자구적 모임을 유지하며 수많은 청력 관련 서비스를 제공한다). 개인 차원에서도 많은 사람이 법안의 통과에 기여했다. "사람들은 보청기 가격에 너무나 화가 나 있었죠." 다이앤 밴 태슬이 말했다. "전 아무개 의원의 사무실로 들어가 이렇게 물었어요. '가족 중에 혹시 난청이 있어서 보청기를 사려고 하는 사람이 있지 않습니까?' 그러면 보통 어머니가 그렇다는 대답이 돌아왔는데, 보청기 값은 6,000달러 정도였죠. 그리고 '건강보험에서 보청기 비용을 대주지 않는 건 아십니까?' 하고 물었어요. 그들이 '아니요!'

라고 대답하면 이어서 저는 '제조사에서 보청기를 만드는 데 100달러도 안 든다는 사실은 아십니까?' 하고 물었죠. 그러한 이유로 이 법안은 양당의 지지를 그처럼 고루 받을 수 있었던 겁니다. 보청기 산업이 소비자를 우롱하고 있는데, 그것은 정말로 옳지 않죠." 다음으로 남은 큰 과제는 보청기가 건강보험의 지원 아래 보급되는 것, 그리고 청능사와 주요 보청기 제조업체 들이 OTC 보청기의 힘을 낮게 제한하도록 정부를 설득하지 못하게 하는 것이다. "보청기 업체와 청능사 들은 OTC 기기를 방해할 방법을 찾고 있죠. 사람들이 물건을 써 보고는 별 도움이 안 된다고 말하게 하려고요." 프랑크가 말했다. "그들의 태도는 이런 식이에요. '좋아. 장난감으로나 쓰게 하자고.'"

2018년 후반, FDA는 "FDA로부터 사용자가 의료인의 도움 없이 자신의 보청기를 직접 맞추고, 설정하고, 제어할 수 있다고 마케팅하는 것을 허가받은 최초의 보청기"를 판매하겠다는 보스의 요청을 승인했다. 보스의 보청기는 "경도에서 중도 수준의 청각 장애(청력 손실)가 있는 18세 이상의 개인용"으로 승인되었는데, FDA의 공식 발표에 따르면 이 개인은 "전문 의료진의 도움 없이도 실제 환경에서 실시간으로 보청기 설정을 스스로 할 수 있는 사람"이다. 일부 주에서는 아직 "허가받은 보청기 판매업자"를 통해 보청기를 구매해야 한다. 하지만 FDA가 OTC 보청기에 관한 규정을 확정하면 이 또한 바뀔 것이다.

보스의 보청기 개발팀은 내게 가격이나 이용 가능한 날짜에 관한 구체적인 사항을 알려 주지 않았지만, 여러분이 이 책을 읽을 때쯤이면 보스의 제품은 거의 분명히 판매 중일 것이고, 다른 회사의 유사 제품들도 (아직 나오지 않았다면) 곧 그 행렬에 낄 것이다.

그런데 여러분은 이미 OTC 보청기 비슷한 것을 살 수 있다. 오디커스Audicus라는 회사는 상대적으로 저렴한 좋은 품질의 보청기를 온라인으로 판매하고 우편으로 배송한다. 하지만 보청기를 조정하거나 고쳐야 하면 사용자는 다시 이것들을 우편으로 보내야 한다. 이러한 방식이 썩 이상적이진 않지만, 다행히 더 많은 선택지가 생겨나고 있다. 사빈이 말했다. "제 생각에 앞으로 보청기는 하나의 기기가 아닌 하나의 기능이 될 것으로 보여요. 보청기를 만들려면 마이크와 프로세서, 스피커가 필요한데, 지난 몇 년 동안 이러한 부품들이 포함된 기기의 수는 블루투스 헤드폰, 에어팟, 온갖 종류의 웨어러블 제품들과 더불어 기하급수적으로 증가했죠. 만약 '좋은' 보청기를 만들고 싶다면, 그러한 부품들을 어떻게 조립해야 할지 좀 신중해야 하겠지만, '그럭저럭 괜찮은' 보청기를 만들고 싶다면, 단순히 헤드폰이나 음성 비서, 건강 추적기에 보청기 기능을 추가하기만 하면 됩니다. 선택지의 수, 특히 저렴한 선택지의 수는 이미 증가했고, 앞으로 5~10년 동안은 계속 증가할 거예요."

인공 귀

10

Cochlear Implants

최근 수십 년간 청각 기술에서의 가장 큰 발전은 인공 귀의 개발이었다. 인공 귀는 보청기가 동작하는 방식처럼 말과 다른 소리를 디지털로 처리하지만, 그 신호를 전기 자극으로 변환하는 전자 장치이다. 이 전기 자극은 달팽이관에 나선형으로 삽입된 일련의 전극으로 전달된다. 인공 귀가 청력 문제의 원인이 되는 경로를 거치지 않고 직접 청신경 섬유를 자극하면, 뇌는 그러한 자극을 소리로 해석한다. 이 장치 중 일부는 귀 근처의 피부 바로 밑 두개골에 고정되어 있고, 일부는 피부를 통해 이 고정된 부분에 자력으로 부착되어 대개 머리털 바깥쪽으로 돌출되어 있으며, 또 일부는 관자놀이 뼈와 내이의 구불구불한 가장 안쪽 관 안에 깊이 숨겨져 있고, 또 일부는 귀에 걸려 있는데 그 모습이 보청기와 유사하다.

인공 귀에 관한 실험은 프랑스와 캘리포니아에서 1950년대 후반과 1960년대 후반에 처음 시작되었으며, 이후 10년간 최초의 현대판 기술이 개발되었다. 인공 귀를 개척한 사람 중 한 명은 호주의 이비인후과 교수 그래엄 클라크Graeme Clark이다. 그는 언젠가 뉴사우스웨일스New South Wales에 있는 해변에서 소라껍데기를 주워 와 껍데기 안쪽의 구부러진 관으로 풀잎 하나를 밀어 넣어 자기 생각을 시험한 적이 있다. 이후 인공 귀의 성능은 꾸준히 그리고 극적으로 향상되었다. 최근 한 주요 연구 프로젝트에 참여했던 과학자가 내게 말했다. "여러 가지 면에서 인공 귀는 단연코 한 감각의 기능을 가장 크게 그리고 가장 극적으로 대체했습니다. 시각 쪽을 봐도 이만한 것은 없어요. 사람들은 망막 이식이나 그와 비슷한 것들을 연구하고 있지만, 아직 원시적인 단계에 머물러 있죠." 한 이비인후과 교수는 이렇게 말하기도 했다. "저는 우리가 지난 25년 동안 이과학耳科學에서 이룬 모든 성과 중 가장 대단한 것이 인공 귀라고 생각합니다. 인공 귀는 누구에게라도 기능을 되찾아 준다는 면에서 분명히 오늘날 우리가 보유한 것 중 가장 훌륭한 생물학적 삽입물이죠."

라디오 방송으로 유명한 러시 림보Rush Limbaugh는 중년 늦게 자가면역질환으로 청력을 잃었다(아마 그 질환 때문에 받은 약물치료에도 원인이 있을 것이다). 그는 자신의 청각 장애에 대한 치료법이 곧 나오지 않을 것이라 확신하고 50세였던 2001년에 왼쪽에, 2014년에는 오른쪽에 인공 귀를 삽입했다. 그의 웹사이트에 가면 내용을 찾아볼 수 있는데, 그는 2014년에 한 방송에서 자신의 수술 경험뿐 아니라 수술을 일주일 앞두고 다른 사람이 수술 받는 것을 본 경험에 관해서도 상세히 이야기했다. 그는 그 수술 기법을 "두개골 조각"이라 표현했다. "수술의 80%가 고속 드릴로 진행되는데, 이 고속 드릴을 치과 의사처럼 사용하는 의사가 두개골을 파고 삽입물이 들어갈 공간을 만들죠. 물론 드릴이 뇌에 닿으면 안 되니까 곧장 파 내려갈 순 없어요. 딱 필요한 만큼만 특정 각도로 파야 하고, 삽입물은, 음, 어떻게 생겼다고 하는 게 좋을까, 가로가 최대 1.5인치(약 3.8cm) 정도, 세로는 2인치(약 5cm) 정도, 폭은 0.5인치(약 1.3cm) 정도 되는 벨처럼 생겼죠. 의사들은 이 삽입물이 들어갈 홈을 판 다음, 거기서부터 달팽이관으로 이어지는 통로를 만들어야 합니다. 그들은 환자 몸의 서로 다른 부분에서 조직을 떼 와 이 둘을 연결하고 수술을 마무리하죠."

청인들은 대개 인공 귀가 있으면 청각 장애인도 청인이 듣는 방식대로 들을 수 있다고 생각한다. 이는 수술을 받은 환자들이 처음 그들의 새로운 기기가 켜졌을 때 기뻐하는 모습이 담긴 온라인 영상 때문이다. 최근 나는 유튜브의 영상을 통해 한 젊은 엄마가 자신의 무릎에 앉아 공갈 젖꼭지를 빨던 돌쟁이 딸이 소리에 반응해 귀 쪽으로 손을 뻗는 모습을 보고 울음을 터뜨리는 장면을 보았다. 나 역시 그 영상을 보며 울었다. 영상은 짤막한데, 나중에 그 영상을 다시 봤을 때 엄마와 달리 아이의 행동은 애매하다고 생각했다. 모든 연령대의 이식 환자를 상대하는 한 청능사는 인공 귀가 활성화되었을 때 유아들이 평균적으로 눈물과 당혹감을 보이거나 아무 반응도 안 보일 가능성이 크다고 말했다.

인공 귀는 정상적인 귀처럼 동작하지 않는다. 림보가 말했다. "저는, 아니 인공 귀를 이식한 사람은 누구라도 설명하기 어려울 겁니다. 소리가 어떻게 들리는지 설명하기란 불가능해요. 이건 전혀 자연스럽지 않은 소리죠. 왜냐하면 전에 들었던 기억을 되살려 봤을 때 지금 들리는 식으로 소리가 났던 건 아무것도 없으니까요. 최대한 비슷하게 표현하자면, 그러니까 정확하진 않지만, 제가 어떤 식으로 소리를 듣는지 사람들의 이해를 돕기 위해 최대한 비슷하게 설명하는 겁니다. 이 소리는 지직대며 잡음을 내는 AM 라디오예요. 꼭 그런 것은 아니지만, 이 정도가 제가 설명할 수 있는 최선이죠." 이제 림보에게 음악은 존재하지 않는다. "전에 들어 봤던 음악이라 해도 저에겐 멜로디를 구분할 수 있는 주파수 응답특성이 없어요." 그가 말했다. "제 기억이 멜로디를 만들어 내죠. 전 제가 가장 좋아하는 70년대 음악 중 하나를 틀 수 있어요. 만약 그 노래가 뭔지 모르거나, 가사가 하나도 없거나, 노래에 대해 말해주는 사람이 없다면, 전 그 노래를 인지하지 못할 겁니다. 전 노래가 뭔지 알아야 해요. 일단 알게 되면 제 기억이 멜로디와 가사를 만들어 내서 음악을 들을 수 있거든요. 하지만 노래가 뭔지 모르면 그건 그냥 같은 음이 반복되는 소음일 뿐이에요. 영화에서 나오는 음악, 영화의 사운드 트랙은 칠판을 긁는 손톱 소리처럼 들리죠."

인공 귀 이식술의 결과가 좋냐 나쁘냐에는 많은 요인이 영향을 미치지만, 그중 중요한 요인은 이식술을 받을 당시 환자의 나이와 청각 장애가 있었던 기간이다. 삶의 대부분을 귀가 완전히 기능하는 상태로 살았던 어른 환자들은 림보처럼 소리가 어떻게 나는지 기억하고 말하는 법도 이미 알기 때문에, 아무 소리도 들어 보지 못한 사람들보다 훨씬 결과가 좋다. 게다가 청각 회로의 상태도 보통은 더 괜찮다.

따라서 림보는 많은 면에서 이상적인 환자였다. 그는 최근에 갑자기 청력을 잃었고, 소리가 안 들리게 되었을 때 반세기 동안은 소리 나는 세상을 경험했던 상태였다. 그런데도 그는 적응을 위해 상당한 노력을 해야 했다. 그는 인공 귀 덕분에 라디오와 다른 곳에서 계속 사회적 골칫거리로 활동할 만큼 소리를 잘 들을 수 있었지만, 목소리를 어느 정도 정상적으로 들리게 하려면 언어 치료를 받아야 했고, 입술을 읽는 법 역시 배워야 했다. 그는 방송할 때 자신의 힘으로 듣지 못하는 부분을 보완하기 위해 라디오로 전화를 건 사람들이 하는 말을 전부 실시간으로 받아 적어 주는 글에 어느 정도 의존한다. 그런데도 그는 인공 귀를 하나의 놀라운 혁신으로 여기며, 인공 귀가 없었다면 자신의 라디오 경력은 20년 전에 끝났을 거라고 생각한다. 현재 그의 삶의 질이 20년 전에 청력을 잃었을 경우, 기술이 제대로 발전하지 못했을 경우, 아예 이식을 받지 못했을 경우의 질보다 훨씬 높다는 사실에는 의심의 여지가 없다.

페기 엘럿슨은 70세이다. 그녀는 노스이스턴Northeastern대학에서 언어 병리학을 전공했는데, 그녀가 4학년일 때 학과장은 캠퍼스에 청각학 클리닉 설립을 위한 보조금을 받았다. 엘럿슨은 학과장이 새로운 장비를 시험해 볼 수 있도록 청력 검사에 지원했는데, 검사 결과 놀랍게도 그녀에게 가벼운 수준의 난청이 있었다. 그 후 바로 보청기를 맞췄지만, 엘럿슨은 보청기의 느낌과 소리가 들리는 방식이 마음에 들지 않았다. 그래서 처음에는 보청기를 사용하는 많은 사람이 그러하듯 보청기를 치워 버렸다가, 30대가 되어 언어 병리학 석사 과정을 밟으면서 다시 끼기 시작했다. "전 제 또래 중 난청이 있는 사람을 본 적이 없었죠." 그녀가 말했다. 그런데도 그녀는 점차 자신을 청각 장애인으로 생각하는 데 익숙해졌다. 엘럿슨의 전문 분야는 아동의 읽고 쓰는 능력이었지만, 청력이 나빠지면서 난청이 있는 성인의 구술 재활로 연구의 초점을 옮겼다. 그러다 미국난청협회 총회에 참석하게 되었고 이는 그녀에게 인생을 바꿀 만한 사건이었다. 태어나서 처음으로 그녀는 자신처럼 심각한 청각 장애가 있는 사람들을 만났기 때문이다. 엘럿슨은 협회에서 활발히 활동했고, 2015년에는 이사회에 선출되기도 했다. 그녀는 갤러댓대학의 한 프로그램을 통해 난청 멘토 자격을 얻었다. 그리고 주변 사람들의 말에 '초집중'하는 법을 익힘으로써 보청기의 효율을 높이는 방법을 알려 준 한 치료사와 강도 높은 훈련을 해 왔다.

나는 2018년 매사추세츠 안이과 병원의 진찰실에서 엘럿슨을 만났다. 그녀는 한 달 남짓 전에 오른쪽 귀에 인공 귀를 이식한 상태였다. 인공 귀는 수술이 끝나고 약 3주 후에 활성화되었고, 그녀는 몇 가지 조정과 주 1회 검진을 위해 청능사를 찾아온 참이었다(절개 부분이 아물고 부기가 가라앉도록 항상 수술과 장치 활성화 사이에는 여유 기간을 둔다). 그녀는 자신의 장치가 더 잘 보이도록 좀 전에 머리를 잘랐다고 말했다. 겉에서 보이는 장치는 진줏빛이 도는 금색이었는데, 그녀가 다른 쪽 귀에 착용한 보청기와 같은 색이었고 그녀의 머리색과 비슷했다.

엘럿슨의 청능사 사라 로렐로Sarah Laurello가 지금까지 인공 귀가 어떤 것 같은지 그녀에게 물었다. 엘럿슨이 말했다. "완벽하진 않지만, 괜찮아요. 예상했던 것보다 수월하더군요. 제가 알게 된 것은, 특히 차에서 라디오로 인터뷰를 들을 때, 사람들이 하는 말을 이제 알아들을 수 있게 되었다는 것이죠. 정말로 사람들이 무슨 말을 하는지 알 수 있어요." 그녀는 전날 밤에 남편과 함께 뉴올리언스에 사는 딸과 사위와 영상 통화를 했다. 통화가 끝나고 남편에게 사람들이 했던 말을 다시 간추려 말해 달라고 부탁할 필요가 없었다고 말했다. 그녀로서는 처음 있는 일이었다.

엘럿슨은 수술을 받을 수 있었지만, 몇 년을 더 기다린 후에 인공 귀를 이식했다. 주로 부작용, 특히 어지럼증이 있을지 모른다는 걱정 때문이었다. 내이 수술에는 전정계 손상, 미각 감퇴, 안면 마비 등의 위험이 늘 따른다. 그녀가 말했다. "전 언제나 한 가지 문제를 다른 문제와 바꾸고 싶지 않다고 말해 왔어요. 수술이 끝나면 제가 비틀거리며 방을 가로지를 것이고, 남편은 제 어지럼증 때문에 결코 집을 떠날 수 없을지도 모른다고 생각했죠. 하지만 그런 일은 일어나지 않았습니다." 나는 그녀에게 인공 귀로 소리가 어떻게 들리는지 물었다. "약간은 전자음 같고, 약간은 로봇이 내는 소리 같아요." 엘럿슨이 말했다. "사람들은 그 소리가 미키마우스나 다람

쥐 소리 같다고 하더군요. 하지만 그런 현상은 이미 사라지기 시작했어요. 전 어제 두 명의 여성과 함께 시간을 보냈죠. 우리는 점심을 먹고 나서 이야기하고 이야기하고 또 이야기했는데, 대화가 끝날 때쯤 전 그들의 말소리가 더는 다람쥐 소리처럼 들리지 않는다는 사실을 깨달았어요." 엘럿슨은 자신을 괴롭히는 한 가지가 "끊임없이 높은음을 내는 바람"으로 인지하는 교통 소음이나 환풍기 소리 같은 낮게 깔린 주변 소음이라고 했다. 그리고 시끄러운 곳에서 말을 알아듣는 것이 평소보다 어려워졌다고도 했다.

"그 부분은 시간이 지나면 분명히 괜찮아질 겁니다." 로렐로가 말했다. "우리가 근본적으로 선생님의 오른쪽 귀에 행한 수술은 선생님이 훨씬 더 많은 소리를 접하도록 해 주지만, 뇌가 선생님이 무엇에 관심을 기울이고 싶어 하는지 이해하는 데는 시간이 좀 더 걸릴 거예요." 수년간 침묵에 가까운 삶을 살다 갑자기 소리를 들을 수 있게 되면, 소리의 질이 어떻든 그 소리는 귀에 거슬리게 마련이다. 최근에 수술을 받은 환자들은 그 소리에 압도당하는 느낌을 받기도 한다(이러한 일은 보청기를 처음 사용하는 사람들에게도 일어난다. 처음 착용했을 때 기분 좋은 소리를 내는 보청기라고 해서 보청기가 해야 할 일을 반드시 다 하는 것은 아니다). 그렇지만 엘럿슨은 전반적으로 만족했다. "사람들이 조심하라고, 록스타가 될 거라 기대하진 말라고, 정말 힘들 거라고 하더군요." 그녀가 말했다. "하지만 그렇게 힘들진 않습니다. 인공 귀 이식은 제가 살면서 경험했던 다른 일들보다 훨씬 덜 힘든 축에 속해요. 이건 노보카인이 많이 필요한 약간 복잡한 치과

시술 같은 거죠."

엘릿슨이 로렐로와 만나기 몇 달 전에, 나는 매사추세츠 안이과 병원의 청각학과 부책임자인 메건 리드Meaghan Reed와 이야기를 나눴다. 리드는 농아 학교를 방문한 후 플로리다에 있는 대학에서 현재 자신의 분야에 관심을 갖게 되어 한때 이비인후과 진료소에서 일한 적이 있었는데, 그곳의 환자 중 나이 든 환자들은 주로 노화로 인한 청력 손실이 있었고, 젊은 환자들은 주로 귀 감염이 있었다고 말했다. 그녀의 책상 근처에 있던 의자에 앉아 이야기를 나누고 있을 때, 나는 갑자기 비밀 청력 검사일지 모른다고 의심되는 물건의 소리가 들리기 시작했다. "여기 어디에 똑딱거리는 시계가 있나요?" 내가 물었다. 그녀는 처음에 그런 물건은 없다고 했지만, 곧 시계가 정말 있다는 사실을 깨달았다.

"시계가 실제로 똑딱거리긴 하는 것 같은데 전 잘 모르겠네요." 리드가 말했다. 짐작건대 그녀는 그 물건에 너무 익숙해져서 더는 그 존재를 인식하지 못했을 것이다. 이는 잘 알려진 뇌의 속임수 중 하나이다. 뇌는 단조롭게 계속되는 입력을 무시하고 덤불 속의 갑작스러운 움직임이나 마른 나뭇잎이 불길하게 탁탁대는 소리 같은 예기치 않은 위협을 더 잘 감지하도록 진화해 왔다. 그래서 우리는 저 멀리에서 차들이 내는 소리, 컴퓨터가 윙윙거리는 소리, 현대 생활의 끊임없는 소음, 쉭쉭 소리를 내는 이명에 결국은 익숙해진다. 나의 전 저작권 대리인의 사무실에는 높게 달린 이중 천장이 있었다. 그곳 어딘가에 배터리가 다 돼가는 화재경보기가 하나 있었다.

사무실에 방문했을 때 (드물게) 삐 소리가 계속 들리는 바람에 나는 미칠 것 같았지만, 대리인과 그녀의 비서는 그 소리에 너무 익숙해져서, 다른 사람(나)이 지적하기 전까지는 그 소리를 듣지 못했다.

인공 귀 이식술을 한 환자와 관련해 리드가 하는 일 중 하나는 예상되는 일을 관리하는 것이다. "우리는 환자들에게, 인공 귀가 처음으로 활성화된 날은 뇌가 들리는 소리를 이해하지 못할 것이라고 조언합니다." 그녀가 말했다. "어떤 사람에게는 그 소리가 하나의 음처럼, 또 어떤 사람에게는 삐 하는 소리처럼, 또 어떤 사람에게는 찰리 브라운의 선생님 목소리처럼 들리죠. 어떤 사람들은 '네, 정상적인 소리로 들리진 않지만, 말소리를 들을 수 있고 누군가가 무언가를 말하고 있다는 것을 알 수 있어요.'라고 말하기도 합니다." 또 지금 들리는 소리가 이해가 가능한 소리이긴 한 건지 의구심을 갖는 사람도 있다. "결과가 어떻게 될지 예상이 가능한 때도 있지만, 가끔은 같은 이력과 경험을 가진 것으로 보이는 두 사람이 완전히 다른 반응을 보일 때도 있죠."

이식술을 받은 환자들은 방음 부스에 들어가 단음절로 된 단어들을 식별하는 테스트를 받는다. 나는 리드에게 왜 완전한 문장을 사용하지 않느냐고 물었다. "단음절 단어로 테스트하면 무엇을 놓치는지 더 잘 알 수 있기 때문이에요." 그녀가 말했다. "노래 전체가 아닌 음만 들려주는 거죠. 테스트를 문장 단위로 하면, 소리의 배경에 기댈 수 있게 해 주는 셈이거든요." 목적은 문맥에서 단서를 얻지 못하게 하기 위함이다. 리드는 이들의 단음절 테스트 성적이 인공 귀가 활성화되고 1년에서 1년 반 동안 계속 좋아지는데, 대부분의 개선은 첫 3개월 동안 이루어지며, 그 결과는 매우 다양하다고 말했다. "일주일이 지났을 때 겨우 패턴 인식을 하는 사람도 있지만, 정말이지 아주 잘 듣는 사람도 있습니다." 그녀가 말했다. "결과는 상당히 다양하죠."

엘럿슨과 로렐로, 다른 청능사와 잠시 이야기를 나눈 후, 우리는 청력검사실을 향해 복도를 내려갔다. 엘럿슨이 부스에 앉자, 로렐로는 그녀에게 인공 귀를 켠 상태와 끈 상태 두 가지 조건으로 내가 스타키에서 했던 것과 같은 종류의 청력 검사를 시행했다. 무엇보다 음조 테스트는 엘럿슨이 인공 귀를 이식받기 전에 원래 갖고 있던 (매우 제한된) 청력 대부분을 아직 유지하고 있다는 사실을 보여 주었다. 보통은 수술 자체가 남아 있는 모든 청력을 없애기 때문에, 이는 흔치 않은 결과였다. 나는 로렐로에게 이러한 상태가 어떻게 가능한지 물었다. "그냥 수술 기술의 차이일 뿐이에요." 그녀가 말했다. "귀의 상태가 차이를 만들기도 하고요. 예를 들어, 귀에 골화된 조직이 있다면 인공 귀 삽입은 큰 충격이 될 수 있죠." 엘럿슨이 나중에 말했는데, 의사는 그녀에게 남아 있던 청력을 보호하려고 전극을 심기 전에 스테로이드로 그녀의 달팽이관을 씻었다. 그 보존된 청력이라는 것이 너무 약해서 엘럿슨은 이식받은 인공 귀에 그 청력이 조금이라도 도움이 되는 건지 모르겠다고 했다. 로렐로는 인공 귀의 전기 자극 자체가 청력에 손상을 입히는 것으로 보이기 때문에, 엘럿슨이 지금의 청력을 꼭 유지하진 않을 것이라고 말했다.

다음으로 로렐로는 엘럿슨에게 세 단어 인식 검사를 시행했다. 처음에는 아무 기기도 켜지 않고, 다음에는 인공 귀만 켜고(차폐음이 그녀의 다른 귀로 들어가는 동안 기능하는 귀가 결과를 혼동하지 않게 하려고), 마지막으로는 인공 귀와 왼쪽 보청기를 모두 켜고 검사했다. 그녀는 기기를 착용하고 있을 때 훨씬 실수를 덜 했지만, 세 단어 검사의 모든 단어를 맞히지는 못했다. 1차 검사인가에서 그녀는 폴fall을 바로우borrow로, 터프tough를 파크park로, 패치patch를 바bar로, 화이트white를 브로크broke로, 헨hen을 로우low로, 코스course를 구프goof로, 연yearn을 웜warm으로, 갓got을 덕duck으로 들었다. 검사에 관해 내가 미처 몰랐던 것은 점수가 전체 단어가 아닌 알아들은 음소에 근거해 매겨진다는 것이었다. 그래서 엘럿슨은 투스tooth를 듀스deuce로 들은 것에 대해 부분적으로 점수를 인정받았고, 단 한 단어도 정확히 알아듣지 못했지만, 원칙적으로 50점 이상의 점수를 받을 수 있었다. 당시 그녀는 기기를 모두 착용하고 본 최종 테스트에서 52점을 받았다. 수술을 받기 전보다 8점 더 높은 점수였지만, 우리가 진찰실에서 얼마나 쉽게 대화를 나눴는지 생각해 보면 내가 예상했던 것보다 훨씬 낮은 점수였다. 우리가 청능사의 사무실에 앉아 그녀의 인공 귀와 보청기에 관해 이야기하지 않았다면, 나는 그녀에게 청력 문제가 있으리라고 생각하지 못했을 것이다. 이는 말을 이해하는 데 맥락이 얼마나 큰 역할을 하는지, 그리고 엘럿슨이 좀 더 잘 듣기 위해 수년간 얼마나 열심히 노력했는지 분명히 보여 주는 증거라고 할 수 있다.

우리는 진찰실로 돌아왔고, 로렐로는 컴퓨터와 인공 귀의 누르는 버튼을 이용해 엘렁슨의 인공 귀 프로세서의 볼륨을 일부 조정했다. 그 인공 귀는 캘리포니아에 본사를 둔, 2009년에 소노바Sonova('포낙' 보청기를 만드는 스위스 회사)에 인수된 어드밴스드 바이오닉스Advanced Bionics의 제품이었다. 어드밴스드 바이오닉스의 기기는 FDA가 미국에서 사용을 승인한 세 가지 제품 중 하나다. 나머지 두 제품은 호주의 코클리어 리미티드Cochlear Limited와 오스트리아의 메델MED-EL에서 만든다. 엘렁슨은 이곳에 올 때 자신의 이어피스와 다양한 부속품이 들어 있는 크고 화려한 상자를 들고 와 로렐로와 함께 그 안의 여러 가지 물건들을 살펴보았다. 그녀가 추가하려고 생각한 부속품은 T 마이크로, 이는 인공 귀의 외부 장치에 달린 마이크를 귓구멍 쪽으로 옮겨 주는 어드밴스드 바이오닉스의 부착 장치이다. 이 장치의 목적은 귓바퀴의 가벼운 나팔형 보청기 효과를 이용해 시끄러운 환경에서 말을 더 잘 이해할 수 있게 하는 것이다. 이 장치는 또한 인공 귀 이식을 한 사람들이 전화 소리를 들으려면 전화기의 스피커가 인공 귀의 마이크를 직접 향하도록 수화기를 귀 위로 올려야 하는 번거로움을(많은 보청기 사용자들에게도 해당) 해소해 준다. T 마이크가 있으면(T는 전화를 의미한다) 이들은 전화기를 원래대로 들 수 있으며, 귀를 덮는 헤드폰도 쓸 수 있다. 이러한 기술은 보청기 사용자에게 적용되지 않는데, 보청기의 마이크와 전화기의 스피커를 바로 옆에 두면 삐 하는 해결할 수 없는 되먹임 소리가 발생하기 때문이다.

FDA는 처음에 인공 귀를 성인용으로만 승인했지만, 연구 결과 태어날 때부터 청각 장애가 있거나 아주 어린 시절에 청력을 잃게 된 아이들의 경우, 말을 처리하는 뇌의 영역이 완전히 발달하기 전에 인공 귀를 이식하면 그 효과가 훨씬 더 크다는 사실이 밝혀졌다. 많은 과학자들이 우리의 뇌는 언어를 쉽게 습득할 수 있는 때(20개월에서 8세 혹은 10세까지)가 있다고 생각한다. 이러한 가설에 대한 한 가지 증거는 어렸을 때 제2의 언어를 배운 사람들이 청소년기 혹은 그 이후에 배운 사람들보다 좀 더 외국어 특유의 어투를 쓰지 않고 말하는 경향이 있다는 것이다.

분명한 것은 태어날 때부터 청각 장애가 있었거나 말도 시작하기 전부터 청력을 잃은 사람들은 처음부터 온전히 들을 수 있었던 사람들보다 입말을 배우는 데 더 어려움을 겪고, 아주 어린 아이들보다 인공 귀나 보청기의 효과를 덜 본다는 것이다. 지금은 생후 6개월인 아이들도 가끔 수술을 받지만, 메건 리드는 보통 10개월이나 돌이 될 때까지는 기다리는 것이 좋다고 내게 말했다. "우리는 모든 기관이 우선 조금 더 성장하고 발달하기를 원하죠." 그녀는 또 사실상 아무 소리도 들을 수 없는 유아들이 수술을 받을 수 있는 나이가 되기 전에 대개 보청기를 끼는데, 그 이유는 최소한의 음성 자극만 주어도 나중에 결과가 더 좋아지는 것으로 보이기 때문이라고 했다.

제임스 헨리(딸의 선천성 청각 장애로 인해 청각학과 행동 신경학에서 석

박사 학위를 받고 미 보훈부의 이명 연구원이 된 한때의 록 기타리스트)가 내게 말했다. "인공 귀는 정말 대단하죠. 하지만 어릴 때 수술을 해야 진정한 효과를 볼 수 있어요. 나이 들어 수술하면 뇌는 유연성이 이전만 하지 않아서 인공 귀에서 나오는 신호에도 적응할 수 없죠." 이제 마흔 언저리가 된 그의 딸은 태어날 때부터 청각 장애가 있었다. "딸아이도 인공 귀 이식을 받았지만, 스무 살이 되어서야 수술을 받을 수 있었습니다. 당시에는 수술이 아이들에게 적합하지 않았거든요." 그가 말했다. "이제는 가능해졌죠. 사실 제 청각 장애인 딸에게도 청각 장애인 딸이 있는데, 그 아이도 어렸을 때 인공 귀 이식술을 받았습니다." 그의 손녀딸은 태어났을 때 한쪽 귀로 아주 조금 들을 수 있었지만, 그 청력마저 빠르게 잃었다. 그녀도 엄마처럼 태어날 때부터 청각 장애가 있었다고 볼 수 있다. "제 딸과 손녀딸의 차이는, 제 딸은 언어를 배우는 데 더 큰 어려움을 겪었다는 겁니다." 헨리가 말했다. "하지만 손녀딸은 말하는 사람을 보지 않고도 그 사람이 하는 말을 듣고 따라 할 수 있죠." 이는 정말 놀라운 능력이다. 헨리의 손녀딸은 러시 림보와 달리, 인공 귀를 통한 소리 외에는 실제로 말이든 뭐든 다른 소리를 전혀 들어 본 적이 없기 때문이다. 어떤 과학자는 내게 어릴 때 수술을 한다 해도, 그러한 환경에서 입말을 배우는 것은 소음을 배경으로 언어를 배우는 만큼이나 어렵다고 말했다.

그렇다 해도 뇌는 대개 방법을 찾아낸다. 메건 리드가 내게 말했다. "인공 귀나 보청기로 조기에 자극과 재활을 시작하면 아이들은 학교에 가기 전에 적응을 마칠 수 있습니다. 많은 아이가 두세 살까지 적응을 마치죠. 하지만 우리가 딱 적기의 소아 환자를 받더라도 결과는 다양하게 나타나요. 때로 해부학적 관점에서 몸이 이상적으로 구성되어 있지 않거나, 혹은 신경이 얇거나 너무 작아서 뇌로 신호를 강하게 보낼 수 없는 사례도 있죠. 하지만 치료를 바로 받고 계속 치료에 참여하면서 인공 귀 이식술을 받은 아이들은 학교에 갈 때쯤이면 또래 친구들과 비슷한 수준이 되고 그 이후로도 친구들을 따라갑니다. 그렇다고 그 수준을 유지하도록 도와 줄 진료를 평생 받지 않아도 되는 것은 아니에요. 하지만 아이들은 분명히 할 수 있죠."

제임스 헨리의 청각 장애인 딸은 자신의 청각 장애인 딸에 대한 인공 귀 이식술을 비교적 쉽게 결정했다. "하지만 많은 청각 장애인 부모가 저희와 같은 결정을 하진 않아요." 헨리가 말했다. 실제로 청각 장애인 사이에서 인공 귀는 언제나 논란이 되어 왔다. 듣지 못하는 사람은 자신을 청각 장애인deaf이나 농인Deaf으로 특징짓는 경향이 있는데, 첫 번째 명칭은 감각적 사실에, 두 번째 명칭은 문화적 정체성에 기반을 두고 있다. "농인들은 인공 귀가 존재하지 않는 문제에 대한 해결책이라며 그것이 불필요하다고 생각하는 편입니다." 헨리가 말했다. "하지만 그것은 관점의 문제라고 생각해요. 제가 보기에 인공 귀 이식술을 받은 청각 장애아의 앞에는 들리는 세상이 펼쳐지게 되지만, 청각 장애인으로 남은 농인 공동체의 구성원들은 들리는 세상으로부터 고립되죠. 제 딸은 좀 자연의 순리를 따르지 않은 것이라 할 수 있겠네요."

청각 장애인과 농인 사이의 갈등은 때로 극심해지기도 한다. 매사추세츠에 사는 14세의 중증 청각 장애인 줄리엣 코윈Juliet Corwin은 2018년 〈워싱턴포스트〉의 논평란에 자신이 경험한 내용을 설명했다. 그녀의 부모님은 딸이 수술을 받으면 좀 더 편하게 살 수 있을 거로 생각하고 그녀가 겨우 한 살일 때 인공 귀 이식술을 받게 했다(코윈의 아버지 빌은 2007년에서 2016년까지 클락 청각언어학교Clarke Schools for Hearing and Speech의 학장이었으며 줄리엣과 그녀의 언니 역시 이 학교에 다녔다). 하지만 그와 동시에 그들은 자신들의 선택 때문에 농인 공동체가 딸을 받아들이지 않을까 걱정하기도 했다.

"부모님의 생각이 맞았다고 말하게 되어 유감이다." 코윈이 썼다. "부모님은 내가 태어난 지 몇 개월 되지 않았을 때 나와 함께 공부할 농인 수화 선생님을 고용했지만, 선생님은 내가 인공 귀 이식술을 받을 거란 사실을 알고는 다시 오지 않았다. 아이였을 때 나는 수화 놀이학교에서 환영받지 못했다. 결국 부모님은 우리 가족의 선택을 존중하는 농인 수화 선생님을 찾아냈다. 청인들은 나의 청각 장애를 이해하지 못했고(인공 귀를 빤히 쳐다보고, 무례한 질문을 던지고, 들리는 세계와 '통하게 된 것'을 축하했다), 농인은 나의 인공 귀를 인정하지 않았다. (……) 나는 중요한 부분에서 언제까지나 들리는 세상과 분리되어 있다고 느낄 것이다. 또한 나는 지금까지 다른 사람들도 다들 느끼는 확신, 내가 혼자가 아니라는 확신을 줄 수도 있었던 공동체로부터 거부당한 기분으로 살아야 했다."

나는 헨리에게 내가 그의 딸이 한 것과 같은 결정을 하지 않아도 된 것을 고맙게 생각하지만, 만약 선택해야 했다면 나 역시 그녀와 같은 선택을 했을 것이라고 말했다(내가 그녀가 한 결정대로 하고 있다는 것을 알았다면 나는 내 결정에 좀 더 만족했을 것이다). 하지만 알고 보니 그 문제는 내가 예상했던 것보다 훨씬 복잡했다.

보호소

11

Asylum

아내와 나는 하트퍼드에서 서쪽으로 한 시간쯤 떨어진 코네티컷 북서부에 산다. 이곳에 사는 동안 나는 8장에서 초기 역사를 설명했던 미국 청각 장애인 학교ASD로 나가는 고속도로 출구를 자주 지나쳤고, 수년 동안 어사일럼로Asylum Street와 어사일럼가Asylum Avenue 표지판을 보면서도 그 이름이 어떻게 지어졌는지는 알지 못했다(코네티컷 농아 교육 및 지도소라는 이름으로 학교가 설립되었을 때, '어사일럼'은 주로 '보호소'나 '피난처'를 의미했다). 2018년 봄, 나는 ASD의 캠퍼스에서 하루를 보내며 수업에 참관하고, 선생님 및 관리인과 이야기를 나누고, 청각 장애인의 교육에 관해 소개받았다. 나는 이곳을 방문하고 난 후 청각 장애와 나의 귀, 언어, 그리고 모든 종류의 장애에 관해 다시 생각하게 되었다.

2014년부터 ASD의 총장은 1969년에 뉴욕 킹스턴에서 태어난 제프리 브라빈Jeffrey Bravin이 맡고 있었다. "저는 청각 장애인 가정의

4세대입니다." 그가 내게 말했다(통역사를 사이에 두고 수화로). "어머니와 아버지가 청각 장애인이시고, 조부모님과 증조부모님도 모두 청각 장애인이셨어요." 청각 장애가 이 정도로 집중된 경우는 드문 경우라, 아마 이들은 1800년대 마서즈빈야드 섬에서도 눈에 띄었을 것이다. "우리 학생들의 95%는 청인 가정 출신이기 때문에 저는 청각 장애인 공동체의 아웃사이더인 셈이죠." 그와 청인인 아내 사이에는 역시 청인인 딸들이 셋 있다. "그렇게 대가 끊겼네요."

브라빈이 아주 어렸을 때, 그는 퀸즈Queens에 있는 렉싱턴Lexington 청각 장애인 학교에 다녔다(이들 가족이 더 가까운 곳으로 옮기기 위해 스태튼 섬Staten Island으로 이사하기 전까지 브라빈은 학교에 가려면 집에서 차로 편도 3시간을 가야 했다). 렉싱턴 학교는 1864년에 설립되었는데, 이곳은 오로지 '구어'로만 학생들을 가르쳤다. 청인인 선생님들이 영어로 수업을 진행했고 수화는 금지되었다. "선생님이 말을 하면 우리는 선생님의 입술을 읽어야 했고, 우리는 모두 서로의 말을 이해해야 했죠." 브라빈이 계속했다. "정말 피곤한 일이었어요. 말도 많이 놓쳤고요." 청인인 사람들도 어느 정도는 입술을 읽을 수 있고, 아기들의 경우에는 자신에게 말을 거는 사람들의 입을 보고 부분적으로 말하는 법을 익히기 시작한다(나의 손녀딸이 분명히 그랬던 것처럼). 하지만 입술 읽기는 듣기를 대체할 수 없다. 6장에서 설명한 제럴드 시어처럼 놀라울 정도로 입술 읽기에 능숙한 사람에게도 입술 읽기는 정확한 표현이 아닌 단서를 제공할 뿐이다. 음소 중에는 시각적으로 구분하기 힘든 음소가 많아서 입술을 읽는 사람이 오고 갈 말의 맥락을 사전에 파악하지 못하면 순식간에 방향을 잃을 수 있다. 입술을 성공적으로 읽기 위해서는 한 명의 화자, 느리고 명확한 발음, 완전한 집중이 필요하며, 대부분 충분한 훈련이 필요하다. 입술 읽기는 단체로 하는 토론이나 대화에서 소용이 없고, 청각 장애인끼리 하는 소통에서도 거의 쓸모가 없다. 게다가 긴 시간 동안 이를 성공적으로 한다는 것은 무척이나 피곤한 일이다.

1979년, 브라빈은 〈너의 이름은 조나And Your Name Is Jonah〉라는 텔레비전 영화에 주인공으로 출연했다. 이 영화는 심각한 청각 장애가 심각한 정신 장애로 잘못 진단되어 보호 시설에서 3년을 보낸 어린 소년에 관한 영화이다(샐리 스트러더스Sally Struthers와 제임스 우즈James Woods가 그의 부모로 출연했다). 영화에서 오진한 사실이 밝혀지자 치료사들은 말을 하지 않으면 들리는 세상에서 잘 살아갈 수 없다는 생각을 바탕으로 조나에게 입술을 읽고 말하는 법을 가르치려고 한다. 수업은 성공하지 못했고, 조나의 엄마는 그가 정말로 필요한 것이 수화를 배우는 것임을 깨닫는다.

실제로 브라빈의 청각 장애는 오진된 적이 없었지만, 영화는 구성상 향후 교육적 경험의 중요성을 보여 주고자 했다. 렉싱턴 학교 선생님들의 노력에도 불구하고 그는 정확히 말하는 법을 배우지 못했다. "제 목소리에 익숙해져서 제 말을 이해하는 사람들도 몇 명 있지만, 보통은 제가 말을 하면 사람들은 알아듣지 못합니다." 그가 내게 말했다. 인터뷰하는 동안 그는 가끔 수화와 동시에 말도 꺼냈는데, 통역사 역시 말을 하고 있었기 때문에 나는 그가 하는 이야기를 꽤 잘 알고 있었는데도 그의 말을 단 한 마디도 이해할 수 없었다. 수화는 렉싱턴에서 금지되어 있었지만(구화법을 가르치는 학교의 기본 규칙), 그와 그의 친구들은 밖에서, 화장실에서, 급식실의 테이블 밑에서, 그리고 선생님이 안 보고 있을 때 등 할 수 있을 때마다 서로에게 수화로 이야기했다.

브라빈이 중학생이 되었을 때 렉싱턴은 총체적 의사소통Total Communication이라는 새로운 교육적 접근법을 도입했다. 이 접근법은 수화를 포함했지만, 교사와 학생들은 몸짓과 말을 동시에 사용해야 했다. 교사 대부분이 수화 지원 언어SSE 또는 수동으로 부호화된 영어MCE로 알려진 방식을 사용했는데, 이는 수화와 달리 언어가 아니라, 영어의 어순과 문법 등 영어를 몸짓으로 정확히 옮기는 하나의 방법이라고 할 수 있다(따라서 이는 미국식 수화보다는 로랑 클레르가 1800년대 초에 프랑스에서 배웠던 체계적 소통방법에 더 가깝다). 브라빈은 내게 학교에 수화를 하는 청각 장애인 선생님이 몇 명 있었다고 말했다. 하지만 수화와 말하기 둘 다에 아무리 능숙하다 해도 이 두 언어는 개념적 그리고 구조적으로 서로 다르기 때문에, 대부분 사람은 이 둘을 동시에 할 수 없다. 1994년 앤드루 솔로몬Andrew Solomon은 〈뉴욕 타임스 매거진New York Times Magazine〉에 실리고 영향력이 컸던 기사 '저항하는 농인Defiantly Deaf'에서 "중국어를 쓰면서 영어를 말할 수 없듯 수화를 하면서 영어를 말할 수는 없다."라고 썼다. 그렇긴 해도 이제 브라빈과 그의 친구들은 더는 수화하는 것을 숨기지 않아도 되었다.

자신은 항상 똑같은 친구 몇 명과만 평생을 어울렸다고 부모님께 불평을 쏟아내고 난 후, 고등학교 1학년 때(부모님이 별 관심을 보이지 않자 일부러 낙제했던 때) 브라빈은 뉴욕 라이 브룩Rye Brook에 있는 평범한 공립 고등학교로 전학했다. 그곳에서 그는 청각 장애인 교육의 세 번째 방법론을 접했다. "라이 브룩에는 청각 장애인 학생이 8~9명 있었고, 그들은 따로 배정된 학급이나 일반 학급에서 수업을 받았죠." 그가 말했다. "수업을 들을 때 종일 두 명의 어른이 같이 있었는데, 한 분은 통역을 해 주시는 분이었고, 한 분은 전문으로 필기를 해 주는 분이셨어요. 필기를 해 주는 분이 따로 있었던 이유는 수업 중에 무언가를 적고 있으면 통역사와 수업에 완전히 집중할 수 없었거든요. 수화로 수업하는 경우에는 수업에 완전히 참여할 수 있었죠."

고등학교 졸업 후 브라빈은 자신의 부모님이 모두 다녔던 갤러뎃 대학에 들어갔다. 그가 재학 중이던 1988년, 이사회는 최종 후보 세 명 중 유일하게 청인이었던 후보를 갤러뎃의 차기 총장으로 선출했고, 이에 반대한 학생들은 훗날 '이제는 청각 장애인을 총장으로Deaf President Now'라고 불리게 된 시위를 하며 학교를 폐쇄했다. 이사회장이었던 제인 바셋 스필만Jane Bassett Spilman은 나중에 통역에 문제가 있었다고 변명했지만, "청각 장애인은 청인들의 세상에서 제 역할을 다할 준비가 되어 있지 않다."라고 말함으로써 학생들의 격렬한 분노를 샀다. 그녀는 수년 동안 학교 이사회에 있었지만, 수화를 배운 적이 없었다. 그래서 시위 중 인기를 끈 구호 중 하나가

"스필만, '나는 사임한다.'를 수화로 배워라!"였다. 스필만은 결국 이사회장직을 사임했고 그 자리를 브라빈의 아버지인 필립이 맡았다. 6년 후 렉싱턴 학교에서 이와 비슷한 시위가 있고 난 뒤 그는 렉싱턴 학교의 이사회장으로 선출되었다.

제프리 브라빈은 현재 네 번째 청각 장애인 교육 방법론을 주도하고 있다. 이 방법론은 ASD에서는 '수화·영어 이중 접근법ASL/English bilingual approach'으로 알려져 있고, 다른 곳에서는 보통 '이중 언어·이중 문화 접근법bilingual/ bicultural' 또는 '이중·이중 접근법bi/bi'으로 불린다. "우리는 수업할 때 전적으로 이중 언어(수화와 영어)를 사용하죠. 두 언어로 가르친다고 해서 해가 될 일은 전혀 없습니다. 스페인어와 영어를 모두 사용해 가르친다고 해서 해가 되는 일이 없듯이요. 우리 학교에는 수화와 말을 모두 유창하게 할 줄 아는 아이도 있고 없는 아이도 있지요. 모든 아이가 다 다르기 때문에, 우리는 각각의 아이들에게 무엇이 필요할지 쉽게 짐작할 수 없습니다. 그래서 우리는 이 둘을 모두 제공하는 것을 학교의 철학으로 삼지요."

그날 일찍, 나는 유치원생, 1학년, 2학년으로 구성된 작은 그룹을 대상으로 주 1회 진행하는 과학 수업에 참석했다. 모든 아이가 인공 귀 이식을 했거나 보청기를 끼고 있었다. 아이들은 친구나 청인인 선생님과 대화할 때 오로지 수화만 사용했고, 선생님 중에는 간간이 말을 하는 선생님도 두어 명 있었다. "특히 이 아이들은 실제로 꽤 소리를 잘 듣지요." 아이들의 선생님이 나중에 내게 말해 주었다. "하지만 얘들은 모두 자신이 편하게 느끼는 방식으로 소통해요. 목소리 톤이 높은 자이르는 항상 말을 해서 저도 아이에게 말로 대꾸하지만, 아이는 수화도 편하게 해서 수화와 말 사이를 자유자재로 넘나들 수 있죠. 많은 경우, 청인 가정 출신의 아이들은 어릴수록 말을 더 많이 하고, 청각 장애인 가정 출신의 아이들은 수화를 더 많이 사용합니다. 그런데 아이들은 매일 선호하는 언어가 달라져요. 일반적으로 저는 수화로 먼저 설명한 다음, 설명을 더 보강할 필요가 있으면 그 아이가 선호하는 언어를 사용합니다. 다이애나는 영어를 더 좋아하고 케이티는 수화를 더 좋아해요. 수화와 말을 동시에 하려고만 안 한다면, 전 이 둘을 아주 쉽게 오고 갈 수 있죠."

수업이 진행되는 동안 대다수 아이가 무리를 지어 건물 짓기 놀이를 했고 서로 수화로 이야기했다. 인공 귀에 달린 LED가 깜박이며 장치가 충전되어 잘 동작하고 있음을 보여 주었다(어린아이에게는 유용하지만, 성인의 인공 귀에서는 잘 볼 수 없는 기능). 보조 교사 한 명은 몇 분에 한 번씩 아이 중 한 명을 밖으로 데리고 나가, 햇볕 아래에서 감광지에 그들이 모아 놓은 꽃과 나뭇잎을 이용해 그림자 그림을 만들었다(아이들은 그 그림으로 어버이날 카드를 만들었다). 한쪽 벽에 걸린 화이트보드에는 그림을 완성하기 위한 5가지 단계가 주로 그림 형태(학교 전반에서 사용되는 유기적 구조의 도구인 싱킹맵Thinking Maps의 저학년 버전)로 나타나 있었다. 싱킹맵은 순서도, 수형도, 거품형 도표, 그리고 여러 단계의 작업을 보기 쉽게 나타내기 위한 다섯 개의 다른 도구를 기반으로 한다. 싱킹맵은 일반 학생들이 다니는 학교에서도 사용되지만, ASD의 한 선생님은 이 도구가 특히 청각 장애 학생들이 시각적 사고를 시작하기에 유용하다고 말했다. 싱킹맵은 다차원적이기 때문에, 이 도구와 수화로 영어를 할 때 해야 하는 일반적인 일들은 대략 같은 관계에 있다. 도표의 유용함은 교실 밖까지 이어진다. 청인인 이 선생님은 자신이 이 도구를 집에서도 사용한다고 말했다.

그러나 내가 관찰한 것과 같은 수업(청각 장애 학생들이 교실에서 다른 청각 장애 학생들과 함께 수화하는 선생님의 가르침을 받는 것)은 오늘날의 청각 장애인 교육에서 흔히 보이는 형태가 아니다. 인공 귀와 성능 좋은 보청기, 다른 기술적 혁신 덕분에 과거였다면 가망 없는 청각 장애인으로 여겨졌을 학생들은 유용할 수 있는 수준의 청력을 얻었다. 하지만 장애 학생들을 주류로 편입시키는 것을 법적, 문화적으로 강조한 이 혁신은 뜻하지 않게 구화법의 르네상스를 만들어 냈다. 이로 인한 한 가지 결과는 ASD에 입학하는 학생의 구성비가 완전히 달라졌다는 것이다. 당시 전체 학생의 82%는 청각 장애 외 최소한 한 개씩 자폐증 같은 심각한 장애를 갖고 있었다. 이들은 대개 평범한 공립학교에서 성공적으로 주류에 편입되지 못하고 어떻게 다뤄져야 할지 몰라 ASD로 보내진 아이들이었다. 1980년대 초, ASD는 이러한 변화에 대한 대응책으로 흔히 PACES('페이시스'로 발음)로 알려진 '교육 및 사회화에 관한 긍정적 태도Positive Attitudes Concerning Education and Socialization'라는 프로그램을 신설했다. 이 프로그램은 자신의 감정적 혹은 행동상의 문제 때문에 보다 보수적인 환경에서 어려움을 겪는 청각 장애인 혹은 난청 아이들을 위해 특별히 고안되었다.

브라빈이 말했다. "현재 이곳 ASD에는 늦은 나이의 아이들이 점점 더 많이 보이고 있습니다. 공립학교는 모든 방법을 시도하고, 모든 선택지를 다 써 본 후에야 자신들이 더는 이 아이들을 감당할 수 없고 가르칠 수 없다는 것을 깨닫죠. 그래서 '아이들을 청각 장애인 학교로 보내고 그 학교에서 알아서 하도록 합시다.' 하는 식이 됩니다. 하지만 아이들이 이곳에 12세, 13세 혹은 제한된 말만 간신히 하며 14세에, 혹은 말을 거의 하지 못하는 상태로 오면, 아이들에게 따라잡을 수 있는 시간은 5년에서 7년 정도밖에 안 되는 셈이죠." 브라빈은 순서를 바꾸는 것이 더 타당하다고 말했다. 즉 아직 어려서 언어를 가장 잘 습득할 수 있을 때 청각 장애 아동을 먼저 청각 장애인 학교로 보내고 그 후에 일반 학교로 보내는 것이다. "언어 습득은 주로 0세에서 8세 사이에 이루어집니다." 그가 말했다. "바로 그때가 아이들이 이곳에 있어야 할 때죠. 8세가 지나서 아이들이 말할 수 있거나 들을 수 있게 되면 그때 어서 공립학교로 가라는 겁니다. 그런데 이곳에 있는 것이 더 좋다면, 뭐 그것도 괜찮지요." 이 문제는 ASD의 가장 최근 전략 계획에 다음과 같이 설명되어 있다. "평균적으로 유치원에 가기 전 아이들부터 약 8학년까지의 아이들이 초중등 공립학교에 다닌다. 공립학교는 들을 수 있는 또래 친구보다 현저히 뒤떨어지는 아이를 발견하면 그 아이를 ASD로 보내자고 결정한다. 우리는 어린 나이에 이곳에 들어온 아이들과 나중에 들어온 아이들의 성취도를 비교하는데, 일찍 언어에 노출돼 의사소통이 가능한 환경에 놓인 아이들이 읽기와 언어 습득 능력을 측정하는 표준 시험에서 더 뛰어나다는 사실을 일관되게 발견한다."

공립학교에서 성공적으로 잘 지내는 것으로 보이는 일반 청각 장애 학생들도 결국에 가서는 단편적인 영어 습득이 아닌 유창한 수화로 시작했을 때 거두었을 성과보다 더 적은 성과밖에 거둘 수 없다(이들은 학년에서 학년으로 잘 올라갈 만큼 성적이 좋아서, 선생님들이 이들에게는 결코 다른 접근법을 시도하지 않기 때문이다). 청각 장애인의 의사소통과 관련해 우리가 쉽게 이해하기 어려운 사실 하나는, 청각 장애 아동에게는 수화를 사용하는 청각 장애인 부모 밑에서 태어나는 것이 큰 장점이라는 것이다. 그러한 아이들은 두뇌 회로가 연결되어 어떤 언어라도 배우기 시작하는 딱 그 유아기에 수화를 배울 수 있다. (들을 수 있는) 나의 손자는 내가 ASD를 방문했을 때 바로 그 단계에 도달한 참이었다. 언어를 말하고 이해하는 아이의 능력은 매시간까지는 아니더라도, 하루가 다르게 좋아지고 있었다. 손자는 계속 다른 사람이 하는 말을 따라 했고, 단어들을 조합해 완전하진 않지만 문장을 만들기 시작했다("새 숨어", 숲에서 지저귀는 보이지 않는 새를 말함). 아이는 "하마hippopotamus"와 "보아뱀boa constrictor"도 꽤 잘 말했는데, 이 두 동물은 아이가 아주 많이 좋아했던 《물웅덩이*The water hole*》라는 책에 나오는 동물 중 가장 이름이 어려운 동물이었다. 우리 손자 또래의 아이가 언어와 거의 혹은 완전히 단절되어 있다는 것은 정말 가슴 아픈 일이다.

PACES 프로그램의 책임자이자 ASD의 심리 상담 및 평가 담당자인 카렌 윌슨Karen Wilson이 내게 말했다. "우리는 모두 자라면서 많은 것을 서서히 배우게 되죠. 라디오를 듣고, 배경음으로 TV 소리를 듣고, 사람들이 하는 말을 우연히 듣기도 하고, 다른 부모들이 그들의 아이와 하는 이야기도 들을 수 있었어요. 하지만 청각 장애 아동은 그러지 못합니다. 그들은 트림할 때 소리가 난다는 것을 모르기 때문에 트림했을 때 '죄송합니다.'라고 말해야 한다는 것을 가르쳐야 하죠. '정말로요?' '응, 그래, 알아둬.' 청각 장애 아동의 90%가 수화를 쓰지 않는 가정에서 자라요. 아이와 소통할 수 없다면 아이들을 어떻게 가르쳐야 할까요? 남자 친구와 방금 깨지고 온 사춘기 아이의 말은 또 어떻게 들어 주고요. 제 말은 아이가 당신이 할 줄 모르는 프랑스어로만 이야기한다고 생각해 보세요. 아이가 학교에서 집으로 돌아와 울면 왜 우는지 알고 싶을 거 아니에요."

ASD에서 내 말을 옮겨 주던 통역사는 대부분의 유창한 수화 통역사가 그렇듯 청각 장애인 세상에서 CODAa child of deaf adults로 알려진, 청각 장애인 부모를 둔 청인 아이였다. 그녀의 청력은 정상이지만, 영어는 사실 그녀의 두 번째 언어이다. 그녀는 실제로 말을 할 수 있기 까지 부모와 수화로 소통했다. 유아 때 수화에 익숙해진 청각 장애 아동은 유아 때 수화를 배우지 않고 청인 선생님과 부모님, 형제자매 그리고 다른 사람들이 말하는 것의 일부만 이해하던 청각 장애 아동보다 나중에 영어(쓰기 영어 포함)를 훨씬 쉽게 배운

다. 게다가 연구 결과, 청각 장애인 부모를 둔 청각 장애 아동이 능숙하게 수화하지 못하는 청인 부모를 둔 청각 장애 아동보다 모든 종류의 학교에서 더 뛰어나다는 사실이 밝혀졌다. 이는 청각 장애인이 아닌 사람들에게 역설적으로 들릴지 몰라도, 청각 장애 아동에게 청인 부모는 심각한 악조건이 될 수 있다.

올리버 색스는 《목소리를 보았네》에서 다음과 같이 썼다. "사실상 태어난 지 5년이면 말하기에 능숙해지는 모든 청인은 결정적인 나이라는 문제를 거의 겪을 일이 없다. (……) 하지만 이 결정적인 나이라는 것은 부모님이 하는 말을 들을 수 없거나 전혀 이해하지 못하고, 또 수화에도 전혀 노출되지 못했을 수 있는 청각 장애인에게 중요한 문제이다. 실제로 수화를 늦게 배운 사람들(5세 이후)은 처음부터 수화를 배운 사람들의 자연스러운 유창함과 완벽한 문법을 결코 따라갈 수 없다는 증거도 있다." 청인 부모들은 대개 동의하지 않지만, 아마 거의 모든 청각 장애 아동에게 '가장 제한적이지 않은 환경(장애인 교육법과 같은 법에 따라)'은 내가 ASD에서 관찰했던 교실처럼 청각 장애 학생으로만 구성된 교실일 것이다.

이러한 문제들은 모두 청각 장애인과 청인뿐 아니라 청각 장애인 사이에서도 논란의 여지가 많다. ASD를 방문한 날 나를 안내한 사람은 학교의 의사소통 책임자인 리즈 데로사Liz DeRosa였다. 데로사의 청력은 정상이었지만, 항공우주 기업에서 기술자로 일하는 그녀의 남편은 형과 누나와 마찬가지로 완전한 청각 장애인이었다(이들 가족사에서 청각 장애는 발견된 적이 없었기 때문에, 이는 놀라운 우연의 일치라고 할 수 있다). "남편은 1학년인가 2학년 때부터 일반 학교에 다니기 시작했어요. 그는 보청기를 끼고 수화는 하지 않죠. 남편의 누나는 인공 귀 이식을 했지만 수화를 능숙하게 해서 대화할 때 수화를 더 선호해요. 그에 비해 남편의 형은 좀 애매한 편이죠. 그 역시 인공 귀 이식을 했는데 수화도 좀 하고 말도 좀 해서 때에 따라 왔다 갔다 한답니다."

데로사가 남편의 청각 장애 때문에 ASD에서 일하게 된 것은 아니다. 이 학교는 그녀가 일을 찾고 있을 때 마침 정말 흥미로워 보이는 구인 공고를 낸 참이었다. "제 남편의 가정이 그렇듯 청각 장애인 사이에는 문화적 차이가 존재하죠. 전 이곳에서 일하면서 양쪽을 다 이해할 수 있게 됐어요." 그녀가 계속했다. "남편의 누나는 로체스터 공대Rochester Institute of Technology에 있는 국립 청각장애인기술원National Technical Institute for the Deaf에 들어갔는데, 수화를 정말 좋아해서 농인 문화에 완전히 정착했죠. 전 그녀를 이해할 수 있어요. 또 남편의 청각 장애가 얼마나 심각한지, 일상을 살아가는 것이 그에게 얼마나 힘들지도 이해하게 됐어요. 이곳에서 저와 함께 일하는 사람들은 제 말을 남편보다 더 잘 알아듣거든요." 내가 방문했을 때 그들 부부 사이에는 태어난 지 이제 6개월이 된 첫아이가 있었다. "딸아이는 들을 수 있지만, 전 아이를 아기 수화 수업에 데려가요." 데로사가 말했다. "아이에 관한 것은 아무것도 놓치고 싶어 하지 않는 남편도 저와 수업에 같이 가죠."

나는 6학년부터 고등학교 3학년까지 7년간 프랑스어를 공부했고, 영어학과의 졸업 요건을 충족시키기 위해 대학교 3학년 때 프랑스어를 1년 더 공부했다. 다시 말해 나의 프랑스어 학습은 언어 습득 창이 아마도 닫혔다고 말할 수 있는 때에 정확히 시작되었다. 단어와 쪽지 시험, 불규칙 동사 활용형에 대한 나의 노력은 거의 십 년에 걸쳐 헛되이 계속되었다. 하지만 늦은 나이에 별 어려움 없이 언어를 배우는 사람들도 있다. 우리 처남은 대학을 졸업하고 나서야 러시아어를 공부하기 시작했지만, 말이 아주 유창해져서 한때 안드레이 사하로프Andrei Sakharov(러시아의 유명 핵물리학자-옮긴이)의 동시 통역가로 활동한 적도 있다. 하지만 우리 집안에는 이러한 일을 가능케 하는 유전자가 없는 것이 틀림없다. 고등학교 때 프랑스어를 배운 아버지는 어머니와 함께 여행하는 중에 파리의 한 식당에서 옆 테이블에 앉은 프랑스인에게 말을 건 적이 있다. 프랑스인이 뭐라고 대꾸를 하긴 했지만, 두 사람은 모두 서로가 하는 말을 이해할 수 없었다. 그러다 결국은 어머니가 문제의 원인을 알게 되었다. 프랑스인은 아버지가 프랑스어를 말하고 있다는 것을 몰랐고, 아버지는 프랑스인이 영어를 말하고 있다는 것을 몰랐다.

지금 생각하면 좀 더 일찍, 걷고 말하기 전부터 두 번째 언어를 배우기 시작하고 프랑스어가 아닌 수화를 공부했다면 더 좋았을 걸 그랬다. 만약 우리가 17세기, 18세기, 19세기의 칠마크 주민들처럼 모두 수화하는 법을 알았다면, 그로 인한 가장 큰 이득 중 일부는 아주 잘 듣거나 잘 들었던 우리에게 돌아왔을 것이다. 생각해 보라. 수화를 할 줄 안다면 더는 스포츠 바에 가는 것이 두렵지 않고, 파티에서 귀에 대고 소리 지르지 않아도 사람들과 이야기 할 수 있고, TV 소리 때문에 안 들린다고 부엌 저편에서 소리 지르는 사람도 없고, 아직 말을 하지 못하는 아이들과도 대화할 수 있다(수화가 편하고 효과적이어서 나의 손주들은 어린이집에서 십여 개의 수화를 배운 후, 말을 시작하고 나서도 한동안 수화를 썼다). 그리고 점점 더 나이 든 사람들과 어울리게 되는 사람들도 "뭐라고?"라고 되묻는 일이 현저히 줄 것이다.

수화를 배우지 않더라도, 우리는 마서즈빈야드 청각 장애인 공동체의 사례를 통해 우리가 장애라고 생각하는 것이 대개 무지에서 비롯된 문화적 개념임을 알 수 있다. 그 옛날 마서즈빈야드의 농부들과 어부들은 본토로 자주 나가지 않았고, 같은 언어를 쓰지 않는 사람들과 좀처럼 어울릴 필요도 없었다. 그래서 인공 귀나 블루투스가 적용된 보청기를 접할 길이 없었다. 하지만 가장 중요한 면에서 그들의 세계는 대다수가 듣지만 듣지 못하는 사람도 있는 우리의 세계와 근본적으로 다르지 않다. 주요한 차이는 그들이 우리 대부분은 해 보지 못한 방식으로 상황을 해결했다는 점이다. 기술이 우리가 들을 수 있는 사람과 없는 사람 사이의 차이를 메우도록 돕는다 해도, 우리에게는 인내와 공감, 이해심 또한 필요하다.

수조 속의 쥐

12

The Mice In The Tank

Volume Control

2017년 어느 날 하버드 의대에서 데이비드 코리와 그의 동료 벤스 죄르지Bence György가 코리의 사무실 벽에 걸린 모니터로 내게 세 편의 영상을 연속해서 보여 주었다(3장에서 설명했듯 코리는 내게 쥐 털 세포의 전자현미경 사진을 보여 줬던 교수이다). 각 영상에는 수조 속에 떨어진 쥐의 모습이 담겨 있었다. 첫 번째 영상 속의 쥐는 이리저리 헤엄치며 수조를 빠져나가려고 했다. "이것은 평범한 쥐의 모습입니다. 평범한 쥐는 이런 식으로 수영하죠." 코리가 말했다. "이 쥐는 어느 방향이 위쪽인지 알기 때문에 머리를 물 위로 계속 내놓고 있어요." 두 번째 쥐는 특정한 유전적 돌연변이를 갖고 자랐는데, 그 결과 아무 소리도 듣지 못했고 균형 감각도 전혀 없었다. 쥐는 난류에 휘말리기라도 한 것처럼 물속에서 미친 듯이 허우적댔다. "이 쥐는 어느 쪽이 위쪽인지 모르고 허우적대기만 해서 우리가 구해 줘야 하죠." 코리가 말했다. 세 번째 쥐는 같은 돌연변이를 가졌지만 결함 있는 유전자가 제대로 기능하도록 처치를 받았다. “이 쥐는 통제되는 쥐만큼 수영을 잘하진 못해도 머리를 물 위로 내놓고 있을 만큼의 균형 감각은 가졌습니다.” 코리가 말했다. 처치 받은 쥐는 시끄러운 손뼉 소리에 반응함으로써 연구원들에게 자신이 들을 수도 있음을 보여 주었다.

처치 받은 쥐의 그러한 변화는 내게 기적처럼 보였지만(정말로 그랬다), 코리와 죄르지는 모두 내게 선부른 판단을 하지 않는 것이 좋다고 했다. 약 천 명 중 한 명의 아이만이 유전적인 청력 손실을 지니고 태어나며, 그러한 손실은 백 개 이상의 유전자 중 어느 하나의 결함으로도 발생할 수 있다. 성공적인 치료를 위해서는 원인이 되는 유전자를 식별해야 하고, 치료를 위한 개입은 명확히 그 유전자들에 맞춰져야 한다. 하지만 성공적인 치료법이 개발된다 해도 치료비는 분명히 비쌀 수밖에 없다. 그로 인해 혜택을 받을 수 있는 사람도 적을 수밖에 없을 것이다. 코리는 그렇다 해도 유전적 돌연변이에 의한 청력 손실이 소음이나 내이 신경 독성 물질로 인한 청력 손실보다는 해결하기 쉬울 것이라고 말했다. 유전적 손실의 경우 연구원들은 한 개의 오작동 스위치를 켜거나 끄는 것에 해당하는 일을 하면 되지만, 후천적으로 생긴 청력 손실의 경우 인간의 몸에서 가장 복잡한 마이크로 조직을 재건할 방법을 찾아야 한다.

“선천적 청력 손실에 대한 치료법이 후천적 청력 손실에 대한 치료법보다 아마 먼저 나올 겁니다.” 코리가 계속했다. “5년 안에, 10년 안에는 분명히 특정 형태의 청력 손실에 대한 유전자 치료법을 발견할 거예요. 효과가 있을지 없을지는 장담할 수 없지만 말이죠." 한 가지 어려움은(한 가지만 어려운 것은 아니다), 쥐에게 효과가 있는 치료법이라고 반드시 인간에게도 효과가 있진 않다는 점이다. 코리는 그의 강의에서 2022년경에 아마도 영장류를 대상으로, 그리고 몇 년 후에는 사람을 대상으로 '사전 임상시험'을 할 준비가 되길 바란다고 말했다.

코리가 내게 보여 준 세 번째 영상 속 쥐의 기능 대체 유전자는 한 '바이러스 매개체'에 의해 달팽이관으로 전달되었다. 이 바이러스는 쥐의 몸 어디에도 손상을 입히지 않고 새로운 유전자를 해당 위치로 운반했다. 코리가 말했다. "트로이의 목마 같은 것이라고 말하고 싶지만, 그 안은 병사들이 아닌 의사들로 가득 차 있죠." 죄르지가 덧붙였다. "모든 유형의 유전적 청력 손실에 대한 해결책이 되진 않겠지만, 분명히 청력을 되찾는 사람도 생길 겁니다." 그들은 둘 다 바이러스 매개체가 비유전적 청력 손실에 대한 치료에도 유용할 것이라고 말했다. 골다공증 치료제로 쓰이는 약물 비스포스포네이트도 마찬가지의 경우가 될 수 있다. 이 약물은 뼈가 소실되지 않도록 단단히 감싸 골다공증을 치료하는데, 달팽이관이 뼈로 둘러싸여 있기 때문에 연구원들은 이 약물이 마치 미세 약물 분사기처럼 달팽이관 안으로 치료물질을 안전하게 이식하는 데 쓰일 수 있길 바란다.

1980년대 후반, 청력 회복 부문의 첫 돌파구가 열렸다. 당시 버지니아대학 교수진 중 한 명이었고 지금은 워싱턴대학의 교수인 에

드윈 루벨Edwin Rubel은 내이 중독성 약물이 내이에 미치는 영향을 '시간순'으로 정리하는 데 관심이 있었다. "우리는 청력 손실의 첫 징후를 찾고 있었고, 그러다 털세포 죽음의 생물학적 원리를 확인할 수 있었죠." 그가 내게 말했다. 루벨의 지시에 따라 그의 실험실에서 일하는 한 외과 레지던트가 병아리 몇 마리에 내이 중독성 약물을 투입했다. 그러고는 각기 다른 시간에 병아리를 안락사시켜 달팽이관을 관찰했다. 레지던트는 약물이 투입된 후 병아리의 털세포 손상이 매우 빠른 속도로 진행되었다는 사실을 발견했다. 하지만 2주를 기다렸다 안락사시킨 병아리의 손상은 그보다 덜 심각해 보였다. 루벨은 그가 무언가 실수한 것이 틀림없다며 그를 다시 실험실로 돌려보냈다. 레지던트는 실험을 두 번 더 반복했지만, 결과는 같았다. 루벨은 자신이 직접 실험해 보기로 했다.

"죽은 털세포가 더 적더군요." 그가 내게 말했다. "우리는 생각했죠. 대체 무슨 일이 벌어지는 걸까? 털세포가 다쳤다가 회복하는 것일까, 아니면 털세포가 파괴된 후 다시 생기는 것일까?" 당시 털세포가 재생될 수 있다고 생각하는 사람은 아무도 없었지만, 루벨과 그의 동료는 실제로 그러한 일이 벌어지고 있음을 증명했다. 그리고 그와 동시에 더글러스 코탄체Douglas Cotanche(당시 펜실베이니아대학에 있었고 지금은 보스턴대학에 있음) 교수 역시 우연히 자신이 소음으로 귀먹게 한 병아리들에게서 같은 결과를 발견했다. 다른 곳의 연구원들도 마침내 같은 종류의 재생이 물고기를 포함해 다른 동물들에서도 일어난다는 사실을 증명했다. 루벨이 말했다. "우리는 모든 척

추동물이 털세포를 재생한다는 사실을 발견했습니다. 포유류만 빼고요." 나는 포유류는 왜 예외인지 물었다. "도태압력이 있었던 것이 분명합니다." 루벨이 말했다. "제 생각에 고주파수 소리(초기 포유류가 크게 의존했던 것)를 듣도록 진화하면서 재생 기능은 도태된 것으로 보이는군요." 초기 포유류는 덩치가 작고 야행성이었는데, 잡아먹히지 않기 위해서는 포식자의 위치를 알아야 했고 위협이 되는 것과 안 되는 것을 정확히 구분해야 했다. 그는 대부분의 신체 기관이 세포를 잃었다 다시 만들 수 있지만, 고도로 발달한 귀는 다르다고 말했다. 루벨이 말했다. "귓속에서 새로운 세포는 주파수 대응 조직을 변화시킵니다. 그래서 우리는 새로운 세포를 원하지 않죠. 우리는 기존 세포들을 안정적으로 유지하고 싶어 합니다." 그가 계속했다. "매우 높은 주파수의 소리를 듣고 처리하는 구조를 만들기 위해 달팽이관이 있는 중이부터 심지어 뇌까지 포유류의 전체 청각 체계는 엄청난 변화를 겪었습니다. 청각 구조는 정말로 정교하죠." 안정성을 유지하고 제한된 자원을 보존하기 위해 자연 선택은 수리보다는 내구성과 일관성의 편을 들었고, 포유류는 억제 유전자를 발달시켜 귓속을 어지럽힐 수 있는 새로운 털세포가 형성되지 않도록 막았다.

2011년, 루벨은 인간의 청력을 되찾을 방법을 함께 연구하기로 한 과학자들의 모임인 '청력 회복 프로젝트'를 만드는 데 큰 역할을 했다. 이 프로젝트는 6장에서 설명했듯 뉴욕을 본거지로 둔 청각 건강 재단에서 일부 지원금을 받아 운영되었다. 루벨이 말했다. "2013

년에 모임의 멤버인 앨버트 엣지Albert Edge는 소음으로 귀가 손상된 아주 어린 쥐의 경우, 귀를 먹은 직후 내이에 직접 약물을 투여 받으면 일부 청력을 회복할 수 있다는 것을 과학자들에게 보여 주었죠." 포유류가 털세포를 재생할 수 있음을 증명한 것은 이때가 처음이다. 그 약물은 이른바 지지세포가 털세포를 만들지 못하도록 막는 단백질의 활동을 억제하는데, 이 지지세포는 달팽이관 속에서 줄기세포와 같은 기능을 한다. 루벨이 말했다. "그가 보여 준 것은 재생에 도움을 줄 수 있는 무언가가 있다는 것이었어요. 우리는 그 일을 빠르게 성공시킬 방법을 찾아야 하죠."

엣지는 매사추세츠 안이과 병원에 있는 이튼 피바디 연구소 틸롯슨 세포 생물학부Tillotson Cell Biology Unit of the Eaton-Peabody Laboratories의 책임자이다. 1958년에 설립된 이튼 피바디는 세계 최대의 청력 연구 기관으로, 나는 2017년과 2018년에 이곳을 방문했다. 만약 보스턴 지하철 레드 라인Red Line을 타고 간다면 찰스 강의 보스턴 쪽과 가장 가까운 역에서 내려야 하는데, 이곳에서 내리면 매사추세츠 안이과 병원과 매사추세츠 종합병원에 모두 갈 수 있다. 어느 병원에 가든 예정보다 일찍 도착해서 기다리며 준비하는 일에 익숙하다면, 두 병원 중간에 있는 리버티 호텔의 로비에서 시간을 보내면 된다. 그러니까 계단 옆 대형 커피포트에서 뽑은 커피 한 잔을 마시며 소파에 편히 앉아 전화기로 뉴스를 보면 되는 것이다. 쾌적한 화장실은 덤이다.

내가 이튼 피바디를 처음 방문했을 때, 박사 후 연구원인 닐릭

샤 구네바르데네Niliksha Gunewardene는 한 줄로 이어진 계단을 올라가 세탁기만 한 장비가 들어 있는 작은 방으로 나를 안내했다. "이곳은 우리가 극심한 수준의 소음을 가해 털세포를 파괴하는 공간이죠." 그녀가 말했다. 흑백 모니터를 통해 나는 실험실의 작은 철장 안에 태어난 지 4주 된 쥐 몇 마리가 갇혀 있는 모습을 볼 수 있었다. 쥐들은 정상적으로 뛰어다니는 것처럼 보였지만, 실제로는 두 시간 동안 계속될 예정인 100dB 이상 소음(청력을 망가뜨리기에 충분한 수준)에 시달리고 있었다. "소음 노출이 끝난 후에는 청각 기능을 시험해 청력이 손상되었는지 확인하죠." 그녀가 계속했다. "그런 다음 정원창을 통해 달팽이관으로 약물을 주입하는 수술을 하고 일주일 후, 한 달 후, 3달 후에 다시 청각 기능을 확인합니다." 그녀는 자신이 동료와 함께 귀먹은 쥐의 청력을 현재 약 15dB까지 좋아지게 했다고 말했다. "이 정도도 괜찮은 수준이지만, 우린 좀 더 개선하길 원해요." 그녀가 말했다.

내가 방문하기 얼마 전에 엣지와 다른 연구원 몇 명은 정상 쥐에서 추출한 지지세포를 분열시켜 커다란 털세포 군집으로 분화하는 데 성공했다. 이 실험을 기술한 논문의 공동저자인 다니엘 렌즈Danielle Lenz가 라텍스 장갑을 끼고 장갑 낀 손을 알코올로 씻은 다음, 플라스틱으로 된 받침 접시 두 개를 인큐베이터 속 선반에서 꺼내 현미경 위에 올려놓았다. 그녀가 말했다. "두 번째 접시에서 첫 번째 접시의 단일 세포로부터 형성된 오르가노이드를 분명히 보실 수 있는데, 그것들은 다세포로 되어 있죠." 평범한 쥐의 달팽이관에는 약 3,000개의 털세포가 있다. 렌즈와 그녀의 동료들은 3주도 안 되어 한 개의 페트리 접시에 25만 개의 털세포를 배양할 수 있었다. 렌즈는 책상 위에 있던 컴퓨터로 그들이 체외에서 배양시킨 털세포 일부의 이미지를 보여 주었다. "여기 섬모가 보이시죠." 그녀가 화면을 가리키며 말했다. "여기에도 있고요."

현재 이로 인한 혜택은 아직 실험실 안에 머물러 있다. "이 세포들은 아직 이식할 수준이 아니지만, 훌륭한 연구 도구죠." 렌즈가 말했다. 기본적으로 살아 있는 털세포를 무제한으로 공급받을 수 있다면, 약물 선별과 다른 잠재적 치료법 개발이 더욱 쉬워질 것이고, 연구원들은 지지세포가 털세포로 변화하는 과정을 더욱 상세히 연구할 수 있다. 게다가 더욱 큰 일을 향한 희망도 품을 수 있다. 엣지가 내게 말했다. "귀가 치료 면에서는 눈보다 좀 뒤처져 있을지 몰라요. 그래도 그동안 많은 진전이 있었죠. 군인들과 베이비붐 세대도 많은 관심을 두고 있고요."

D. 브래들리 웰링D. Bradley Welling은 매사추세츠 안이과 병원의 이비인후과장이다. 그는 솔트레이크시티의 모르몬교 가정에서 자랐으며, 대학 1학년을 마친 후 일본에서 2년간 선교사로 활동했다. 그는 유타대에서 의학박사를, 오하이오주립대에서 병리 생물학 박사 학위를 받았다. 그는 등골 절제술(6장에서 설명한 것처럼 귀경화증이 있는 대다수 사람의 청력을 즉시 회복시키는 수술)을 시행하는 모습을 보고 자신의 전문 분야로 청각을 선택했다. 큰 부서의 책임자일 뿐 아니라 임상 의사이고 과학자인 그는 귀경화증보다 훨씬 더 사람을 미치게

만드는 흔히 NF2라고 불리는 제2형 신경섬유종증을 오랜 시간 중점적으로 연구해 왔다. NF2는 드물게 발생하는 유전 질환으로, 스티븐 콜베어의 오른쪽 귀를 망가뜨린 것과 비슷한 종양이 증식되는 것이 특징이지만, NF2의 종양은 양쪽 머리에 생기고 종종 귀 자체를 벗어나 생기기도 한다. NF2는 다른 무서운 증상 중에서도 특히 청력 손실, 이명, 균형 문제, 시력 악화, 안면 신경 마비를 일으킨다. NF2는 달팽이관과 달팽이관에 연결된 청신경을 파괴할 수 있으며, 일단 발병하면 보청기나 인공 귀는 아무런 도움이 되지 않는다. 어떤 환자들은 '청각 뇌간 이식'이라는 수술을 받기도 한다. 수술 후 환자가 귀 뒤쪽에 마이크를 착용하면, 마이크는 피부 밑에 있는 칩으로 신호를 보내고, 칩은 뇌의 청각 중추에 직접 삽입된 전극으로 그 신호를 보낸다. 메이오 클리닉Mayo Clinic의 웹사이트에 실린 설명에 따르면, 이 이식술을 받으면 "대부분 환자가 전화벨 소리와 자동차 경적 같은 소리를 구분"할 수 있으며, 일부 환자들은 "단어를 인식"하고 "일반적인 소리 신호"까지도 들을 수 있다고 한다. "정말 괴로운 병이죠." 웰링이 말했다.

웰링 자신도 청력이 완벽한 것은 아니다. 그는 자신의 이비인후과 회의실을 못 견뎌 하는데, 그곳에는 인간의 말에 해당하는 주파수로 계속 윙윙대는 환풍기가 있다. 그가 말했다. "저쪽 방에 앉아야 할 일이 생기면, 전 보스 사의 '히어폰'을 쓰고 볼륨을 올리죠." 그에게는 이명도 있다. 나는 그에게 그의 사무실에서(환기 시스템에서) 우연히도 나의 이명을 완벽하게 가려 주는 주파수로 웅웅대는 소리가 난다고 말했지만, 그는 그 소리를 듣지 못했다. 그가 말했다. "이곳에 소리가 나는 환풍기가 하나 있긴 하지요. 그 소리가 들리시나요?" 나는 그렇다고 대답했다.

웰링과 나는 모두 60대 중반으로 비슷한 나이였고, 사춘기에는 소리와 관련된 비슷한 경험을 하기도 했다. "열네 살쯤이던가, 전 대니란 친구와 함께 지하실에 있던 아버지의 음악 감상실에 자주 앉아 있곤 했죠." 그가 말했다. "크기가 이 방의 반만 했는데, 그곳에는 각 구석에 하나씩 총 4개의 클립쉬혼Klipschorn 스피커(극장용 대형 스피커)가 있었답니다." 소년들은 방 한가운데 놓인 소파에 앉아 레드 제플린이나 핑크 플로이드를 아주 크게 틀어 놓았다. "마치 비행접시 한 대가 머리 위로 착륙하는 것 같은 소리였어요. 대니가 우리에게 스티로폼으로 된 모자를 하나 줬는데, 그 모자가 정말 미친 듯이 흔들렸죠. 옷이 떨리는 것도 느껴졌고요." 이어폰으로 크게 음악을 듣는 요즘 아이들도 우리 세대보다 딱히 나을 건 없다. "그렇게 한두 시간 있다 밖으로 나오면 귀가 막 울려서 하루 이틀은 잘 들리지도 않았죠." 그가 계속했다. "사실 이건 제가 하려는 이야기의 시작에 불과합니다."

웰링과 그의 친구가 겪은 종류의 증상은 일시적인 것으로 여겨지곤 했다. 아주 큰 소리를 듣고 난 후 하루 이틀 정도 귀가 망가진 듯해도 상태는 곧 좋아졌기 때문이다. "하지만 이제 우리는 그런 상황에서의 청력 손실을 되돌릴 수 없고, 또 그 손상이 영구적이라는 것도 알고 있죠." 웰링이 말했다. "그에 관한 이론을 정립하고 근본적인 병리를 설명한 연구원들이 바로 여기, 매사추세츠 안이과 병원에 있습니다."

몹시 시끄러운 소리라 해도 오랫동안 노출되지만 않는다면 귀가 회복될 수 있다는 통념은 수십 년간 존재해 왔다. 그리고 이러한 믿음은 내가 스타키에서 받았던 종류의 표준 청력 검사의 결과로 뒷받침되기도 했다. 만약 웰링과 그의 친구가 지하의 음악 감상실을 방문하기 일주일 전과 후에 모두 검사를 받았다 해도, 그들의 청력도에는 아무런 변화가 없었을 것이다. 게다가 아무리 큰 소리라 해도 귀는 회복될 수 있다는 병리학적 증거도 있었다. 데이비드 코리가 이전에 내게 보여 준 쓰러진 나무 둥치 모양을 한 쥐의 섬모들이 크게 확대되어 있던 컴퓨터 이미지는 사실 주로 일정 기간 극심한 소음에 노출된 후 정상 상태로 회복하는 털세포의 능력에 관심을 둔 연구에서 나온 것이었다. 코리는 만약 며칠 후에 똑같은 섬모 무리를 촬영했다면 모든 섬모가 괜찮았을 것이라고 내게 말했다.

하지만 무언가 더 복잡한 일이 진행되고 있어서 표준검사는 감지할 수 없는 방식으로 귀가 손상될 수 있다는 의견 또한 수년간 존재해 왔다. 가령 청력도가 같은 두 사람이라 해도, 특히 교실이나 분주한 사무실에서처럼 소음이 깔렸을 때는 말을 이해하는 능력이 현저히 다를 수 있음을 의료진은 알고 있었다. 하지만 왜 그런 차이가 존재하는지는 아무도 몰랐다. 많은 청능사들은 일부 환자들이 말하는 이해의 어려움이 주로 심리적인 이유일 것이라고 결론지었다. 예를 들어 청력 검사 결과 별 이상이 없는데도 전화로 이야기하는 것을 어려워하는 참전 용사는 분명히 외상 후 스트레스 장애 같은 것을 앓고 있는 게 틀림없다는 것이었다. 하지만 이제 과학자들은 과거의 통념이 잘못되었고, 실제로 귀가 상당한 강도로 상당한 시간 동안 큰 소리에 노출된 후 완전히 회복될 수 있다 할지라도, 영구적 손상은 우리가 전에 생각했던 것보다 더욱 빠르게 그리고 더 낮은 데시벨 수준에서 일어난다는 사실을 알고 있다.

이 수수께끼를 푼 사람 중 한 명은 매사추세츠 안이과 병원의 청각학 연구실장인 샤론 쿠자와Sharon Kujawa였다. 그녀는 청능사로 경력을 쌓기 시작해 병원에서 환자들을 보다가 다시 대학원에 들어갔다. 1990년대 중반에는 매사추세츠 안이과 병원에서 박사 후 과정 연구 장학금을 받았고, 그곳에서 이튼 피바디 연구소장인 찰스 리버맨과 함께 일했다. 박사 후 과정이 끝난 후 그녀는 워싱턴대학의 교수로 들어가 프래밍험 심장 연구Framingham Heart Study(1948년 의회에서 위임해 지금도 진행 중인 장기 의학 연구 프로젝트) 주제 중 청력 손실에 대한 회고적 조사에 참여했다.

"저는 그곳에서 지금은 은퇴한 귀 전문의 조지 게이츠George Gates와 함께 일했죠." 쿠자와가 말했다. "그는 '만약 살면서 어느 순간 소음에 노출되다 소음이 멈추면, 시간이 지나면서 귀의 상태가 바뀔까?'라는 문제를 풀려고 노력했어요." 그녀는 당시 널리 받아들여진 가정이 '소음으로 인한 청력 손실은 계속 진행되는 것이 아니므로, 위험한 노출이 중단되면 그로 인해 생긴 손상은 안정화된다는 것'이었다고 말했다. 게이츠와 쿠자와는 시끄러운 환경에서 일했던 프래밍험 집단의 나이 든 남성 참가자들이 근무 당시 청력 검사를 받았다는 사실을 확인했다. 검사 결과는 그들의 귀가 그들이 하던 일로 손상되었음을 나타내고 있었다. 과학자들은 그때의 청력도와 아마도 은퇴한 후 훨씬 나중에 작성된 청력도를 비교해 시간이 지나면서 그들의 청력 손실이 더 심각해졌는지 확인했다.

"데이터를 보고 우리는 그들의 청력 손실이 더 심해졌고, 소음에 노출된 후 청력이 다르게 변해 왔다는 사실을 알게 되었죠." 쿠자와가 말했다. 그녀와 게이츠는 청력 손실이 계속된 다른 이유가 있었는지 확신할 수 없었지만(이를테면 이 은퇴자들은 시끄러운 취미를 즐겼을 수도 있다), 그때 쿠자와는 이전 실험에 쓰였던 실험용 쥐를 이용해 그 문제를 직접 시험해 보기로 했다. 이전 실험에서 그녀와 그녀의 박사 후 과정 지도 교수였던 찰스 리버맨, 분자 유전학자 브루스 템플Bruce Temple은 소음 관련 손상의 유전적 내성을 조사했다.

"저는 실험했던 쥐 몇 마리를 다시 동물보호시설로 보냈는데, 그 쥐들은 단 한 번 두 시간 동안 소음에 노출된 후 그곳에서 줄곧 2년을 있었죠." 그녀가 계속했다. "또 소음에 노출되지 않았던 쥐들(같은 철장을 쓴 쥐들)도 통제 집단으로 쓰기 위해 보호했습니다." 쿠자와와 리버맨이 국립보건원에서 연구 보조금을 받아 모든 쥐의 청력을 검사한 결과, 그들은 쿠자와와 게이츠가 프래밍험 연구에 참여하던 중 확인했던 것과 같은 결과를 얻었다. "예전에 어렸을 때 한 번 소음에 노출된 적이 있었던 쥐의 귀는 그렇지 않은 쥐의 귀와 다르게 변했더군요." 그녀가 말했다. 그녀와 리버맨은 쥐를 안락사한 다음 쥐의 달팽이관을 해부했다. 그 결과 쥐의 털세포가 손상되지 않았다는 사실을 발견했고, 이는 쥐의 귀가 노출되었던 소음에서 완전히 회복했음을 의미했다. 하지만 청각 경로를 따라 저쪽, 쥐의 털세포와 뇌 사이를 확인하고 그들은 놀라운 사실을 발견했다. 소음에 노출된 생쥐들이 '심각한 신경 퇴화'를 겪은 것이다. 즉 쥐의 털세포는 괜찮아 보였지만, 신경 섬유는 죽어 있었다.

쿠자와와 리버맨은 2006년에 실험 결과를 발표했지만, 그들이 관찰한 내용을 완전히 설명할 수는 없었다. 그러다 3년 후 다른 논문을 통해 그들이 발견한 실제 점진적 청력 손실의 시초를 정확히 설명할 수 있었다. 그것은 털세포와 청신경 섬유를 연결하는 시냅스(전기 콘센트 같은 역할을 하는 신경 터미널)였다.

예전에는 손상된 시냅스에 대해 깊이 생각하는 사람이 아무도 없었다. 그 이유는 주로 시냅스가 관찰하기 어렵기 때문이다. 시냅스는 크기가 극히 작을 뿐 아니라 다른 세포 조직에 둘러싸여 있어서 '면역 염색법'이라고 알려진 특히 까다로운 단백질 검출 기술을 이용해야만 관찰할 수 있다. 리버맨과 쿠자와는 두 개의 특정한 단백질을, 하나는 털세포의 기저부 안에, 또 하나는 신경 연결부의 다른 쪽에 형광 분자로 묶어 관찰에 성공할 수 있었다. 이렇게 하자 단백질이 마치 크리스마스 등처럼 한쪽은 빨간색, 다른 한쪽은 초록색으로 환해졌다. "이제 우리는 광학현미경으로 모든 것을 볼 수 있었죠." 리버맨이 내게 말했다. 그와 쿠자와는 정확히 어느 쪽 연결이 "끊어진 상태"가 되었는지 알 수 있었고, 소음이 쥐의 청력을 망가뜨린 방법에 대해서도 극적으로 생각을 바꿀 수 있었다. 나아가 그들은 청능사들이 기본적으로 아무 이상이 없다고 하는데도, 대부분 사람이 왜 나이를 먹으면서 다른 사람이 하는 말을 알아들을 수 없다고 불평하는지도 그럴듯하게 설명할 수 있었다.

데이비드 코리가 말했다. "그러니까 털세포를 너무 몰아치면 정보를 수집하는 신경 섬유가 털세포에서 떨어져 나가게 되고, 털세포가 그 후 원하는 대로 신호를 보낼 수 있게 되어도 신경이 더는 듣지 못하죠." 그중 최악은 신경 섬유가 지금까지 우리가 해될 것 없다고 믿었던 소리 노출에도 분리될 수 있다는 것이다. 쿠자와와 리버맨과 함께 일하는 매사추세츠 안이과 병원의 연구원 스테판 메이슨Stéphane Maison이 말했다. "2009년 전까지만 해도 우리는 예를 들어, 클럽이나 콘서트에 가서 시끄러운 소리에 노출되고 나면 귀가 울리는 소리나 윙윙대는 소리, 이명을 들을 수 있고, 마치 귀가 솜으로 꽉 들어찬 것만 같은 기분도 느끼지만, 운이 좋으면 다음 날 일어났을 때 멀쩡해진다고 생각했죠. 그리고 청력 검사를 해도 청력도는 변한 게 없어서, 우리는 그들이 괜찮다고 생각했어요. 하지만 2009년 동물 모델 실험 결과를 보고 사실이 아니라는 것을 알게 되었죠."

이러한 종류의 소리 노출이 내이에 영구적 손상을 일으킨다면, 그런 경험을 한 사람들은 왜 청력 검사에서 대개 아무런 영향을 받지 않은 것처럼 보일까? 별개의 순음(보청기가 필요한지 확인하기 위해 마침내 예약을 잡았을 때, 청능사가 방음 부스에서 틀어 주는 종류의 음)을 감지하는 데 완전히 온전한 청각 기관이 필요한 것은 아니기 때문이다. "실제로 청력도에 그러한 손상이 나타나기 전에 시냅스 연결의 약 80%를 잃을 수도 있죠." 리버맨이 내게 말했다. 시냅스 연결이 끊어졌을 때 즉시 약해지는 능력은 복잡한 소리를 이해하는 능력, 특히 소음을 배경으로 말을 이해하는 능력이다.

쿠자와와 리버맨은 그들이 발견한 손상을 "달팽이관 시냅스 질환cochlear synaptopathy"이라고 불렀다. 그리고 몇 년 후 다른 기관의 한 과학자가 이를 "숨겨진 난청hidden hearing loss"으로 부르면서 이름은 그렇게 굳어졌다. 이 용어는 느낌이 좋고 발음하기 힘들지도 않지만, 환자의 상태가 무언가 독특하고 신비하다는 뜻을 내비치고 있어서 적당한 용어는 아니다. 대개의 경우 좀 더 정확한 용어는 그냥 '난청'일 것이다. 실제로 거의 모든 감각신경성 청각 문제는 최소한 시냅스에 가해진 손상에서 시작된다. 이제 그러한 손상은 꽤 최근까지 아무도 그것을 볼 수 있는 도구를 갖고 있지 않았다는 점에서만 '숨겨져' 있는 것이 가능해 보인다. 메이슨이 말했다. "어느 날 갑자기 한쪽 귀만 안 들리는 상태SSD로 잠에서 깬 사람은 보통 치료를 받으면 청력이 회복되지만, 그럴 때 환자는 대개 뭔가가 전과 같지 않다고(판별력이 떨어졌다고) 말합니다. 메니에르병 환자도 마찬가지예요. 메니에르병이 해결되면 환자가 더는 어지러움을 느끼지 않지만, 이명은 여전하고 판별력도 현저히 떨어지죠. SSD, 메니에르병, 이명, 소음으로 인한 귀의 변화 등 이 모든 것에는 한 가지 공통점이 있습니다. 기분 좋게 들리진 않겠지만, 신경이 손상되었다는 거죠."

어떤 의미에서 보면 이 모든 이야기는 끔찍한 소식처럼 들린다. 쿠자와와 리버맨 그리고 다른 이들이 옳다면(모든 동물 종을 대상으로 한 시험과 인간을 대상으로 한 사전 시험에서 같은 결과가 나왔기 때문에 지금으로서는 그들이 옳은 것으로 보인다), 귀는 우리가 오랫동안 해롭지 않다고 생각했던 소리 수준으로도 손상될 수 있어서, 이에 대해 조처를 한다고 할 때 우리가 현재 자신을 보호하기 위해 통상적으로 취하는 조치는 불충분하다고 봐야 한다. 하지만 어떤 의미에서 보면 이는 아주 좋은 소식이기도 하다. 끊어진 시냅스 연결을 고치거나 다시 붙이는 것이 손상된 털세포를 교체하거나 고치는 것보다는 수월하기 때문이다.

과학자들은 페트리 접시에 털세포를 배양하는 데 성공했고 얼마 전에 청력을 잃은 어린 쥐들을 대상으로 달팽이관의 제한된 기능을 회복시키는 데도 성공했다. 하지만 아직 인간의 귀에 있는 털세포를 재생하는 데까지는 성공하지 못했다. 데이비드 코리가 내게 말했다. "한 가지 가능성은 죽은 털세포를 일종의 줄기세포로 교체하는 것입니다. 하지만 줄기세포를 구해서 달팽이관의 해당 부분으로 옮기고, 줄기세포가 위치해야 하는 조직에 어떻게든 줄기세포를 정확히 맞추고, 줄기세포가 해야 하는 일을 제대로 하게 만드는 것은 굉장히 어려운 일이죠." 또 한 가지 가능성은 체외에서 이미 성공한 일, 즉 지지세포를 대체 털세포로 바꾸는 일을 체내에서 성공시키는 것이다. 하지만 털세포는 자유롭게 떠다니는 소리 변환기가 아닌, 복잡하게 얽힌 청각 장치의 한 구성 요소이다. 달팽이관이 새로운 털세포를 마음껏 만들도록 유도하는 것은 피아노가 마음껏 새로운 현을 만들 수 있게 하는 것이나 마찬가지다.

그러나 달팽이관의 시냅스 질환은 완전히 다른 문제이다. 코리가 말했다. "손상된 시냅스를 현미경으로 보면 신경 섬유와 털세포 사이가 1만 분의 1인치(1만 분의 2.54㎝)만큼 떨어져 있다는 것을 확인할 수 있습니다." 이는 신호를 차단하기에는 충분하지만, 너무 짧은 간격이어서, 이 둘을 이을 방법을 찾기는 무척이나 어려워 보인다. "기본적으로 신경 섬유를 다시 원위치로 데려올 수만 있다면 손상을 복구할 수 있을 겁니다." 코리가 계속했다. "만약 신경 섬유에게 '이리 와'라고 말할 수 있는 어떤 인자를 털세포가 방출할 수 있게 한다면, 재연결이 가능할 거란 거죠." 실제로 리버맨과 두 명의 동료는 자연적으로 발생하는 어떤 물질을 정원창을 통해 달팽이관으로 전달함으로써 소음 노출 후 24시간 된 귀먹은 쥐의 시냅스를 다시 연결하는 데 성공했다. "우리는 이러한 처치를 받은 쥐들이 거의 경쟁적으로 기능을 회복하는 모습을 증명했습니다. 이는 재생된 시냅스가 제대로 기능함을 나타내죠." 리버맨이 내게 말했다. 그와 앨버트 엣지는 보스턴에 본사를 둔 데시벨 테라퓨틱스Decibel Therapeutics라는 회사의 설립자이자 기술 고문이다. 이 회사는 청력 손실과 이명과 같은 질환을 약물을 통해 일시적 증상으로 바꿀 수 있기를 바란다.

이들뿐 아니라 전국 각지의 다른 회사와 연구 기관에서도 청력 회복을 위한 많은 활동들을 하고 있다. 병아리의 털세포 재생을 공동 발견한 에드윈 루벨은 처음부터 감각신경성 난청을 예방하는 데 쓰일 수 있는 약을 연구 중이다. 지금은 병아리가 아닌 제브라 피시로 실험하고 있는데, 이들의 청각 기관은 몸 밖에 있어서 연구가 한결 쉽다. 만약 루벨과 동료들이 실험에 성공한다면, 환자들은 화학적 약물과 스트렙토마이신 같은 항생제 등 내이 중독성 약물로 치료받기 전에 그들이 개발한 약으로 먼저 치료받을 수도 있다. 루벨은 청력 회복 치료법이 나오기 전에 그러한 약이 나올 것이라고 믿지만, '청력 회복 프로젝트를' 만드는 데 중요한 역할을 한 사람으로서 자신은 전체적 상황을 낙관한다고 말했다. 그가 말했다. "제 친구 중에 척수 재생을 연구하는 친구가 제게 그러더군요. '너희들은 그래도 운이 좋은 거야. 적어도 어떤 세포를 교체해야 하는지는 알잖아.'"

볼륨을 낮춰라

13

Volume Control

샤론 쿠자와와 찰스 리버맨의 숨겨진 난청에 관한 연구 결과를 보면 무엇보다 소음과 관련된 미국의 근로 현장 보호가 충분하지 않다는 점을 알 수 있다. 1970년 의회는 양당이 미국의 많은 일터에서 위험한 환경을 없애기 위해 발의한 윌리엄스 슈타이거 산업안전보건법Williams-Steiger Occupational Safety and Health Act을 통과시켰고, 닉슨 대통령도 이에 서명했다. 법안이 통과되고 이듬해, 작업 현장의 안전과 관련된 규정을 발표하고 시행하는 산업안전보건국Occupational Safety and Health Administration, OSHA과 관련 연구를 수행하며 위의 규정을 지원하고 1973년부터 질병통제예방센터의 산하기관이 된 국립산업안전보건원National Institute for Occupational Safety and Health, NIOSH이 설립되었다. 쿠자와가 내게 말했다. "OSHA와 NIOSH는 모두 40년 동안 직장 생활을 하는 노동자들을 보호하기 위한 것인데, 이는 40년간 일주일에 5일, 하루에 8시간씩 높은 수준의 소음에 노출되는 노동자를 의미하죠. 하지만 우리가 동물 모델에서 확인한 손상은 소음에 불연속적으로 노출된 후에도 발생해요. 이런 허용 기준으로 대체 우리가 노동자들의 귀에 무슨 짓을 하고 있는 건지 모르겠군요."

OSHA의 지침은 복잡한데, 여기에는 공식 수치와 평균, 5dB의 오차 범위가 포함된다. 기본적으로 OSHA는 당신이 규제받는 산업에 종사하는 경우, 일하는 날마다 합법적으로 8시간 연속 90dB의 소음(8m 떨어진 곳에서 나는 오토바이 소리, 잔디 깎는 기계 소리) 혹은 2시간 동안 100dB의 소음(뉴욕의 지하철, 착암기, 믹서기, 스노모빌 소리) 혹은 30분 동안 110dB의 소음(1m 떨어진 곳에서 나는 자동차 경적, 전기톱 소리)에 노출될 수 있다고 말한다. 또 가끔은 총소리만큼 큰 '순간적' 소음에도 노출될 수 있다. 소음 노출이 최대치에 가까운 직원들은 적어도 1년에 한 번은 검사를 받아야 한다. 규정에 관해 우리가 말할 수 있는 최선은 그래도 없는 것보다는 낫다는 것이다. 필수로 해야 하는 청력 검사는 표준검사뿐인데, 쿠자와와 리버맨의 연구 결과에 따르면 시냅스 손상은 대부분의 외부 털세포가 모두 파괴되기 전까지 감지되지 않는다.

상황을 더욱 위험하게 만드는 것은 기존에 있는 기준을 시행하는 데도 늘 일관성이 없다는 사실이다. 로버트 도비가 내게 말했다. "OSHA는 매년 1% 미만의 작업장을 방문하는데, 그마저도 거의 전적으로 불만에 대한 대응으로 갑니다. 그래서 사람들은 시끄러운 공장을 운영하며 소음 규정을 무시해도 누군가가 불만을 터뜨리지 않으면 아무 일도 없을 거란 사실을 잘 알죠." OSHA 규정을 지키기로 되어 있는 고용주들 그리고 심지어 직원들도 보통은 법이 그들에게 요구하는 청력 보호 기준이 불필요하게 엄격한 데다 실천하기에도 너무 큰 비용이 든다고 주장한다. 하지만 지금까지 수행된 모든 달팽이관 시냅스 질환 연구를 보면 그 기준이 사실 평생의 청각 장애 예방 면에서 봤을 때 충분히 엄격하지 못하다는 것, 그리고 보다 시끄러운 산업 부문에서 일하는 근로자들이 자신의 귀를 영구적으로 망가뜨리고 있다는 것을 확인할 수 있다. 리버맨이 내게 말했다. “지난 30~40년간 변화해 온 지금의 작업장 지침들은 모두 소음에 노출된 후 청력도가 정상으로 돌아오면, 그 노출은 사실 노출이 아니었다는 전제를 기반으로 합니다. 그런데 현장에 있는 사람들은 모두 그것이 사실이 아니라고 할 걸요.”

더욱 큰 위험 요인은 OSHA의 요구 사항을 따르지 않아도 되는 곳에서 일하는 사람들이다. “건설업과 농업, 석유 및 가스 시추업에서 일하는 사람들이 해당하죠. 이동이 많고 단기로 일하는 노동자들이 많은 분야라 여러 가지 면에서 면제를 받아요.” 도비가 말했다. “그런 사람이 최소한 백만 명은 될 겁니다. 공장에서 일하는 사람들보다 이들을 위한 청각 안전 프로그램을 개발하는 것이 더 어렵긴 해도, 이들은 정말로 아무런 보호를 받고 있지 않기 때문에 안전 프로그램이 꼭 있어야 하죠.” 나는 이런 사람들을 거의 매일 본다. 잔디 깎는 기계와 전기톱을 쓰는 정원사, 중장비를 조작하는 도시 정비사, 전동 공구를 다루는 목수, 그리고 서재의 바닥 깔개를 진공청소기로 미는 나.

가까운 미래를 내다봤을 때 유일하게 그럴듯한 해결책은 일상적으로 위험한 수준의 소음에 노출되는 사람들(사실상 우리 모두)이 자신의 귀를 스스로 책임지고, 규제받지 않는 산업에 종사하는 고용주들을 포함해 모든 고용주가 그들의 작업장에서 일하는 사람들의 청력을 마땅히 보호해야 한다고 결정하는 것이다. 비록 노동자들이 청력을 잃지 않도록 예방하는 이유가 단지 모든 사람의 경제적 이익 때문이라 해도 말이다. 2011년, 나는 취재차 콜롬비아의 보고타를 여행했다. 그곳에서 나는 한 남자가 겨우 몇 인치 떨어진 곳에서 38구경 권총으로 내 배를 쏘도록 했다(그는 고급 방탄복을 제작하는 일을 하고 있었고, 나는 그의 재킷 중 하나를 입고 있었다). 그는 나를 쏘기 전에 귀마개를 썼고 나에게도 귀마개를 쓰게 했다. 그리고 공장의 주요 제조 구역에 있던 수십 명의 노동자를 향해(대부분은 재봉틀을 돌리며 앉아 있는 여성이었다) 향해 귀마개를 쓰라고 소리쳤다. 노동자들은 하던 일에서 눈을 떼지도 않고 그가 시키는 대로 했다(그는 자신의 제품을 다른 사람에게 상당히 자주 보여 준다). 그는 권총으로 나를 단 한 번만 쏘려고 했기 때문에, 당시 나는 그의 조심성이 좀 지나치다는 인상을 받았다. 하지만 지금 나는 그때 귀마개를 한 것을 다행스럽게 생각한다.

최근까지 주로 세계 최고의 코카인 수출국으로만 알려졌던 나라에서 비규제 사업 소유주가 자발적으로 모든 직원에게 청력 보호책을 제공할 수 있다면, 미국을 포함한 다른 나라의 비규제 사업 소유주들도 이와 똑같이 할 수 있을 것이다. 청각 장애에는 비용이 많이 든다. 하지만 귀마개는 그렇지 않다.

나는 1955년에 태어났다. 그때쯤이면 소음과 청력 손실의 관계가 분명히 밝혀졌을 텐데도 친구들과 나는 그것에 관해 별로 걱정하지 않았다. 우리는 새총과 BB총, 다트, 운동용 수건을 서로의 얼굴에 쏘고 던지면 실명할 수 있다는 경고를 들었지만, 소리가 얼마나 위험한지에 관한 조언은 비슷하게라도 들은 기억이 없다. 친구들과 내가 자전거를 타고 자주 들렀던 장난감 가게에서는 아마도 귀에 좋을 리 없는 많은 물건을 포함해 정말 위험한 물건들을 많이 팔았다. 예를 들면, 그리니스틱엠캡스Greenie Stik-M-Caps(마텔 패너 50Mattel Fanner 50 장난감총에 넣어 발사하는 딱딱한 플라스틱 총알), 빨간색 종이 화약(망치로 때렸을 때 잘 되면 한 번에 전체 화약에 불이 붙고, 매캐한 연기를 내뿜으며 귀를 찌르는 폭발음을 냄), 여전히 모형 접착제 냄새가 나는 모형 접착제(접착제 회사가 아직 냄새를 제거하는 법을 배우지 못했기 때문에)가 있었다. 우리는 접착제를 사용해 만든 모형 자동차와 비행기를 폭죽을 달아 폭파하고, 폭죽이 남아 있으면 서로에게 남은 폭죽들을 던지는 식으로 청각에 위협이 되는 행동을 하곤 했다. 나는 3학년 때부터 매년 갔던 여름 캠프에서 귀마개를 하지 않고(혹은 받지 못한 채) 22구경 권총을 종이 과녁에 쐈다. 중학교 때는 스피커에 머리를 기대고 침실 바닥에 드러누워 스테픈울프의 'Born to Be Wild'를 들었고, 부모님이 집에 계실 때도 오디오 볼륨을 한껏 높일 수 있도록 헤드폰도 하나 샀었다. 친구들과 나는 많은 뮤지션 중 특히 제퍼슨 에어플레인, 그레이트풀 데드, 레드 제플린, 캔드 히트, 재니스 조플린, 롤링스톤즈, 더후의 콘서트(보통 티켓 가격은 3.5달러였고 롤링스톤즈는 5달러였다)에 가서 늘 가능한 한 무대 맨 앞쪽 스피커 가까이에 앉아 꽉 찬 음향을 즐기곤 했다.

내 친구 던컨네에는 이코노미 웨건으로 알려진 1963년형 흰색 쉐보레 스테이션 웨건이 있었다. 차의 주행기록계는 10만 마일 이상에서 멈춰 있었고, 핸들은 왼쪽으로 단단히 당겨져 있어서 똑바로 가기 위해서는 오른쪽으로 세게 틀어야 했다. 조수석은 고정되어 있지 않아서 속도를 낮추면 앞쪽으로 쏠렸다가, 다시 속도를 올리면 뒤로 쏠렸다(운전자는 페달을 누르는 발의 힘을 조절해 움직임을 예측하고 보정해야 했다). 고등학교에 다니던 어느 여름, 친구들과 나는 이코노미 웨건의 뒷좌석 창문을 내리고 그 틈을 직사각형으로 된 골판지들로 채운 다음, 각 골판지의 가운데에 딱 병 로켓 하나가 들어갈 만한 크기의 구멍을 하나씩 냈다. 우리 반에는 그보다 신형인 쉐보레 세단을 갖고 있던 친구도 있어서 우리는 그 차의 창문도 같은 식으로 바꾼 후, 캔자스시티를 두어 시간 돌아다니며 서로를 향해 병로켓을 쏘아대고 상대방 차의 열린 앞좌석 창으로 폭죽과 연막탄을 던지려 노력했다. 어느 순간 다른 차에 있던 녀석들이 가까스로 폭죽 하나를 이코노미 웨건에 던져 넣었는데, 폭발음이 너무 큰 바람에 그 밀폐된 공간 안에서 나는 몇 초간 완전히 얼이 빠졌다. 그 뒤로도 우리는 또다시 도로 위를 달리며 서로에게 폭발물을 내던졌다.

대학에 다닐 때 나는 콜로라도스프링스에 있는 한 아파트 단지에서 잔디를 깎으며 여름을 보냈다. 온종일 잔디 깎는 기계를 다루면서도 나나 동료들은 귀마개를 할 생각을 전혀 하지 못했다. 맨해튼에 살 때, 아내와 나 모두 잘 때는 귀마개를 끼고 잤지만, 지하철을 탈 때나 2번가를 거닐 때, 혹은 가던 길을 멈추고 소방차와 경찰차가 사이렌과 경적을 최대 볼륨으로 울리며 정체된 미드타운에서 꼼짝 못 하는 운전자들을 지나 조금씩 앞으로 움직이는 모습을 볼 때는 끼지 않았다. 1985년에 아내와 나는 어린 딸아이와 함께 코네티컷 북서부의 작은 마을에 있는 오래된 집으로 이사했다. 밤은 길 건너 숲속의 올빼미와 코요테 소리가 들릴 정도로 고요했지만, 나는 곧 열렬한 주택 개조가가 되어 큰 소리를 내는 전동 도구들을 점차 대규모로 수집했다. 아내는 몇 년 전부터 자신의 귀를 걱정하기 시작해(적어도 그녀의 할아버지 중 한 분은 나의 할머니처럼 청각 장애인이셨다) 부엌에 폼 귀마개가 담긴 병을 하나 갖다 두었다가 푸드 프로세서를 사용할 때도 그것들을 꼈다. 나는 그런 그녀를 놀렸다. 아내는 내게 집에서 일할 때나 잔디를 깎을 때 쓰라고 헤드폰 비슷한 귀 보호장구를 사 줬지만, 나는 그녀가 보는 곳에서 일할 때를 빼고는 좀처럼 사용하지 않았다.

어느 여름, 역시 많은 보살핌이 필요한 집을 갖고 있었던 두 친구와 함께 나는 다른 마을에 있는 한 공예 센터에 목공 수업을 신청했다. 수업은 기본적으로 손잡이가 달린 고속 전기 모터인 라우터라는 전동 공구와 다양한 종류의 살벌하게 날카로운 절삭 공구들을 끼워 쓰는 척chuck에 집중되었다. 수업에 들어가기 위해 친구들과 나는 눈과 귀에 쓰는 보호 장구를 가져왔다는 것을 보여 줘야 했고, 가구 제작 전문가였던 강사는 강의가 시작된 후 30분 내내 작업장 안전에 관해 이야기했다. 그는 우리에게 먼저 귀마개와 보호 안경을 착용하지 않고서는 절대 라우터나 다른 전동 공구를 사용해선 안 된다고 말한 다음, 우리가 사야 하는 특정한 종류의 귀마개를 보여 주었다. 그리고 날아온 나무 조각에 눈이 멀게 되었거나 라우터에 손가락을 물렸던 그가 아는 사람들에 관한 섬뜩한 이야기를 들려 주었다. 그는 목공들도 늙어 가는 록스타만큼이나 청력 문제를 겪을 가능성이 크다고 말했다.

마침내 강사는 몇 가지 절단 시범을 보일 준비를 했다. 그러고는 보호 안경도 귀마개도 착용하지 않은 채 자신의 라우터를 켰다. 그가 자신이 하는 일을 좀 더 잘 보기 위해 테이블 가까이 몸을 굽히자 얼굴이 회전하는 날에서 겨우 몇 인치 떨어진 곳에 있게 되었다. 날은 빠른 속도로 많은 양의 나뭇조각들을 눈보라처럼 내뿜었다. 그는 나뭇조각이 눈에 들어오지 않도록 눈을 가늘게 뜨고 자신의 속눈썹이 보호막 역할을 하게 했다. 내가 앉아 있던 강의실 가운데쯤에서 듣기에도 라우터가 끽끽거리는 소리는 불쾌할 정도로 시끄럽고 카랑카랑했다. 그래도 나는 귀마개를 쓰지 않았다. 강의실의 다른 모든 사람처럼 나는 내 앞의 책상 위에 안전 장비를 가지런히 놓아두었다. 게다가 나는 그 모습을 더 잘 보기 위해 다른 사람들을 따라 의자에서 일어나 강의실 앞으로 더 가까이 가기까지 했다.

강사가 그렇게 오랜 시간 동안 설파했던 자기 보호 조치를 실천하지 않았다고 해서 자신을 위선적이라 여기진 않을 것 같다. 많은 목공소와 현장들과 마찬가지로 우리 강의실에서도 안전은 우리가 정말로 따라야 할 일련의 절차가 아닌 경의를 표하는 개념일 뿐이었다. 우리는 일을 시작하기 전에 마치 주문처럼 안전에 대한 개념을 환기했다. 하지만 실제 귀마개 착용은? 잊어버리자.

오늘날의 목공들은 그때보다 좀 더 청각보호 장구를 착용하겠지만, 많은 사람이 이미 상당 부분 청력을 잃었는데도 여전히 보호 장구를 하지 않는다. 얼마 전에 나는 〈디스 올드 하우스This Old House〉라는 프로그램에서 부엌에 어떻게 배기 팬을 설치하는지 보았다. 쇼의 건축 담당자인 톰 실바Tom Silva는 프로젝트 중 톱과 드릴 등 많은 전동 공구를 사용했다. 하지만 내가 볼 때 그와 그를 돕는 여성은 모두 귀 안이나 귀 위에 아무것도 착용하지 않은 것 같았다. 바로 그 때문에 우리는 집을 개조하거나 가전제품을 수리하거나 마당의 잔디를 깎으려고 고용한 사람들과 이야기를 나눌 때 목소리를 높여야 한다.

인생을 다시 살 수 있다면, 나는 사춘기의 많은 시간뿐만 아니라 전동 공구를 사용했던 시간 내내 귀마개를 쓸 것이다. 물론 그렇게는 할 수 없지만, 근래 나는 가능한 한 남은 청력을 최대한 유지하길 바라며 훨씬 조심성이 많아졌다. 최근에는 예전에 내가 무시했던 아내가 준 귀 보호 장구를 착용하고, 커다란 못 몇 개를 박는 것보다 더 귀에 거슬리는 소리를 내는 일은 전혀 하지 않는다. 굳이 모험할 필요는 없지 않겠는가?

미 보훈부의 연구원이자 이명 전문가인 제임스 헨리의 조언에 따라, 나는 지금 소위 음악가들의 귀마개라는 것을 몇 세트 갖고 있다. 이 귀마개는 전반적으로 소리 크기는 낮추지만, 전체적인 음의 스펙트럼은 거의 유지하기 때문에 음악가들에게 유용하다(고주파수 소리를 지나치게 없애는 평범한 폼 귀마개와는 다르다). 헨리가 착용한 것은 몇 백 달러 이상으로, 청능사가 떠 준 귓본으로 맞춤 제작된 것이고, 내 것은 아마존에서 10달러나 15달러로 살 수 있는 기성품이다. 내 귀마개는 1980년대 초부터 하이파이 헤드폰과 기타 오디오 기기를 만들었던 에티모틱 리서치Etymotic Research에서 만든 제품이다. 에티모틱 리서치는 내가 산 값싼 귀마개 외에도 헨리의 것 같은 고급 귀마개를 포함해 다양한 음악가용 귀마개를 판매한다. 2018년, 에티모틱은 루시드 오디오Lucid Audio라는 회사와 합병했는데, 이 회사는 PSAP를 포함한 다수의 고품질 청각 관련 기기를 만든다. 보청기 규제가 바뀌고 있고, 점점 더 많은 숙련된 기술 회사들이 노령화되는 베이비붐 세대를 위한 청각 관련 제품을 개발하고 있으므로, 이 합병된 회사도 우리가 향후 몇 년간 잘 지켜봐야 할 많은 회사 중 하나이다.

부드러운 실리콘으로 된 우산 모양의 플랜지 세 개가 포개져 있는 나의 에티모틱 귀마개는 꼭 크리스마스트리처럼 생겼다. 이러한 유형의 귀마개는 거의 모든 사람의 귀를 아주 잘 막아 주지만, 귀에 제대로 끼워 넣는 것이 좀 어려울 수 있다. 가장 좋은 방법은 반대편 손을 머리 위로 뻗어서 귓바퀴를 부드럽게 끌어올려 귓구멍을 넓히고 살짝 펴는 것이다. 이렇게 하면 귀마개가 더 쉽게 똑바로 들어간다(일단 들어가면 귀를 손에서 놓아라). 이 귀마개에는 플라스틱 통이 하나 딸려 있는데 나는 이것을 열쇠고리에 달고 다닌다. 처음 내가 이 귀마개를 써본 것은 아내와 함께 아이맥스 극장에서 영화 〈덩케르크〉를 볼 때였다. 사운드 트랙은 거의 전부 의자를 뒤흔드는 폭발음으로 구성된 듯했지만, 귀마개는 참을 만한 수준으로 폭탄 소리를 줄여 주는 동시에 대화도 들리게 해 주었다. 소리가 너무 평온하게 들렸기 때문에 잠시 후 나는 귀마개가 정말로 무슨 일을 하고 있긴 한 건지 궁금해졌다. 확인을 위해 한쪽 귀마개를 빼고 나서야 나는 귀마개가 만드는 차이가 엄청나다는 사실을 깨달았다. 나는 보스턴과 뉴욕에서 지하철을 탈 때도, 집에서 시끄러운 소리가 나는 일을 할 때도, 그리고 비행기를 탈 때도 에티모틱 귀마개를 사용해 왔다. 지금은 어떤 이유로 내 곁에 없는 경우가 아니면 히어폰을 더 많이 사용하지만 말이다.

나는 이와 비슷하게 생긴, 플러거즈Pluggerz에서 만든 귀마개도 몇 세트 갖고 있다. 이 회사는 특히 수영, 사격, 비행, 음악감상용 귀마개 등 다수의 청력 보호 제품군을 보유하고 있다. 이 회사의 가장 저렴한 제품은 잘 때 쓰는 귀마개로(한 쌍에 15달러 혹은 20달러에 판매되는 유니핏 슬립Uni-Fit Sleep), 플렌츠에서 나오는 귀마개만큼 효과가 있을 뿐 아니라 써 보니 밤새 귀에서 잘 빠져나오지도 않았다. 게다가 나는 한쪽 귀를 베개에 누른 채 옆으로 자는데도 편하게 느껴졌다. 플러거즈의 수면용 귀마개는 한 가지 크기로만 나오기 때문에 모든 사람의 귓구멍에 적합하진 않다. 이는 많은 사람이 사랑하지만, 어떤 사람들은 착용하면 아픔을 느끼기도 하는 애플의 에어팟을 포함해 많은 청각 관련 제품에 해당하는 사실이다. 이에 대한 저렴하고 질 좋은 대체재는 맥스Mack's와 그 밖에 다른 회사들이 만드는 작은 젤리처럼 생긴 실리콘 귀마개이다. 나는 이것들을 귓구멍에 더 잘 넣으려고 반으로 자르곤 했는데, 결국에는 귀마개를 온전히 갖고 있다가 책상 밑에 풍선껌을 붙이듯 꽉 누른 채로 귓구멍에 완전히 집어넣으면 더욱 효과가 좋다는 사실을 깨달았다.

플러거즈는 최근 보스의 슬립버즈Sleepbuds로 업그레이드하기 전까지 내가 가장 아끼는 수면용 귀마개였다. 슬립버즈에서는 내가 전화기의 앱을 이용해 선택하고 조정할 수 있는 차폐음이 나온다. 현재 내가 선택한 소리는 '폭포'로, 틀림없이 물이 떨어지는 소리일 것 같지만, 내게는 창에 달아놓은 환풍기 소리에 더 가깝다. 잘만 조정하면 차폐음은 나의 이명과 같은 환청을 포함해 다른 소리를 없애 준다. 처음 슬립버즈를 끼고 한밤중에 소변을 보러 일어났을 때 나는 왜 창문 환풍기 소리가 욕실에서까지 들리는지 의아했다. 슬립버즈의 가장 좋은 기능 중 하나는 나만 들을 수 있고 볼륨 조정도 가능한 알람시계이다. 이 알람 덕분에 나는 아내를 깨우거나 깜짝 놀라지 않고 골프를 위해 일찍 일어날 수 있다. 슬립버즈의 가격은 250달러이다. 귀마개 치고는 좀 비싸지만 나한테는 그만한 값어치가 있다. 나는 잠귀가 밝은 편이라 슬립버즈를 끼지 않았을 때보다 꼈을 때 깨지 않고 더 푹 잔다.

밤의 소음은 내게 항상 골칫거리였다. 호텔에서 밤을 보낼 때 나는 잠자리에 들기 전에 보통 조용하게 할 수 있는 것들을 모조리 조용히 시키는 쪽으로 내 방의 음향을 바꾼다. 노트북을 끄고, 알람시계의 플러그를 뽑고, 환기 시스템을 끄거나 지속적인 환풍기 소리로 바꾸고, 객실 전화기의 플러그를 뽑고, 미니 냉장고의 작동을 중지시키거나 플러그를 뽑아서 컴프레서가 켜졌다 꺼졌다를 반복하며 잠을 방해하지 않도록 한다. 밤의 소음은 특히 성인 남자들과 여행할 때 곤란한 문제가 되는데, 나는 이러한 상황을 꽤 자주 겪는 편이다. 아이들이 고등학교에 다닐 때 떠난 스키 여행에서 나는 두 명의 다른 50대 아빠들과 방을 함께 쓰며 전기톱 소리를 내는 코골이와 끊임없이 화장실을 들락날락하는 것 중 어느 쪽이 더 짜증날까를 고민하느라 밤을 거의 새우다시피 했다. 또 친구들과 골프 여행을 가서 각자 방을 쓸 수 없을 때, 우리는 코 고는 사람과 기침하는 사람을 무슨 짓을 해도 잘 자는 사람과 재우려 하고, 무호흡 방지 기계를 가진 사람은 반드시 백색 소음을 좋아하는 사람과 같이 방을 쓰게 한다. 하지만 지금 나는 슬립버즈만 있다면 누구와도 같이 방을 쓸 수 있다. 아마도 코골이가 너무 심해서 현대 기술로도 어쩔 수 없는 스탠리만 뺀다면 말이다.

마지막으로 여름 캠프에 다녀온 이후 수년 동안 나는 딱 한 번 총을 쏴 봤다. 한 퇴역한 영국군 특공대원과 함께 뉴질랜드에서 밤에 주머니쥐를 사냥할 때였다(주머니쥐는 뉴질랜드의 국조인, 땅에 서식하는 키위를 실제로 위협하는 존재라서 자유로이 사냥하는 것이 허용되고 심지어 장려되기도 한다). 우리는 주로 소음기가 장착된 22구경 총을 사용했고, 조용함과는 거리가 먼 엽총도 사용했다. 당시 나는 귀를 전혀 신경 쓰지 않았지만, 다시 사냥 갈 기회가 있다면 보호 장구를 착용할 것이다. 요즘 사냥꾼들과 취미 사격수들은 다양한 선택지를 갖고 있고, 예전만큼 보호 장구 사용도 하찮게 여기진 않는 듯하다. 카벨라스Cabela's의 온라인 카탈로그를 보면 총소리는 작게 하면서, 잔가지 꺾는 소리나 속삭이는 대화 같은 조용한 소리는 증폭시키는 많은 전자 제품을 확인할 수 있다. 총기를 사용하는 사람이라면 모두 이러한 기기들을 표준 장비로 여겨야 한다. 내가 군대에 갔다면, 나는 만약을 대비해 몇 가지 물건을 사서 가져갔을 것이다.

내가 이 책을 쓰고 있다는 것을 아는 친구들이 자신의 귀를 어떻게 하는 것이 좋을지 내게 물은 적이 있다. 누구도 프리랜서 작가로부터 의학적 조언을 받아서는 안 되지만, 경도나 중도의 감각성 청력 손실이 있는 사람에게는 매사추세츠 안이과 병원에서 케빈 프랑크가 내게 설명해 준 다음과 같은 접근법이 괜찮아 보인다. '공짜로 시작해 돈이 드는 사다리를 차근차근 올라가 보라.' 아이폰이 있다면 '이어머신' 앱을 내려받은 후 헤드폰과 함께 앱을 한번 사용해 보자. 스마트폰이 없는 경우(청력 손실이 있는 연령대의 많은 사람이 해당), 프랑크가 내게 보여줬던 스마트폰 없이 쓸 수 있는 '소닉 테크놀로지 프로덕트'의 '슈퍼이어'가 시작하기에 적절하다. 아니면 약간 더 비싸지만 '사운드 월드 솔루션'에서 만든 CS50+ 같은 PSAP를 사용해 본 후, 청각 기기가 무엇을 해 줄 수 있고 없는지 감을 잡아 보라. 그것도 아니면 히어폰이라는 사치를 한번 부려 보는 것도 괜찮다.

그러고서 무언가가 더 필요하다고 느끼거나, 자신의 청력 문제가 평범한 소모 이외의 다른 무엇이 원인일 것 같으면 전문가와 만날 약속을 해라. 만약 보청기가 과연 필요한지 의심스럽고 서랍 안에 이미 사용하지 않는 보청기가 한 쌍 있는 것이 아니라면, 나라면 적어도 이 책을 읽을 때쯤에는 구할 수 있을, 별도의 처방 없이 살 수 있고 직접 조정도 가능한 새로운 모델 중 하나를 기다릴 것이다. 만약 기다리고 싶지 않다면, 아마도 고급 보청기를 다른 대부분의 장소보다 싸게 살 수 있는 코스트코로 갈 것이다. 그리고 소음방지 제품을 담을 것이다.

9.11테러 이후 일주일 동안 세상은 나에게 섬뜩할 정도로 조용하게 느껴졌고, 마침내 나는 그 이유를 깨달았다. 미국의 모든 민간 항공 교통이 중지된 것이다. 새와 곤충을 제외하면 하늘은 그야말로 고요했다. 나는 모든 공항에서 멀리 떨어진 작은 마을에 살고 있어서 머리 위로 날아가는 단 한 대의 비행기 소리도 좀처럼 의식하지 못했었다. 그러나 이 모든 소리가 중단되자, 비행기의 부재가 뚜렷하게 느껴지면서 나는 내가 무의식적으로 비행기 소리를 내내 듣고 있었다는 사실을 깨달았다. 비행기는 지금도 끊임없이 들려오는 요동치는 소음을 만들어 내며 그 소리는 사실상 전 세계에서 감지된다. 10월 초부터 눈이 내릴 때까지 우리 동네를 장악하는 소리는 휘발유로 동작하는 낙엽청소기가 만들어 내는 소리인데, 이 기계는 마치 귓전에서 퍼지는 배경음처럼 가을 내내 웅웅대는 소리를 낸다. 소리는 아침 7~8시부터 잔디 깎는 사람들이 하루를 마무리하는

오후 4~5시까지 거의 계속된다. 다른 지속적인 소음과 마찬가지로 나는 그 소리를 주로 소리가 시작될 때와 멈출 때 알아차린다.

맥락은 중요하다. 30여 년 전 아내와 내가 이 집에서 첫 겨울을 보낼 때, 나는 지하실에 있는 보일러 때문에 도통 잠을 잘 수가 없었지만(돈이 타는 소리), 지금은 그 소리가 통에 기름이 있고 전기가 나가지 않았다는 것을 알 수 있게 해 줘서 오히려 잠드는 데 도움이 된다. 내가 가장 좋아하는 밤의 소리 중 하나는 고성청개구리spring peepers라는 개구리가 내는 고음의 날카로운 소리다. 나에게 이 개구리는 겨울이 드디어 끝났음을 알 수 있는 가장 확실한 신호이다. 개구리가 제일 시끄럽게 울 때조차도(이들의 발성은 썰매 방울 소리에 비유되어 왔다) 나는 좀 더 수월하게 잠이 들기 위해 가능한 한 침실 창을 활짝 연다. 하지만 이와 정확히 같은 소리가 정확히 같은 볼륨으로 옆집의 자동차 도난방지용 경보장치에서 난다면 나는 경찰을 부를 것이다. 예전에 한번 금문교 북쪽 끝 부근, 소살리토Sausalito에서 열린 회의에 참석한 적이 있다. 샌프란시스코만에서 뱃고동 소리가 밤새 규칙적으로 울렸고, 나는 그 소리를 듣기 위해 방 창문을 또 활짝 열었다. 하지만 집에서 이와 같은 소리가 들리고, 그것이 옆집 남자가 내는 소리라는 것을 알게 된다면…….

"소리는 시각과는 다른 방식으로 우리의 감정과 깊이 연결되어 있습니다." 보스의 댄 게이저가 내게 말했다. "청각은 상대적으로 우리가 통제를 거의 하지 못하는 감각이죠. 우리는 보고 싶지 않은 것을 쉽게 외면할 수 있지만, 듣고 싶지 않은 것은 쉽게 '멀리할' 수 없습니다. 귀를 가늘게 뜰 순 없으니까요." 여러 연구 결과, 개방형 사무실에서 일하는 사람들이 겪는 것과 같은 낮은 수준의 소음 노출도 건강에 미치는 영향은 물론 우리에게 다양한 악영향을 줄 수 있음이 밝혀졌다. 게이저가 말했다. "사람들에게 스트레스를 주는 것은 소음의 크기나 강도가 아니라, 소음의 통제 불가능성이죠."

하지만 제한적으로라도 소음에 대한 통제권을 얻기는 어렵다. 나는 20년간 (마지막 6년은 회장으로) 마을의 지역 위원회에서 일하며 몇 번인가 소리를 규제해 보려고 했지만, 그중 어느 것도 완전히 만족스럽지는 않았다. '시끄러움'은 기준이 모호하며, '괴로움'은 매우 주관적이다. 이에 대한 전형적인 예로 복도 끝 욕실에서 뚝뚝 물 떨어지는 소리를 내는 수도꼭지가 있다. 이는 많은 사람이 참기 힘들어 하는 소음이지만, 그 괴로움을 데시벨 숫자로 표현할 방법은 없다. 소음계를 베개 위에 올려놓고 수도꼭지 소리 때문에 깨어 있으니 화가 나서 그것을 밤새 쳐다볼 순 있겠지만, 그 소리는 눈금판에 나타나지도 않을 것이다.

우리 마을에서 한 시간 거리에 있는 어느 마을은 데시벨에 근거한 제한 사항이 포함된 종합 소음 조례를 제정하고 있다. 시행은 경찰이 맡는데, 경찰은 "이 규칙 위반을 소리 측정을 통해 조사하고 문서화할 책임"을 진다. 이 말은 경찰이 소리에 대한 기본 교육을 받는 것은 물론, 측정 장비를 갖고 다녀야 할 뿐만 아니라, 항시 소음에 대한 신경도 써야 한다는 뜻이다. 그런데 대부분의 그러한 규칙들이 늘 그렇듯, 짜증을 유발하기 쉬운 다음과 같은 대다수 소음은 특별히 예외로 처리된다. '제설 장비로 인한 소음', '시에서 하는 행진, 폭죽, 역사 재현 행사, 콘서트 및 스포츠 행사', '엔진 구동식 혹은 모터 구동식의 잔디 관리 및 유지 장비로 인한 소음, '건축물 공사에 투입되는 공사 장비', '주 또는 시에서 허가한 굴착이나 폭파', '고형 폐기물과 재활용품 수집'. 또 뭐가 있을까?

물론 이러한 소리 때문에 짜증이 나려면 일단 들을 수 있어야 한다. 미국 청각 장애인 학교 방문이 끝날 무렵, 나는 당시 건축 마무리 단계에 있던 학교의 새로운 건물 '록웰 시각 커뮤니케이션 센터Rockwell Visual Communications Center'를 미리 소개받았다. 그곳에는 16피트(약 5m) 화면(옆에는 두 개의 작은 화면이 있는데, 한쪽에는 청각 장애인용 자막이, 다른 한쪽에는 수화 통역사가 나온다)과 고급 전자 장비들로 채워진 제어실이 있다. 이 공간의 평상시 용도 중 하나는 다른 나라에 있는 학교 학생들과의 화상 회의일 것이다. 또 이곳에 설치된 좌석은 뒤쪽으로 젖힐 수 있는 극장식으로 되어 있어서, 학생들은 공간을 더 넓게 쓸 수 있다. 거기에 10개의 커다란 서브 우퍼도 바닥에 직접 설치되어 있다. 우퍼의 목적은 건물을 충분히 흔들어서 청각 장애 학생들이 들을 순 없지만 느낄 수 있는 음악에 맞춰 춤을 출 수 있게 하는 것이다(갤러뎃 대학의 미식축구팀은 사이드라인에 있는 커다란 베이스 드럼이 쿵 하고 내는 진동과 함께 재빨리 공을 낚아채곤 했다. 갤러뎃 대학은 또한 축구 허들[공격을 위한 작전 회의-옮긴이]도 생각해 냈는데, 이는 경기 중에 선수들이 수화로 대화하며 상황을 조율하는 것을 더욱 쉽게 해 주었다). 서브 우퍼들은 아직 연결되지 않았었지만, 그것들이 없어도 커뮤니케이션 센터에는 각종 소음이 가득했다. 목수들과 전기 기사들은 딱 일주일 앞으로 다가온 중요한 개막 행사를 위해 모든 일을 제시간에 마치려고 서둘렀다. 그들은 사다리를 타고 올라가 몰딩을 나사로 고정하고, 의자를 조립하고, 전기톱으로 외형을 다듬고, 수많은 전동 공구가 내는 날카로운 소리 너머로 서로에게 소리를 질렀다. 하지만 내가 봤을 때 그들 중 청각보호 장구를 한 사람은 단 한 명도 없었다. 그들은 무슨 생각을 하고 있었을까?

감사의 말

ㅇ

이 책은 〈뉴요커〉의 한 기사에서 시작되었으며, 나는 레오 캐리Leo Carey, 헨리 파인더Henry Finder, 야스민 알 세이야드Yasmine Al-Sayyad, 도로시 위켄덴Dorothy Wickenden, 데이비드 렘닉David Remnick에게서 없으면 안 됐을 매우 큰 도움을 받았다. 그리고 본문이나 다음에 나오는 주에 언급되지 않은 많은 사람들로부터 많은 것을 배웠는데, 거기에는 제프리 에이벨슨Jeffrey Abelson, 에이미 아델만Amy Adelman, 아이린 앨런Irene Allen, 알폰스 알토렐리Alphonse Altorelli, 마크 비브Mark Beebe, 레스 블롬버그Les Blomberg, 로렌 브라운Lauren Brown, 밥 카니Bob Carney, 스티븐 차오Stephen Chao, 로즈 채스트Roz Chast, 젱이 첸Zeng-Yi Chen, 제임스 크레이머James Cramer, 수잔 데이Suzanne Day, 레아 드리스콜Leah Driscoll, 에린 더건Erin Duggan, 펀 펠드맨Fern Feldman, 다니엘 핑크Daniel Fink, 로라 프리드먼Laura Friedman, 데이비드 지라드David Girard, 브루스 고든Bruce Gordon, 로버트 그린스폰Robert Greenspon,

밥 해커Bob Hacker, 데이비드 핸델맨David Handelman, 데이비드 핸스콤David Hanscom, 밥 하트Bob Hart, 클리프 헨릭슨Cliff Henricksen, 크리스토퍼 호지먼Christopher Hodgman, 조안나 호지먼Joanna Hodgman, 나탈리 하월Natalie Howell, 크리스 이클러Chris Ickler, 켄 제이콥Ken Jacob, 달린 케튼Darlene Ketten, 캐시 크리시Kathy Krisch, 알렉스 마샬Alex Marshall, 데이비드 메이슨David Mason, 로렌 맥그래스Lauren McGrath, 시모어 모리스 주니어Seymour Morris Jr., 폴라 마이어스Paula Myers, 존 폴 뉴포트John Paul Newport, 댄 오스터그렌Dan Ostergren, 앤 오웬Anne Owen, 캐롤 오웬Carol Owen, 짐 페이즐리Jim Paisley, 다니엘 파얀Daniel Payan, 유진 피노버Eugene Pinover, 스티브 래드라우어Steve Radlauer, 윌리엄 셀프William Self, 찰스 샤문Charles Shamoon, 마크 싱어Mark Singer, 돈 스타인버그Don Steinberg, 줄리엣 스터켄스Juliette Sterkens, 피터 타이악Peter Tyack, 엘리스 와이너Ellis Weiner, 스튜어트 울프Stuart Wolffe, 에릭 즈월링Eric Zwerling, 자신의 청각 문제를 이메일로 설명해 준 많은 사람들, 내가 무슨 일을 하고 있는지 말했을 때 "뭐라고요?"라고 되물었던 모든 이들이 포함된다. 나의 대리인 데이비드 맥코믹David McCormick, 편집자 코트니 영Courtney Young, 그녀의 비서 케빈 머피Kevin Murphy, 코트니의 상사 제프 클로스키Geoff Kloske, 아내 앤 호지먼, 우리의 아이들 존 베일리 오웬과 로라 해저드 오웬, 그리고 손주들 앨리스와 휴 오키프에게도 고마움을 표한다. 손주들이 꾸준히 언어를 배워 가는 모습은 다른 사람들과 쉽게 의사소통할 수 있는 것이 얼마나 중요한지 내게 거듭 보여 주었다.

구글은 적어도 굳이 사용권을 얻으려 하지 않는 우리에게 기존의 많은 인용을 불필요하게 해 주었다. 아래 나열된 출처는 본문에 근거한 간단한 웹 검색만으로 반드시 쉽게 찾는 출처는 아닐 것이다. 그리고 나는 여기에 어쩌면 흥미로울지 모를 자료도 몇 가지 추가했다. 무언가 중요한 내용을 빠뜨렸거나 오류를 범했다면, 웹사이트(http://www.davidowen.net/)를 통해 기꺼이 질문에 답하고 오류도 수정하겠다.

주
ㅇ

01 뭐라고요?

12p **누나가 귀청이 터질 듯 들었던 음악**: 다음은 '앤의 분노에 찬 쓰라린 이별 노래들'이다. 이 음악들을 튼다면, 누나가 그랬던 것처럼 크게 틀지는 말 것. (1) 씨 로 그린Cee Lo Green의 'Fuck You(엿 먹어라)' (2) 아델Adele의 'Rolling in the Deep(깊은 사랑에 빠져)' (3) 에이미 와인 하우스Amy Winehouse의 'Back to Black(어둠 속으로 돌아가)' (4) 켈리 클락슨Kelly Clarkson의 'Stronger What Doesn't Kill You(더 강하게 [널 죽이지 못하는 것])' (5) 핑크P!nk의 'Who Knew(누가 알았겠어)' (6) 앨라니스 모리셋Alanis Morissette의 'You Oughta Know(넌 알아야 해)' (7) 셰릴 크로Sheryl Crow의 'Anything but Down(우울하기만)' (8) 티파니Tiffany의 'Harden My Heart(마음을 굳게 먹고)' (9) 핑크의 'Raise Your Glass(잔을 들어)' (10) 핑크의 'So What(그래서 뭐)' (11) 엔 싱크NSYNC의 'Bye Bye Bye(안녕 안녕 안녕)' (12) 패티 스미스(스캔들Scandal 피처링)의 'Goodbye to You(안녕 잘 가)' (13) 실로Shiloh의 'Goodbye, You Suck(잘 가라, 이 자식아)' (14) 더 바운싱 소울스The Bouncing Souls의 'Wish Me Well You Can Go to Hell(잘 지내라며 넌 지옥이나 가)' (15) 에미넴Eminem의 'Puke(토 나와)' (16) 핑크의 'F**kin' Perfect(너무나 완벽해)' (17) 〈마이 페

어 레이디My Fair Lady〉 오리지널 브로드웨이 캐스트Original Broadway Cast 중 'Without You(당신 없이는)'.

13p **청력 손실에 관한 통계**: 기관마다 각기 다른 숫자를 인용하긴 하나, 매년 계속해서 같은 숫자들이 반복되는 경향이 있다. 대부분의 추정치가 과소평가된 것으로 보이지만, 숫자가 모두 상상을 초월할 정도로 크기 때문에 약간의 부정확함은 크게 중요하지 않다. 아마도 통계 전문가가 아닌 사람들이 알아야 할 것은 청력 손실이 전 연령대에서 흔하게 나타나며, 특히 노년층 사이에서 흔하다는 사실일 것이다.

그와 동시에, 오늘날 우리가 듣는 소리의 크기는 꾸준히 커지는데도 불구하고 미국인의 청력이 50년 전보다 더 좋아졌다는 증거도 있다. 로버트 도비가 내게 말했다. "언뜻 이해하기 어려울 수도 있지만, 같은 나이와 같은 성별이라고 할 때, 우리의 청력은 지금 우리의 부모님·조부모님보다 조금 더 좋습니다. 이는 최근 레크리에이션 음악에 대한 노출 증가로 청력 손상의 가능성이 있다고 여겨지는 가장 어린 집단에도 해당하는 사실이죠." 도비는 이러한 현상이 미국 내 제조업 일자리의 감소, 청각보호 장치 개선, 더 나아진 심혈관 치료 가능성 같은 것들과 관련 있을 것이라고 말했다. 하지만 청각에 대한 위협은 줄어드는 것도 있고 늘어나는 것도 있다. 그래도 여전한 것은 나이가 들수록 듣는 데 문제가 있는 사람을 더욱 많이 알게 된다는 사실이다.

15p **제록스**: 제록스의 복사기에 관해 내가 쓴 책은 《*Copies in Seconds*(New York: Simon & Schuster, 2004)》이다.

15p **시끄러운 세상**: 인간의 소음 공해는 인간에게만 영향을 미치는 것이 아니다. 모든 유기체는 지난 수세기 동안 우리가 만든 세상보다 더 조용한 세상에서 진화해 왔다. 인간이 만든 소리는 모든 종류의 생명체, 특히 청각에 의존하는 생명체에게 대단히 파괴적일 수 있다(이 자체만으로도 책의 주제가 된다).

17p **청각 장애 혹은 시각 장애**: 9장에서 소개한 보스의 음향 연구 책임자 빌 라

비노비츠는 자신도 청각 장애냐 시각 장애냐의 문제를 헬렌 켈러처럼 본다고 말했다. "우리는 모두 앞을 못 보는 것이 어떤 것인지는 잘 알죠. 그저 눈을 감고 이렇게 생각하면 되거든요. '와, 이거 너무 끔찍하군.'" 그가 말했다. "하지만 대다수 사람은 들리지 않는 것이 어떤 것인지 잘 몰라요. 경험하기가 어렵거든요." 귀마개와 귀덮개는 세상을 좀 더 조용하게 만들어 주지만, 청각 체계가 제대로 기능하는 사람의 경우, 일부 소리는 소음방지 기기와 두개골을 통해 여전히 내이까지 도달한다. "임시로 정말 아무 소리도 들리지 않게 하려면 소리를 약화하는 귀마개를 먼저 꽂은 다음, 그 위에 커다란 청각보호 장구를 덮으면 됩니다. 그러면 들어오는 소리를 막을 수 있죠." 그가 계속했다. "MIT 경영대학원에서 경영 수업을 들을 때 그런 비슷한 걸 해 본 적이 있는데, 우리는 사람들을 밖으로 내보낸 다음 걸어서 점심을 먹으러 가게 했죠. 그런데 각자 들을 수 있는 짝이 한 명씩은 꼭 필요했어요. 정말로 아무 소리도 들리지 않는데 길을 걸으면 너무나 위험하니까요."

19p **청력 손실이 다른 건강에 미치는 영향**: Katherine Bouton, "Higher Medical Bills for Those Who Don't Treat Hearing Loss," *AARP*, April 19, 2016, https://www.aarp.org/health/conditions-treatments/info-2016/hidden-medical-cost-of-untreated-hearing-loss.html 참고. 난청이 있는 보턴은 《*Shouting Won't Help*(New York: Sarah Crichton Books, 2013)》라는 훌륭한 책의 저자이기도 하다. 더 많은 내용은 이와 같은 주제를 다룬 Annie N. Simpson, Kit N. Simpson, and Judy R. Dubno, "Higher Health Care Costs in Middle-aged US Adults with Hearing Loss," *JAMA Otolaryngology—Head & Neck Surgery* 142, no. 6 (2016): 607-9, http://jamanetwork.com/journals/jamaotolaryngology/fullarticle/2507066에서 확인할 수 있다.

20p **골프, 하키, 테니스**: 청각이 골프에 미치는 영향에 관한 피터 모리스의 기사는 "The Search for Feel," Golf Digest, June 2005, page 174 참고. 리암 맥과이어가 하키 선수들과 한 실험은 캐나다의 보청기 제공 기관이자 의

료 기관인 Helix Hearing Care의 사이트(https://helixhca.com/general/hearing-loss-and-sports-how-it-affects-performance/)에서 "Hearing Loss and Sports: How It Affects Performance" 참고. 벤 로텐버그가 테니스 선수에 관해 쓴 기사는 "For Deaf Tennis Player, Sound Is No Barrier," New York Times, November 22, 2016, http://www.nytimes.com/2016/11/22/sports/tennis/d eaf-player-lee-duck-hee-south-korea.html 참고.

22p **페기 엘릿슨**: 그녀의 2017년 인터뷰는 이곳에서 볼 수 있다. "Faces Behind the Screen: Peggy," 3PlayMedia, January 16, 2018, https://www.3playmedia.com/resourc es/faces-behind-screen/peggy/.

02 소리의 세계

28p **음속**: 과학자들이 '탄성'이라는 용어를 사용할 때, 탄성은 평범한 사람들이 생각하는 것과는 거의 정반대의 의미를 지닌다. 탄성은 어떤 물질에 힘을 가했다 뗐을 때 물질이 얼마나 빨리 원래의 모양으로 되돌아오느냐와 관련 있는 성질이다. 따라서 강철이 고무보다 더 탄성이 좋다. 강철과 고무 각각에 같은 무게의 물건을 올려 두었다가 치우면, 강철이 고무보다 더 빠르게 원래의 모양으로 되돌아오기 때문이다. 소리는 분자들 사이의 결합이 더 탄력적인 물질을 더 빠르게 통과한다. 그리고 소리는 분자가 덜 빽빽하게 채워진 밀도가 낮은 물질을 더 빠르게 통과한다.

소리는 평범한 공기에서보다 순수한 이산화탄소(탄성이 더 적고, 밀도가 더 높음)에서 약 20% 더 느리게 움직이고, 수소(탄성은 비슷하지만, 밀도가 더 낮음)에서는 거의 4배 더 빠르게 움직인다. 소리는 공기 중보다 물속(밀도는 더 높지만, 탄성이 훨씬 좋음)을 2.5배 더 빠르게 통과하고, 차가운 물보다 따뜻한 물(밀도가 더 낮음)을 더 빠르게 통과하며, 민물보다 소금물(밀도는 더 높지만, 탄성이 훨씬 좋음)을 더 빠르게 통과한다. 소리는 물보다 나무(탄성이 더 좋고, 밀도가 더 낮음)를 4배 더 빨리 통과하며, 1초에 약 12,000m 혹은 1시간에 거의 27,000마일(약 43,450㎞)을 이동하는 속도로 다이아몬드(탄성이 대단히 좋음)를 통과한다. 빛의 속도는 항상 똑같지만, 소리의 속도는 그때그때 다르다.

28p **앤드루 파이즈덱, 〈어쿠스틱스 투데이〉**: 음속에 관해 파이즈덱이 쓴 기사 중 첫 번째 기사는 Andrews "Pi" Pyzdek, "The World Through Sound: Sound Speed," Acoustics Today, n.d., http://acousticstoday.org/the-world-through-sound-sound-speed/ 참고. 기사에 있는 링크를 통해 다음 기사들을 확인할 수 있다. 어려운 주제지만 파이즈덱이 잘 설명해 놓았다.

29p **느끼는 소리**: 특정 소리가 피부의 특정 감각을 유발하는 청각·촉각적 공감각이라고 알려진 감각을 가진 사람은 실제로 소리를 느끼기도 한다. 환각제 역시 이와 비슷한 효과를 낸다고 한다.

31p **소리의 구조와 기능**: 이에 대한 명확한 설명은 세계보건기구 웹사이트에 올라와 있는 토론토 대학 피터 알베르티 교수의 글 참고. "The Anatomy and Physiology of the Ear and Hearing" http://www.who.int/occupational_health/publications/noise2.pdf. 이 내용은 2001년 세계 보건 기구에서 출판한 《*Occupational Exposure to Noise: Evaluation, Prevention and Control*》의 한 챕터에 해당한다.

35p **나방과 진드기**: Asher E. Treat, of the City College of New York, published "Unilaterality in Infestations of the Moth Ear Mite" in the Journal of the New York Entomological Society 65, no. 1-2(March-June 1957): 41-50. 나는 에리히 호이트Erich Hoyt와 테드 슐츠Ted Schultz가 편집한 모음집 《*Insect Lives, Cambridge, MA*: Harvard University Press, 1999》에서 그의 기사를 읽었다.

43p **사운드프린트**: 더 자세한 내용은 사운드프린트의 웹사이트나 패트리샤 막스Patricia Marx의 기사 "Yelp for Noise," The New Yorker, October 1, 2018에서 확인할 수 있다. 2010년 〈본아뻬띠Bon Appétit〉는 시끄러운 식당에 관해 다음과 같은 기사를 실었다. Bridget Moloney, "3 Reasons Why Restaurants Are So Loud," Bon Appétit, April 20, 2010, https://www.

bonappetit.com/test-kitchen/ingredients/article/3-reasons-why-restaurants-are-so-loud.

45p **레이더 발명 전의 항공기 탐지기**: "Aircraft Detection Before Radar, 1917-1940," Rare Historical Photos, https://rarehistoricalphotos.com/aircraft-detection-radar-1917-1940/에서 대단히 흥미로운 기사와 놀라운 사진들을 확인할 수 있다.

03 우리 몸의 마이크

50p **내이의 구조와 기능**: 귀가 동작하는 원리를 아주 잘 설명한 애니메이션 영상들이 있다. 유튜브에서 브랜든 플레치Brandon Pletsch의 'Auditory Transduction'이나 'Ear Organ of Corti (Full Version)'를 찾아보자.

52p **자그마한 마들렌**: Tobias Reichenbach and A. J. Hudspeth, "The Physics of Hearing: Fluid Mechanics and the Active Process of the Inner Ear," Reports on Progress in Physics 77 (July 8, 2014).

52p **청각 분자**: B. Pan et al., "TMC1 Forms the Pore of Mechanosensory Transduction Channels in Vertebrate Inner Ear Hair Cells," Neuron 99, no. 4 (August 22, 2018): 736-53.

53p **절대음감 상실**: Mary L. Bianco, "Understanding and Dealing with the Loss of Absolute Pitch as One Ages" (master's thesis, Mills College, 2015), https://tinyurl.com/ybendjf2에서 개괄적인 내용을 확인할 수 있다.
로이스 스바드Lois Svard의 블로그에서 그녀가 경험한 내용에 관한 전체 글을 확인할 수 있다. The Musician's Brain, https://www.themusiciansbrain.com/?p=190.
국립 난청 및 소통 장애 연구소에서 제공하는 온라인 테스트를 통해 자신의 음감을 시험해 볼 수 있다. "Test Your Sense of Pitch," NIDCD, July 31, 2014, https://www.nidcd.nih.gov/tunestest-your-sense-pitch.

57p **진화하는 균형 감각과 청각**: 데이비드 코리가 말했다. "모두 추측에 불과하지만, 균형 기관의 털세포는 모양과 조직이 자라는 방식을 봤을 때 하등 척추동물의 털세포에 가깝다. (……) 예를 들어, 개구리는 사는 동안 청각 기관의 가장자리에 점점 더 많은 세포가 생겨난다. 그리고 쥐의 경우에도 태어나고 최소 한 달에서 두 달간은 전정부에 털세포가 추가로 생기는 경향이 있다. 따라서 기본적으로 세포들은 늘 조금씩 더 증가하고 있다."

57p **전정계 파손**: 균형 감각을 잃은 존 크로포드의 글은 J. C., "Living Without a Balancing Mechanism," New England Journal of Medicine 246, no. 12 (March 20, 1952): 458-60에서 확인할 수 있다.

04 들리지 않을 때

68p **데시벨**: 나는 국제적 건설 컨설팅 회사 WSP의 음향 및 진동 기술 전문가인 에리히 탤하이머Erich Thalheimer에게 데시벨, 음압, 음의 강도, 음에너지를 알기 쉽게 한 단락으로 설명해 줄 수 있는지 물었다. 그는 다음과 같은 이메일을 보내 왔다. "간단히 말해 소리란 우리가 청각 체계로 감지할 수 있는 기압의 변화나 진동입니다. 알렉산더 그레이엄 벨의 이름을 딴 데시벨 눈금은 우리가 들을 수 있는 극히 넓은 범위의 기압 변동을 더욱 쉽게 표현하기 위해 음향학자들이 채택한 로그 눈금이죠. 소리는 다양한 방식으로 표현되고 측정될 수 있습니다. 음원은 환경과는 완전히 독립된 음원 자체의 속성인 음향 출력 레벨Lw이라 알려진 것을 내보냅니다. 소리가 음원에서 전달될 때, 우리는 이를 소리 강도Li 또는 주어진 방향으로 이동하는 단위 면적당 음에너지의 양으로 나타내죠. 소리가 수신기(예를 들면 듣는 사람)에 도달하면, 우리는 기압 변동 혹은 음압 수준Lp으로 그 소리를 들을 수 있는데, 이 수치는 기압파가 어떻게 환경과 상호 작용하고 어떻게 환경에 영향 받았는지를 기초로 합니다."

73p **청각 이상**: 구글 북스Google Books에서 'William Cullen Nosology'를 찾으

면 컬렌의 1800년판 책(그가 라틴어로 쓴 원본)을 찾을 수 있다.

73p **대장장이에 관한 앤드루 퍼거슨의 편지**: 이곳에서 사본을 읽을 수 있다. https://www.ncbi.nlm.nih.gov/pmc/articles/PMC5668781/pdf/medphysj68552-0040.pdf.

75p **보일러공과 다른 사람들**: 토머스 바의 "Enquiry into the Effects of Loud Sounds upon the Hearing of Boilermakers and Others Who Work amid Noisy Surroundings, Royal Philosophical Society of Glasgow"는 https://archive.org/details/b21457384에서 내려받을 수 있다. 토머스 올리버의 책은 《Dangerous Trades (London: John Murray, 1902)》이다. C. C. 번치의 기사는 "Conservation of Hearing in Industry," Journal of the American Medical Association 118, no. 8 (February 21, 1942): 588-93, https://jamanetwork.com/journals/jama/article-abstract/253913?redirect=true 이다.

76p **귀에 위험한 다른 일들**: 보일러를 두드리는 일 외에도 귀를 먹게 하는 일들은 많다. 직업상 청력 손상의 위험이 있는 오늘날의 많은 일터 중에는 제철소, 가구 공장, 자동차 경주장 정비 피트, 애견 위탁소, 동물 병원, 애완동물 보호소가 있다. 동물이 짖는 소리는 예상보다 많은 청력 문제를 일으킨다. Chandran Achutan and Randy L. Tubbs, NIOSH Health Hazard Evaluation Report, HETA #2006-0212-3035, Kenton County Animal Shelter, Covington, Kentucky, National Institute for Occupational Safety and Health, February 2007, https://www.cdc.gov/niosh/hhe/reports/pdfs/2006-0212-3035.pdf 참고.

79p **용맹한 남부군 대령**: "Hearing Loss After a Battle," CivilWarTalk, October 13, 2013, https://civilwartalk.com/threads/hearing-loss-after-a-battle.90844/page-2에서 전체 글을 확인할 수 있다.

79p **아서 치틀과 총기 난청**: 구글 북스에서 확인 가능. Arthur H. Cheatle, "Gun Deafness and Its Prevention," Royal United Service Institution Journal 51

(1907). https://tinyurl.com/y8h24ubp 참고.

80p **V-51R 귀마개의 효과에 관한 국방부 연구(1962)**: 전체 보고서는 이곳에서 확인할 수 있다. Bernard Jacobson, Elizabeth M. Dyer, and Robert J. Marone, "Effectiveness of the V-51R Ear Plug with Impulse Pressures up to 8psi," Human Engineering Laboratories, Aberdeen Proving Ground, Maryland, November 1962, https://apps.dtic.mil/dtic/tr/fulltext/u2/401212.pdf.

86p **군 복무가 귀에 미친 영향에 관한 스티븐 칼슨의 기사**: "We Treat Hearing Loss as an Inevitable Cost of War. It Shouldn't Be," Washington Post, April 12, 2016, https://tinyurl.com/ybkrtcux.

05 내 머릿속의 매미

96p **이명과 비슷한 소리**: 많은 웹사이트에서 이명으로 인한 여러 형태의 소리 중 일부를 시뮬레이션한 오디오 파일을 제공한다. 한 예로 Sound Relief Hearing Center의 "Sounds of Tinnitus," n.d., https://www.soundrelief.com/tinnitus/sounds-tinnitus 참고.

111p **존 시어, 〈라이프〉지**: 잡지 전성기에 발행된 호(1962년 9월 14일자, 광고 개수를 확인해 보라). 구글 북스에서 이용 가능. https://tinyurl.com/y9b7njcg.

115p **레딧 이명 치료**: 찰스 리버맨이 말했다. "많은 사람이 머리와 목 부근의 몸 감각계를 자극하는 촉진을 통해 이명을 조절할 수 있다. 근본적인 개념은 뇌에 있는 많은 청각 영역도 몸 감각 영역에서 입력을 받는다는 것인데, 그 이유는 뇌가 소리의 위치를 정확히 추정하는 데 머리가 돌아갔는지 혹은 귓바퀴가 한 방향이나 다른 방향으로 젖혀졌는지(귓바퀴가 움직이는 동물의 경우)를 아는 것이 도움이 되기 때문이다. 일반적으로 이런 식으로 생각하면 왜 어떤 사람들이 단순히 머리와 목 부위에 입은, 귀와 관련되지 않은 부상으로 이명을 얻게 되는지 이해할 수 있다."

116p 환지통: John Colapinto, "Brain Games," The New Yorker, May 11, 2009, https://www.newyorker.com/magazine/2009/05/11/brain-games, 그리고 Atul Gawande, "The Itch," The New Yorker, June 30, 2008, https://www.newyorker.com/magazine/2008/06/30/the-itch 참고.

118p 데신크라: 이 회사가 후원한 연구에 관한 논문은 이곳에서 확인할 수 있다. Christian Hauptmann et al., "Technical Feasibility of Acoustic Coordinated Reset Therapy for Tinnitus Delivered via Hearing Aids: A Case Study," Case Reports in Otolaryngology (2017), https://www.ncbi.nlm.nih.gov/pmc/articles/PMC5390560. 똑같은 개념을 다루는 제너럴 퍼즈의 무료 버전은 이곳에 있다. "ACRN Tinnitus Protocol," http://generalfuzz.net/acrn/. 이와 관련된 치료법은 이명 재훈련 치료로, 이것의 대표적 개발자이자 지지자는 파웰 자스트레보프Pawel J. Jastreboff이다. https://www.ncbi.nlm.nih.gov/pubmed/25862626.

06 전도성 난청

143p 골전도: 코네티컷 주 그로턴Groton에 있는 해군 해양 의학 연구소Naval Submarine Medical Research Lab의 과학자들은 인간이 물속에 있을 때 초음파 영역의 소리를 감지할 수 있다는 사실(돌고래가 들을 수 있는 최대 주파수인 20만 헤르츠 이상까지)을 발견했다. 이 영역의 소리는 고막을 통해 달팽이관으로 전달되는 것이 아니라 골전도를 통하는데, 이는 인간이 물속에서 소리를 듣는 주요 메커니즘인 것으로 보인다. Michael K. Qin et al., "Human Underwater and Bone Conduction Hearing in the Sonic and Ultrasonic Range," Journal of the Acoustical Society of America 129, no. 2485 (April 8, 2011), https://asa.scitation.org/doi/10.1121/1.3588185.

146p 렘퍼트의 천공술: 유튜브 주소는 https://www.youtube.com/watch?v=8YJ44qw61O0이다.

07 보청기

156p 청각 장애인 비행: 이 형편없는 생각에 관한 상세 내용은 이곳에서 확인할 수 있다. Smithsonian: Greg Daugherty, "Doctors Once Prescribed Terrifying Plan Flights to 'Cure' Deafness," Smithsonian.com, September 26, 2017, https://www.smithsonianmag.com/history/doctors-once-prescribed-terrifying-plane-flights-cure-deafness-180965027/.

158p 소리가 들리는 왕좌: 이곳에서 포르투갈 왕의 왕좌 사진을 확인할 수 있다. Robert Traynor, "Joao's Acoustic Throne," Hearing Health and Technology Matters, July 28, 2015, https://hearinghealthmatters.org/hearinginternational/2015/joaos-acoustic-throne/.

160p 집에서 하는 청력 검사: 집에서도 전화로 표준 청력 검사를 받아 볼 수 있다. "The National Hearing Test," https://www.nationalhearingtest.org/wordpress/?page_id=2730. 이곳에서 AARP 회원은 무료로, 그 밖의 모든 사람은 8달러에 검사를 받을 수 있다. 다음은 이 웹사이트에서 인용한 내용이다. "백색 소음을 배경으로 나오는 세 자리 숫자를 들은 다음, 그 숫자를 전화기 버튼을 이용해 입력합니다. 유럽과 호주 전역에서는 이와 유사한 검사들이 이미 큰 호응을 얻으며 시행되어 왔지만, 미국에서는 이러한 종류의 검사가 처음입니다. 본 검사는 국립보건원의 지원을 받아 개발되었으며, 수수료를 약간 받긴 하지만 기본적으로 비영리 목적의 검사입니다. 목적은 검사자가 자신의 청력을 전면적으로 평가할 필요가 있는지 결정하는 데 도움이 되는 정보를 제공하는 것입니다." 집에서 청력 검사를 받을 수 있는 또 다른 사이트로는 https://www.mimi.io가 있다(그 밖의 많은 정보 제공).

166p 보청기의 이명 차폐기: 나는 내 보청기에서 이명을 가리기 위해 흘러나오는 두 개의 소리(청력 검사 중 내가 설명한 내용을 바탕으로 청능사가 내 이명을 추측하고 선택한 주파수대)를 직접 제어할 수 없다. 나는 둘 중 한 소리를 골라 재생할 수 있지만, 볼륨을 조정할 수는 없고, 청능사에게 가지 않고서는 다

른 이명 차폐기로 바꿀 수도 없다. 이명으로 인한 영향은 심리적인 것이 크다. 나는, 어떤 때는 이명을 심하게 듣다가도, 어떤 때는 전혀 듣지 못한다. 내 경우, 이명의 크기는 내가 지금 무엇을 하며 무슨 생각을 하는지, 내 주위의 상황이 어떤지에 따라 달라지는 것 같다. 이명은 누군가가 미리 맞춰 놓은 소리 한 쌍 같은 것으로 쉽게 가려지지 않는다.

167p **보청기와 인공 귀 이식에 관한 레딧에서의 토론**: "No Longer Deaf People of Reddit What's Something You Thought Would Have a Certain Noise but Were Surprised It Doesn't?" reddit, https://www.reddit.com/r/AskReddit/comments/9wdvtk/no_longer_deaf_people_of_reddit_whats_something.

189p **구글 번역기**: 《괴델, 에셔, 바흐》의 작가 더글라스 호프스태터Douglas Hofstadter는 이 번역기가 가진 한계(그래도 가끔은 꽤 유용하다)에 관해 다음과 같은 탁월한 글을 썼다. "The Shallowness of Google Translate," The Atlantic, January 30, 2018, https://www.theatlantic.com/technology/archive/2018/01/the-s hallowness-of-google-translate/551570.

192p **스타키 재판**: 미네소타 지방 검찰청의 기소장, "Five Indicted for Massive Fraud Perpetrated Against Starkey Laboratories," September 21, 2016, https://www.justice.gov/usao-mn/pr/five-indicted-massive-fraud-perpetrated-against-starkey-laboratories. 스타키의 법적 어려움에 관한 자세한 설명은 다음 참고. Michela Tindera, "Runaway Billionaire: Meet the CEO Whose Company Descended into Fraud, Embezzlement and Betrayal," Forbes, June 30, 2018, https://www.forbes.com/sites/michelatindera/2018/06/12/starkey-hearing-bill-austin/#57e0489c3090.

08 낙인

197p **찰리 로즈의 보청기 쇼**: 쇼는 2013년 10월 11일에 방송되었고, 이곳에서

다시 볼 수 있다. https://charlierose.com/videos/17843.

199p **앨리스 콕스웰**: 미국 청각 장애인 학교의 기록 담당자로 2013년에 은퇴했지만, 여전히 내게 도움을 주는 게리 웨이트Gary Wait를 통해 나는 앨리스 콕스웰을 알게 되었다. 웨이트와 ASD에 관한 보다 상세한 내용은 이곳에서 확인할 수 있다. CTMQ, "103. American School for the Deaf Museum, http://www.ctmq.org/103-american-school-for-the-deaf-museum/.

200p **새뮤얼 존슨**: 존슨 박사가 제임스 보즈웰과 함께 떠났던 여행에 관해 쓴 책은 1775년에 처음 출판된 《A Journey to the Western Isles of Scotland》이다. 이곳에서 전체 책을 읽어 볼 수 있다. https://www.gutenberg.org/files/2064/2064-h/2064-h.htm.

202p **수화의 역사와 문화**: 이 주제는 제럴드 시어의 책 《The Language of Light (New Haven: Yale University Press, 2017)》에 잘 소개되어 있다. 시어는 30대 때 청력 검사를 받고 나서야 자신에게 청각 장애가 있다는 사실을 알았다. 그는 6장에서 인용한 《Music Without Words》를 쓰기도 했다. 《The Language of Light》에서 그는 로랑 클레르가 프랑스에서 배웠던 "체계적인" 소통 방법을 다음과 같이 설명했다. "프랑스어 문법에서 명사는 오른쪽 검지로 왼쪽 검지 주위를 빙 돌려 표현되는데 한 번(주격), 두 번(소유격), 세 번(여격) 등으로 굴린 다음 손을 내리는 식으로 명사를 구분했다. 프랑스어의 수많은 관사le, la, les, du, des는 손가락, 손목, 팔꿈치, 어깨의 관절을 가리키는 식으로 표현되었다. 이는 수화와 아무 상관없는 직유로 관사가 명사에 어떻게 붙어 있는지를 꼭 사람에게 무슨 부속물이 붙어 있는 것처럼 보여 주었다. (……) '몹시 기쁜 마음으로 올려다보다.'라는 구절을 수화로 표현하기 위해서는 1개의 관사와 2개의 전치사를 포함해 14개의 꼼꼼한 몸짓이 필요했다." (28p).

203p **매사추세츠 칠마크**: 내가 오래된 스크랩북에서 발견한 신문 기사는 다음과 같다. Ethel Armes, "Deaf-Mute Community: Chilmark, Martha's Vineyard, Uses Exclusively the Sign Language" (발행일 미확인)

209p **알렉산더 그레이엄 벨**: 1883년 전미 과학아카데미 발표에서 벨은 1817년에서 1877년 사이에 미국 청각 장애인 학교에 입학한 학생들의 명단을 제시하며 특정 성이 반복되는 현상은 청각 장애인이 저항할 수 없을 정도로 그리고 비극적으로 서로에게 끌린다는 자신의 생각을 뒷받침한다고 주장했다. 그 이름 중 상당수는 마서즈빈야드 출신 아이들의 것이었다. 벨의 전체 발표 내용은 이곳에서 확인할 수 있다. Alexander Graham Bell, "Upon the Formation of a Deaf Variety of the Human Race," paper presented to the National Academy of Sciences, November 13, 1883, https://ia902806.us.archive.org/27/items/gu_memoirformati00bell/gu_memoirformati00bell.pdf.

《Forbidden Signs (Chicago: University of Chicago Press, 1996)》에서 더글러스 베인턴Douglas Baynton은 다음과 같이 썼다. "벨은 전국을 돌며 청각 장애인 교배의 위험에 관한 연설을 했는데, 예를 들어 시카고 교육 위원회에서 한 연설에서 그는 청각 장애인들이 '서로 끊임없이 관계를 맺음으로써 유전 법칙을 무시한 사회계층과 근친결혼을 만들어 내고 있다.'라고 경고했다." 벨의 주장은 다른 미국인들의 비슷한 주장과 더불어 이 나라에서 단종법斷種法(우생학 이론을 근거로 유전성 지적 장애인 등의 생식 능력을 없애는 것에 관해 규정한 법률-옮긴이)을 정당화하는 데 사용되었으며, 그러한 법은 결국 나치가 이용하게 되었다. 나치는 1930년대와 1940년대에 자신들의 선생님에 의해 당국에 보고된 아이들을 포함해 수천 명의 청각 장애인을 강제 불임화했다.

211p **유튜브 없이 수화 기록하기**: 수화를 인쇄 가능한 페이지에 기호로 나타내는 시스템들이 있긴 하지만, 기호와 기호를 구성하는 요소의 수가 필연적으로 엄청나기 때문에 방대한 유니코드Unicode 기호표를 이용하는 컴퓨터 프로그램으로도 이는 번거로울 수 있다. 가장 널리 쓰이는 시스템은 1970년대에 한 무용수가 소개한 서튼 수화 문자Sutton SignWriting이다. 이 무용수는 발표 2년 전에 안무를 기호로 기록하는 시스템을 만들었다.

211p **올리버 색스의 수화와 언어에 관한 글 추가**: "이와 대조적으로, 수화하는

사람이 우뇌에 손상을 입으면 심한 공간적 혼동을 일으키고, 원근감을 상실하고, 때로 공간의 왼쪽을 인지하지 못하게 될 수도 있다. 하지만 이들은 심각한 시공간visual-spatial 인식 장애에도 불구하고 언어를 잊지 않고 완벽하게 수화를 구사한다. 이처럼 수화하는 사람들은 사실상 그들의 언어가 완전히 시공간적 언어임에도(그리고 그러한 언어가 우뇌에서 처리될 거라고 예상됨에도) 불구하고, 자신들의 뇌가 말을 하는 사람과 같은 식으로 분화되어 있음을 보여 준다."

09 평범한 보청기를 넘어

215p **장례에 관한 〈하퍼스〉의 기사**: David Owen, "Rest in Pieces," Harper's, June 1983, https://www.davidowen.net/files/rest-in-pieces-6-83.pdf.

216p **FDA와 보청기**: 정부의 의료기기에 대한 정의는 이곳에서 찾아볼 수 있다. U.S. Food and Drug Administration, "Regulatory Requirements for Hearing Aid Devices and Personal Sound Amplification Products-Draft Guidance for Industry and Food and Drug Administration Staff," November 7, 2013, https://www.fda.gov/regulatory-information/search-fda-guidance-documents/regulatory-requirements-hearing-aid-devices-and-personal-sound-amplification-products-draft-guidance. 보청기와 PSAP에 대한 FDA 지침은 U.S. Food and Drug Administration, "Regulatory Requirements for Hearing Aid Devices and Personal Sound Amplification Products-Guidance for Industry and FDA Staff," February 25, 2009, https://www.fda.gov/regulatory-information/search-fda-guidance-documents/regulatory-requirements-hearing-aid-devices-and-personal-sound-amplification-products 참고. 보스의 OTC 보청기 판매 요청에 대한 FDA의 승인은 다음 참고. U.S. Food and Drug Administration, Letter to Bose Corporation, c/o Deborah Arthur, Re: DEN180026,

Trade/Device Name: Bose Hearing Aid, October 5, 2018, https://www.accessdata.fda.gov/cdrh_docs/pdf18/DEN180026.pdf, and U.S. Food and Drug Administration, "FDA Allows Marketing of First Self-Fitting Hearing Aid Controlled by the User," FDA news release, October 5, 2018, https://www.fda.gov/NewsEvents/Newsroom/PressAnnouncements/ucm622692.htm.

232p 이명을 위한 소음방지는 없나요? 모든 사람이 묻는다. 대답은 '없다'이다. 보스의 빌 라비노비츠는 이렇게 말했다. "이명의 경우에는 우리가 없앨 수 있는 기계적 파장이 없습니다. 설령 있다 해도 그러한 파장을 대신할 것이 있어야 이명을 없애기 위한 시도를 할 수 있죠. 소음방지 이어폰의 경우에는 우리가 없애려고 하는 소리가 기기에 와 닿기 때문에 우리는 그 소리가 무엇인지 감지하고 그것을 없앨 방법을 찾을 수 있습니다. 없애려고 하는 것이 무엇인지 알아낼 수 없다면 우리는 저기 앉아서 파형을 생성하고 조정할 수 없죠. 그건 어쩔 도리가 없는 개념입니다."

10 인공 귀 이식

254p **러시 림보의 인공 귀 이식**: "Where I've Been the Last Week," The Rush Limbaugh Show, April 24, 2014, https://tinyurl.com/ycunc5no.

258p **페기 엘럿슨의 청각 치료사**: 엘럿슨은 자신에게 남아 있는 청력을 최대한 유지하기 위해 수년간 노력했으며, 한동안은 청각 재활 재단(http://hearingrehab.org/)의 설립자이자 책임자인 제프 플랜트Geoff Plant와 함께 일주일에 두 시간씩 재활에 힘쓰기도 했다. 플랜트는 엄밀히 말하면 은퇴했지만, 아직 난청이 있는 사람들을 교육하고 상담하며, 엘럿슨이 주위 사람들의 말에 "초집중"하는 법을 익혀 보청기의 효율을 높일 수 있도록 도와주었다. 그녀가 내게 말했다. "사람들의 말에 언제까지나 집중할 순 없어요. 그건 사람을 완전히 지치게 하거든요. 집에 가서 한숨 자야 하죠. 하지

만 난청이 있는 사람들이 다른 사람의 말에 집중하는 연습을 하는 것은 중요합니다."

엘럿슨은 보청기 제조업체인 포낙에서 판매하는 보조 기기도 이용했다. 그 기기는 충전 가능한 마이크와 블루투스 장치가 적용된 로저 펜Roger Pen으로, 이 기기를 보청기나 인공 귀와 연결하고 위치를 조정하면 특정 스피커나 다른 음원에서 나오는 소리를 직접 들을 수 있다. 최근 엘럿슨은 대략 개당 800달러의 가격으로 로저를 7개까지 늘려 6명의 친척과 함께한 휴가에서 대화에 완전히 참여할 수 있었다.

261p **메건 리드의 똑딱이는 시계**: 다음은 왜 그녀가 자신의 방에 있는 시계 소리를 들을 수 없는지 설명한다. Peter W. Alberti, "The Anatomy and Physiology of the Ear and Hearing," chapter 2 of Occupational Exposure to Noise: Evaluation, Prevention and Control, ed. Berenice Goelzer, Colin H. Hansen, and Gustav A. Sehrndt (Geneva: World Health Organization, 2001), 53-62 (https://www.who.int/occupational_health/publications/noise2.pdf).

"청각은 특히 모든 종류의 경고 신호에 기민하게 대응한다. 소리가 켜질 때만 반응하는 뇌세포들이 있고, 소리가 꺼질 때, 즉 변화에만 반응을 보이는 뇌세포들이 있다. 에어컨이 있는 방에 있다고 상상해 보라. 에어컨이 켜질 때 우리는 그 소리를 알아차린다. 잠시 후 에어컨 소리가 배경으로 섞여 들면 우리는 그 소리를 더는 신경 쓰지 않는다. 그러다 에어컨이 꺼지면 다시 그 소리를 잠깐 알아차리고 그 후 소리의 부재 역시 배경으로 섞여 든다. 이러한 뇌세포 덕분에 우리의 귀는 소리의 변화를 감지하고 변화를 즉시 알아차릴 수 있다(계속되는 소리에는 적응한다). 이 같은 사실은 청각 기기와 변화를 알아차리도록 훈련된 귀에도 해당한다.

269p **줄리엣 코윈의 〈워싱턴포스트〉 논평**: Juliet Corwin, "The Lonely World Between the Hearing and the Deaf," Washington Post, July 20, 2018, https://tinyurl.com/ ya8aao6t.

어떤 사람들은 내가 청인이기 때문에 이 중 어느 것에 관해서도 의견을 낼

권리가 없다고 주장할 것이다. 하지만 농인이 인공 귀 이식을 한 청각 장애인을 배척하는 것은 내게 알렉산더 그레이엄 벨 같은 사람들이 청각 장애인에게 청인을 따르고 수용하도록 강요한 행동과 별다를 것이 없어 보인다. 두 경우 모두에서 그들을 이끄는 힘은 헬렌 켈러가 "생각에 활기를 불어 넣어주고, 우리를 인간이라는 지적 동반자 틈에 있게 한다."라고 정확히 인식한 감각에 접근하기보다 문화적 정체성이 더 중요하다는 믿음이다. 형식과 상관없이 우선되어야 할 것은 인간의 의사소통이다.

11 보호소

276p **앤드루 솔로몬의 〈뉴욕 타임스 매거진〉 기사**: Andrew Solomon, "Defiantly Deaf," New York Times Magazine, August 28, 1994, https://www.nytimes.com/1994/08/28/magazine/defiantly-deaf.html.

280p **청각 장애 이상의 문제가 있는 학생들을 위한 ASD의 PACES 프로그램**: 프로그램의 책임자인 카렌 윌슨이 내게 말했다. "지금까지 아마도 가장 효과가 컸을 사례를 하나 말씀드리죠. 우리는 뉴욕에서 청각 장애인 학교 몇 군데를 전전한 어린 소녀를 소개받았습니다. 어느 곳에서도 그 아이를 돌볼 수가 없었기 때문에 우리 셋은 용커스Yonkers에 있는 한 시설로 아이를 보러 갔어요. 그곳은 1층으로 된 요양원처럼 보였죠. 하지만 '지체아'가 다니는 학교로 표기된 표지판을 보고 우린 생각했어요. 이건 아닌데. 이 아이들은 적절한 언어도 사용하고 있지 않잖아." 아이는 11세나 12세쯤 되었지만 기저귀를 차고 있었고, 이마에는 습관적으로 머리를 부딪쳐 생긴 크고 오래된 딱지 앉은 상처가 있었다.

"아이는 전혀 듣지 못했지만, 그곳에서는 아무도 수화를 쓰지 않았기 때문에 아이에게 언어라고 할 만한 것이 없었죠." 윌슨이 계속했다. "아이의 방에는 완충재들이 덧대어져 있었어요. 벽에 체육관에서 쓰는 매트 같은 것들이 붙어 있었죠. 아이의 다리가 너무 약해서 저는 아이가 운동을 전혀 하지 않아 거의 인어처럼 움직였겠다고 짐작했어요. 그냥 기어 다닌 거죠. 자동차 뒷자리에 앉아 집으로 돌아가는 길에 제가 말했어요. '우리가 그 애를 맡아야 해요.' 아이는 우리가 맡기에 적당치 않았지만, 그 애를 그냥 그곳에 두고 올 수는 없었죠. 관리부도 이에 동의해서 우리는 뉴욕시에 그녀를 일단 9주간 돌보고 싶다고 말했습니다."

그것이 5년 전 일이었다. "아이는 쉽게 기저귀를 뗐어요." 윌슨이 말했다. "더는 기저귀가 필요하지 않았죠. 아이는 자신이 해야 할 일을 도와 줄 누군가가 필요했을 뿐이에요. 아이는 지금 스스로 샤워하고, 스스로 옷을 입고, 여러 활동에 참여하죠. 수화를 받아들이는 능력도 아주 뛰어나서 알고 있는 수화 어휘도 엄청 많을 겁니다. 표현 능력은 그보다 덜하지만(그녀는 한두 단어 정도의 간단한 표현만 수화로 한다), 지적 장애가 있어서 처음부터 많은 내용을 수화로 하진 못할 거예요. 그래도 정말 놀라운 아이예요. 5년 전과 지금의 삶의 질은 비교할 수가 없죠. 그녀는 보육원 같은 수용 시설에서도 훌륭히 일할 수 있을 겁니다."

그녀가 완전히 변할 수 있었던 것은 마침내 자신을 돌봐 줄 적임자를 만난 덕분이기도 하지만, (습득할 수 있는 수준이 낮긴 해도) 언어를 접했기 때문이기도 하다. 그녀의 경우가 극단적이긴 하다. 그렇지만 어떤 언어에도 집중적으로 노출되지 않고 학교에 갈 나이로 성장한 지금의 청각 장애아동들 역시 영구적으로 몹시 불리한 조건에 놓여 있으며, 이는 비단 의사소통 능력 면에만 한정된 것이 아니다.

281p **ASD의 전략 계획**: American School for the Deaf, Strategic Plan 2015-2018, https://www.asd-1817.org/uploaded/Executive_Director/Strategic_Plan_2015-2018.pdf

12 수조 속의 쥐

294p **에드윈 루벨**: 우리가 좁은 세상에 살고 있다는 증거: 현재 매사추세츠 종합

병원에서 근무하는 케빈 프랑크는 대학원생일 때 루벨의 연구실에서 일했다. 프랑크와 나는 나의 형을 통해 우연히 그의 딸과 내 조카딸이 같은 대학팀에서 노를 젓는다는 사실을 알게 되었다.

299p **제2형 신경섬유종증**(NF2): 브래들리 웰링이 내게 말했다. "NF2를 앓는 대부분 사람이 첫 증상으로 이명이나 난청을 경험하지만, 그들과 자세히 이야기해 보면 그중 약 50%에게는 전정 문제도 있다는 사실을 발견하게 됩니다. NF2는 보통 안면 신경 마비도 일으키는데, 얼굴이 마비되면 눈을 깜박일 수 없으므로 이는 시력에도 영향을 미칠 수 있습니다. 청력을 잃고, 표정을 잃고, 시력마저 손상되면 그 손상으로 인해 환자는 의사소통 영역에서 제외가 돼 버리죠. 이 종양은 악성으로 여겨지진 않지만 뇌간을 누르는 부위에서 자라기 때문에 매우 해롭고 치명적일 수 있습니다."

304p **샤론 쿠자와와 찰스 리버맨이 쓴 두 개의 획기적 논문**: Sharon G. Kujawa and M. Charles Liberman, "Acceleration of Age-Related Hearing Loss by Early Noise Exposure: Evidence of a Misspent Youth," Journal of Neuroscience 26, no. 7 (February 15, 2006): 2115-23, http://www.jneurosci.org/content/26/7/2115.long. 그리고 Sharon G. Kujawa and M. Charles Liberman, "Adding Insult to Injury: Cochlear Nerve Degeneration After 'Temporary' Noise-Induced Hearing Loss," Journal of Neuroscience 29, no. 45 (November 11, 2009): 14077-85, https://www.jneurosci.org/content/29/45/14077.

305p **스테판 메이슨**: 내가 그를 만났을 때, 메이슨은 환자의 머리를 절개해 현미경으로 내이를 검사하지 않고도 달팽이관 시냅스 질환을 진단하는 방법을 개발하고 있었다. 그는 정확한 진단을 내릴 수 있는 능력이 환자 문제의 본질을 이해하는 것과 가능한 치료법을 시험하고 시행하는 것 둘 모두에서 중요한 첫걸음이라고 말했다. "청력 임계치를 측정하고, 중이를 들여다보고, 뇌간의 반사 반응을 평가하는 일이라면 할 수 있는 모든 것을 다 해 보았죠." 그가 말했다. "우리는 조용하지만 아주 까다로운 환경에서 여러 번

언어 테스트를 한 다음, 신경 반응을 살펴봅니다." 희망 사항은 그러한 테스트들을 비교적 간단히 조합해 만든 테스트나 어쩌면 새로운 테스트가 확실한 진단 방법으로 판명되는 것이다. 그는 그 필요성이 절박하다고 말했다. "보청기를 착용하는 사람들이 가장 많이 하는 불평은 들을 수 없다는 것이 아니라 이해할 수 없다는 것이죠." 그가 계속했다. "왜일까요? 보청기는 소리를 증폭시키는 기기이기 때문입니다. 보청기는 바깥 털세포의 기능을 대신하지만, 안쪽 털세포와 이해를 담당하는 신경 섬유 사이의 연결을 복구해 주진 않습니다. 시냅스 질환을 다루는 데 아무런 도움이 되지 않죠."

307p **유도된 달팽이관 시냅스 질환이 있는 쥐의 청력 회복**: Jun Suzuki, Gabriel Corfas, and M. Charles Liberman, "Round-Window Delivery of Neurotrophin 3 Regenerates Cochlear Synapses After Acoustic Overexposure," Scientific Reports, 6 (April 25, 2016), https://www.ncbi.nlm.nih.gov/pubmed/27108594.

308p **숨겨진 난청과 인공 귀 이식**: 이식된 전극이 청신경 섬유를 직접 자극하기 때문에 인공 귀는 기능하지 않는 시냅스에도 영향을 미친다. 신호가 털세포와 신경 섬유 사이의 틈을 뛰어넘을 만큼 강한 것이다. 하지만 시냅스나 털세포가 너무 오래전에 손상되어 끊어진 신경 섬유가 달팽이관에서 너무 멀리 떨어진 사람들의 경우에는 인공 귀가 그들을 더는 완전히 '연결'해 주지 못할 수도 있다.

13 볼륨 조정

324p **삽입형 귀마개를 귀에 넣는 방법**: 3M의 엘리엇 버거Elliott Berger가 유튜브에서 이에 대한 시범을 보인다. "Fitting Push-In Earplugs"를 찾아보자.

329p **지역적 규제**: 소음을 규제하려는 시도에서 또 다른 어려움은 소리의 전파가 지형에 영향을 받는다는 것이다. 골짜기는 원형극장처럼 소리를 증폭시킬 수 있다. 실제로 부주의하게 자리 잡은 시설물 하나가 내는 소리는 그

곳에 훨씬 가까이 있는 사람보다 몇 백 야드 떨어져 있는 사람에게 더 크게 들릴 수 있다. 사람들은 보통 음원과 그들 사이에 나무 몇 그루를 심으면 소음을 줄일 수 있을 거로 생각하지만, 설령 숲이라 할 만큼 나무를 심어도 사실상 나무는 음파에게 있으나 마나 한 존재가 될 수 있다. 음파는 광파와 달리 직선으로 이동하지 않고 장애물 주위로 쉽게 흩어지기 때문이다. 주택가를 가로지르는 고속도로를 따라 점점 더 많이 보이는 높고 단단한 방음벽은 벽 바로 뒤에 있는 집들이 받는 교통 소음을 반사하는 데 효과적일 수 있지만, 반사된 소리가 사라지지는 않는다. 방음벽이 도로 한쪽에만 설치된 경우 벽은 원래 듣고 있던 도로 소음에 반사된 도로 소음까지 더함으로써 벽 반대편에 사는 사람들의 삶을 더욱 엉망으로 만든다. 게다가 비영리 디지털 잡지인 〈언다크Undark〉에 실린 메릴 데이비드 랜도Meryl Davids Landau의 2017년 기사에 따르면 "언덕 위나 고속도로 근처에 사는 사람들은 근처에 벽이 설치되면 이따금 실제로 소음이 더 심해진다는 사실을 발견하곤 한다." 바람과 날씨 역시 영향을 미친다. "예를 들어, 이른 아침에 땅은 차가운데 공기는 따뜻한 경우 보통 때면 위로 올라갈 소리가 밑으로 굴절되어, 우리는 집에서 500~1,000피트(150~300m) 떨어진 도로에서 나는 소리도 크게 들을 수 있다." Meryl Davids Landau, "On Highway Noise Barriers, the Science Is Mixed: Are There Alternatives?" Undark, December 27, 2017, https://undark.org/article/highway-noise-barrier-science/.

뉴욕시는 현재 14,000단어에 해당하는 소음 조례를 제정하고 있는데, 이것의 목적은 "도시의 주변 소음 수준을 낮춰 공중위생, 안전과 복지, 도시 거주민의 평화와 안정을 보존·보호하고 증진하며, 인간과 식물, 동물의 생명과 재산의 피해를 방지하고, 거주민의 편의와 안락함을 조성하고, 도시의 자연스러운 매력을 즐길 수 있게 하는 것"이다. 이 얼마나 훌륭한 목표인가! 하지만 디젤 쓰레기차가 밤새 돌아다니고, 앞 블록의 차들이 더는 갈 곳이 없다는 것을 알면서도 경적을 울리는 택시 운전사들이 있는 한, 이 규칙들은 이 도시에서 큰 의미가 없을 것이다.